Werner Bartens
Wie das Krankenhaus uns krank macht

Zu diesem Buch

Das falsche Bein abgenommen, den Lungenflügel verwechselt, das Skalpell im Bauch vergessen: Kunstfehler passieren immer wieder, doch der wahre Horror für die Patienten kommt auf leiseren Sohlen: falsche Arzneien, falsch dosierte Medikamente sowie Pflegepersonal und Ärzte im Krankenhaus, die sich die Hände nicht waschen und dann durch Keime böse Entzündungen auslösen. Überflüssige und dilettantische chirurgische Eingriffe, die sich zwar für das Krankenhaus bezahlt machen, nicht aber für das Leben des Patienten, sind die Regel. Und wer glaubt, privatversichert auf der sicheren Seite zu sein, der irrt gewaltig ... Werner Bartens über den Tatort Krankenhaus, an dem der Leichtsinn Methode hat und das Schweigen darüber Pflicht ist.

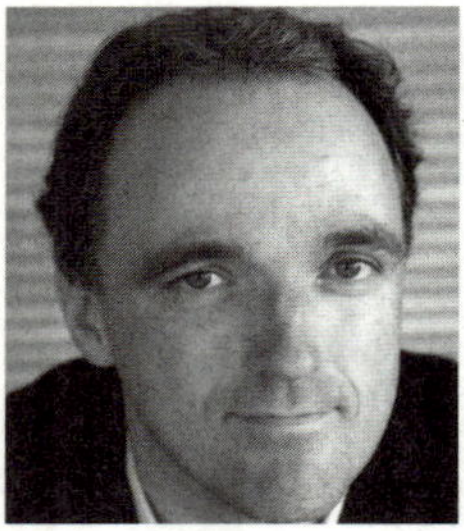

Dr. med. Werner Bartens, geboren 1966, ist Arzt, Historiker und Autor populärer Sachbücher. Er wurde mehrfach mit Preisen für Wissenschaftsjournalismus ausgezeichnet und arbeitet als Medizin- und Wissenschaftsredakteur bei der Süddeutschen Zeitung. Zuletzt veröffentlichte er »Sprechstunde«, »Vorsicht Vorsorge!«, »Lexikon der Medizinirrtümer«, »Das neue Lexikon der Medizinirrtümer« und »Das Ärztehasserbuch«.
Mehr über den Autor: www.werner-bartens.de

Werner Bartens

Wie das Krankenhaus uns krank macht

Kunstfehler und andere Katastrophen

Piper München Zürich

Mehr über unsere Autoren und Bücher:
www.piper.de

Von Werner Bartens liegen bei Piper vor:
Lexikon der Medizinirrtümer
Das neue Lexikon der Medizinirrtümer
Wie das Krankenhaus uns krank macht

FSC
Mix
Produktgruppe aus vorbildlich bewirtschafteten Wäldern und anderen kontrollierten Herkünften
www.fsc.org Zert.-Nr. GFA-COC-001223

Ungekürzte Taschenbuchausgabe
Piper Verlag GmbH, München
1. Auflage Mai 2010
2. Auflage Juni 2010

Umschlaggestaltung: semper smile, München
Umschlagfoto: Tertia Ebert, München
Autorenfoto: Regina Schmeken
Satz: Greiner & Reichel, Köln
Papier: Munken Print von Arctic Paper Munkedals AB, Schweden
Druck und Bindung: CPI – Clausen & Bosse, Leck
Printed in Germany ISBN 978-3-492-25466-3

Inhaltsverzeichnis

Vorwort

Der Arzt verwechselt das Bein und amputiert den falschen Unterschenkel. Der Thoraxchirurg entfernt den gesunden Lungenflügel, statt den von Krebs befallenen zu operieren. Solche tragischen Kunstfehler kommen nicht nur in Arztserien im Fernsehen oder in der Boulevardpresse vor, sondern auch in deutschen Krankenhäusern. Ein Patient kämpft jahrelang mit Keimen aus dem Krankenhaus, bis er sich das Bein amputieren lassen muss. Die Infektion wäre wahrscheinlich vermeidbar gewesen, wenn sich der behandelnde Arzt die Hände desinfiziert hätte. Hygienemängel gibt es ebenfalls immer wieder in deutschen Kliniken. Mindestens so gefährlich ist das Chaos in den Pillendosen. Statt des Schmerzmittels wird ein Herzmittel verabreicht, das in dieser Dosis tödlich ist. Oder bei einer älteren Patientin wird die Dosis nicht an die eingeschränkte Nierenleistung angepasst. Beispiele zeigen, wie schnell Patienten in Gefahr geraten können, etwa durch verwechselte Medikamente, durch falsch dosierte Tabletten oder durch Infusionsflaschen, aus denen gefährliche Lösungen statt harmloser Kochsalzes tröpfeln.

Es geht in diesem Buch nicht darum, Patienten Angst zu machen und das Krankenhaus als einen Ort des Grauens darzustellen. In Deutschland wird erstklassige Medizin angeboten und Patienten können sich wohl und sicher fühlen. Dennoch passieren Fehler, und jeder vermeidbare Schaden ist einer zu viel. Im Folgenden wird aufgezeigt, dass und wie tragische Zwischenfälle in der Klinik entstehen – und wie sie verhindert werden können. Denn Fehler im Krankenhaus sind nur in den seltensten Fällen ein unabwendbares Schicksal, oftmals haben sie mit systematischen Fehlentwicklungen zu tun, deren Ursachen sich beheben lassen. Nach Einschätzungen von Experten für Patientensicherheit lässt sich mindestens die Hälfte aller Irrtümer, Kunstfehler und Komplikationen in der Klinik vermeiden.

Die Schadensbilanz offenbart erschreckende Zahlen. Bis zu 200-mal im Jahr werden in Deutschland die falschen Organe oder Gliedmaßen operiert. Von den etwa 17 Millionen Krankenhauspatienten, die jedes Jahr in Deutschland behandelt werden, kommen etwa 17 000 Menschen durch medizinische Fehler oder Irrtümer zu Tode. Insgesamt werden zwischen 500 000 und einer Million Menschen in deutschen Krankenhäusern Opfer von Fehlern und tragen – manchmal dauerhafte – Folgeschäden davon.

Jeder zehnte Patient in Europa steckt sich im Krankenhaus mit hartnäckigen Keimen an. Drei Millionen Menschen erkranken europaweit jedes Jahr an so genannten nosokomialen Infektionen – das sind Infektionen durch Erreger, die man sich im Krankenhaus zugezogen hat. Etwa 50 000 Menschen sterben daran. Häufig sind diese Infektionen durch Keime ausgelöst, die inzwischen mehrfach resistent gegen Antibiotika sind. Allein in Deutschland infizieren sich jährlich zwischen 500 000 und einer Million Patienten in der Klinik mit derartigen Problemkeimen. Fast jeder siebte dieser Patienten holt sich die Infektion auf einer Intensivstation.

Voltaire war skeptisch gegenüber dem Treiben der Mediziner: »Ärzte geben Medikamente, von denen sie wenig wissen, in Menschenleiber, von denen sie noch weniger wissen, zur Behandlung von Krankheiten, von denen sie überhaupt nichts wissen«, hat der Aufklärer gesagt. Obwohl die Fortschritte seit Voltaires Zeiten groß sind, ist bis heute unklar, wie viele Opfer die Medizin fordert. Viele Fehler, Irrtümer und Komplikationen werden überhaupt nicht als solche erkannt. Manchmal können weder Ärzte noch Patienten sagen, ob die verzögerte Heilung nach einer Operation darauf zurückzuführen ist, dass der Eingriff nur mäßig gelungen, das Medikament danach nicht angemessen oder die Konstitution des Kranken bereits zu angegriffen war.

Die Medizin muss häufig das Risiko abwägen zwischen dem Nutzen einer Maßnahme und dem Schaden bei ihrer Unterlassung. Die Erkenntnis »Keine Wirkung ohne Nebenwirkung« zeigt das Dilemma jeder Therapie auf. Die vermeintlich »sanfte« Medizin hilft in vielen Fällen auch nicht weiter, denn sie kann ebenfalls beträchtliche Risiken haben.

Natürlich müssen Patienten grundsätzlich keine Angst haben, sich in ärztliche Behandlung zu begeben. Keine Medikamente mehr zu nehmen, alle Pillen abzusetzen, nicht mehr zum Arzt zu gehen und erst recht nicht ins Krankenhaus – das wäre keine Lösung. Eine solche Reaktion würde ebenfalls ihre Opfer fordern. Opfer, deren Zahl ebenso schwer zu erfassen wäre.

Die Leser sollen keine Angst bekommen, sondern vielmehr erfahren, wo die Fehlerquellen liegen und was getan werden kann, damit sich Patienten im Krankenhaus sicherer fühlen können. Je mehr über Fehler und Gefahren gesprochen wird, desto stärker kann auch vorbeugend etwas dagegen getan werden. Dazu soll dieses Buch beitragen.

Patienten in Gefahr

Mehr Tote als im Straßenverkehr? Sind es 1000, 10 000 oder gar 100 000 Tote jährlich? Wie viele Opfer die Medizin allein in Deutschland jedes Jahr fordert, kann niemand genau angeben, kein Arzt, kein Patient, kein Richter. Entsprechende Register gibt es nicht, die Meldungen über die Ursachen von Todesfällen sind ungenau. Häufig ist es für Ärzte wie für Angehörige auch nicht leicht, zu erkennen, ob ein Mensch im Krankenhaus an den Folgen einer Operation, der Chemotherapie, einer Infektion oder doch an seiner schweren Grunderkrankung gestorben ist. Die ebenso tragischen wie eindeutigen Fälle, in denen ein Medikament verwechselt wurde und den Patienten umbrachte oder ein Operationsfehler unmittelbar zum Tod führte, sind glücklicherweise selten.

Andreas Crusius, Vorsitzender der Ständigen Konferenz der Gutachterkommissionen und Schlichtungsstellen, war daher zufrieden, als er im Juni 2008 neue Zahlen zu den Behandlungsfehlern von Ärzten vorstellte. Nirgendwo sonst auf der Welt würden solche Daten außerhalb von Gerichten so gut erfasst werden wie in Deutschland, behauptete Crusius. Seinen Angaben zufolge haben sich im Jahr 2007 genau 10 432 Patienten an die Schlichtungsstelle gewandt, weil sie den Verdacht hatten, dass ihr Arzt sie falsch behandelt habe. Das waren nur unwesentlich mehr Patienten als 2006. In 7049 Fällen hätten die Experten der Schiedsstelle daraufhin Gutachten erstellt. Erkennbare Fehler hätten die Mediziner in 2095 Fällen gemacht, 1717-mal kam es in der Folge zu mitunter dauerhaften Schäden für die Patienten.

»Die Zahlen der Schlichtungsstellen geben aber nur einen kleinen Ausschnitt aller Ärztefehler und Komplikationen wieder«, sagt Matthias Schrappe, Vorsitzender des 2005 gegründeten Aktionsbündnisses Patientensicherheit. »Denn nur etwa drei Prozent der Patienten streben überhaupt eine gerichtliche Klärung an.« Demnach wäre die Zahl der von Patienten- oder Angehörigenseite vermuteten Behandlungsfehler etwa um den Faktor 30 höher und läge womöglich sogar bei 300 000.

Dass die Häufigkeit von unerwünschten Zwischenfällen so unterschiedlich angegeben wird, beruht darauf, dass verschiedene Quellen vorliegen – etwa die Zahlen von Gerichten, Schlichtungsstellen und aus Krankenakten – von denen aber keine auch nur annähernd vollständig ist. Insgesamt werden pro Jahr etwa 40 000 Fälle bekannt, in denen sich Patienten falsch von ihrem Arzt behandelt fühlen. Jeweils etwa 10 000 sind bei Gerichten anhängig, werden den Haftpflichtversicherungen der Mediziner gemeldet oder über den medizinischen Dienst der Krankenversicherer abgewickelt. Wie viele Fälle niemals ans Licht der Öffentlichkeit kommen, ist ungewiss.

Das Aktionsbündnis Patientensicherheit schätzt, dass 0,1 Prozent aller im Krankenhaus behandelten Patienten an unerwünschten Nebenwirkungen sterben. Bei 17 Millionen Krankenhauspatienten im Jahr wären das allein in Deutschland etwa 17 000 Todesfälle. Im Jahr 2000 hatte eine Analyse des Institute of Medicine unter dem Titel »To Err is Human« (Irren ist menschlich) weltweit Aufsehen erregt. Die amerikanischen Forscher schätzten, dass es allein in den USA jährlich zu 44 000 bis 98 000 Todesfällen käme, die durch Fehler in der Behandlung verursacht würden. Bezogen auf die Einwohnerzahl kämen tödliche medizinische Komplikationen in Deutschland ähnlich oft vor wie in den USA, wenn hierzulande 17 000 Todesfälle zugrunde gelegt werden. »Unerwünschte Ereignisse« kommen hingegen deutlich häufiger vor. Vermutlich sind zwischen fünf und zehn Prozent der jährlich 17 Millionen behandelten Patienten davon betroffen, allerdings zählen dazu auch kleinere Nebenwirkungen wie eine vorübergehende Entzündung nach einer Injektion oder ein um wenige Tage verlängerter Heilungsprozess, wenn sich eine Operationsnaht wieder geöffnet hat.

»Die Zahlen steigen international an«, sagt Matthias Schrappe. »Das heißt nicht, dass es überall mehr Fälle gibt, sondern dass in vielen Ländern die Bereitschaft steigt, über Fehler in der Medizin zu reden.« Viele Ärzte seien allerdings in der Haltung erzogen, dass sie keine Fehler machen, wenn sie sich nur genug anstrengen. Wer sich stetig bemüht, so die irrige Schlussfolgerung, dem unterlaufen auch keine Irrtümer. »Wir wollen erreichen, dass in der Ausbildung mehr über Fehler und Fehlervermeidung vermittelt wird. Das ist entscheidend!«, sagt Schrappe.

Um die Sicherheit der Kranken zu steigern, müssten nach einhelliger Auffassung von Medizinern und Juristen besonders Medikationsfehler und Patientenverwechslungen vermieden werden. Die meisten Fehler passieren im Krankenhaus, dort vor allem in der Unfallchirurgie. Bei den Praxisärzten unterlaufen den Orthopäden die meisten Fehler, gefolgt von den Hausärzten.

Die Daten werden in der vorliegenden Form von den Schlichtungsstellen erst seit 2006 erhoben. Vorher gab es nur Zahlen mit geringer Aussagekraft. In bloß zwei Prozent der Fälle wandten sich die Patienten an die Schlichtungsstelle, weil sie von ihren Ärzten auf mögliche Fehler aufmerksam gemacht worden seien. Etwa 30 Prozent der Behandlungsfehler werden hingegen auf Initiative der Krankenkassen vorgebracht.

»Man weiß oft nicht, woran jemand im Krankenhaus gestorben ist«, sagt Johann Neu, Jurist der Schlichtungsstelle für Haftpflichtfragen der Norddeutschen Ärztekammern. Neu berichtete 2007 im *Deutschen Ärzteblatt* von mehr als 10000 Verfahren, die vom Jahr 2000 bis zum Jahr 2003 in der Schlichtungsstelle abgeschlossen wurden. Die Stelle in Hannover bearbeitet die Hälfte aller Schlichtungsfälle bundesweit. Knapp ein Drittel der Schäden ging auf ärztliche Therapiefehler zurück. Ein weiteres Drittel entstand zwar auch durch die Behandlung, aber nicht durch eine fehlerhafte. Die restlichen Schäden, etwas mehr als ein Drittel, gingen auf das Grundleiden zurück. So beklagten sich manche Patienten darüber, dass sie nach einer Operation plötzlich eine Narbe hatten.

»Es ist heikel, unsere Zahlen bundesweit hochzurechnen«, sagt Neu. »Wir brauchen nicht mehr Daten, sondern mehr Konsequenzen.« So sollten Ärzte weniger Zeit mit Bürokratie verbringen müssen und sich öfter kritisch fragen, ob dieser Eingriff oder jene Arzneimittelgabe tatsächlich nötig seien. Die Schlichtungsstellen kennen zwar die regionalen Defizite, etwa in welchem Landstrich und in welcher Klinik häufiger Komplikationen nach Hüftoperationen oder anderen Eingriffen auftreten. Bisher wollen sie die Ergebnisse aber noch nicht bekannt geben. »Wir bieten dort gezielt ärztliche Fortbildungen an, um die Patientensicherheit zu erhöhen«, sagt Neu.

Das Robert-Koch-Institut kommt zu höheren Komplikations-Zahlen als die Schlichtungsstellen. Die Bundesbehörde schätzt, dass mindestens 40 000 Patienten in Deutschland jährlich Ansprüche gegenüber Ärzten erheben. Die Dunkelziffer ist hoch. Studien aus anderen Ländern zeigen, dass drei bis vier Prozent der Patienten in der Klinik zu Schaden kommen. Bezogen auf die etwa 17 Millionen Behandlungen, die jährlich in deutschen Kliniken stattfinden, würde das horrende Zahlen ergeben: 500 000 Menschen erlitten demnach hierzulande jährlich Schäden durch die Medizin.

Medikamentenzwischenfälle sind deutlich schwerer aufzudecken als OP-Fehler. »Arzneimittel zu geben ist ein Hochrisikoprozess«, sagt Daniel Grandt von der Arzneimittelkommission der deutschen Ärzteschaft. Der Sachverständigenrat im Gesundheitswesen schätzt in seinem Gutachten 2007, dass 80 000 Patienten jährlich in Deutschland allein wegen Nebenwirkungen ins Krankenhaus müssen. 40 Prozent der Fälle wären vermeidbar, vermuten Experten. Einer Studie im Fachblatt *Archives of Internal Medicine* im Jahr 2007 zufolge hat sich in den USA die Zahl schwerer Arzneimittelzwischenfälle seit 1998 von 35 000 auf 90 000 mehr als verdoppelt. Die Todesfälle durch Medikamente haben sich demnach von 5500 auf etwa 15 000 sogar nahezu verdreifacht. »Das derzeitige System schützt die Patienten nicht genug«, sagt Thomas Moore vom Institute for Safe Medication Practices in Pennsylvania.

Verschiedene Faktoren tragen dazu bei, dass mehr Nebenwirkungen gemeldet werden. So ist die Zahl der verschriebenen Medikamente insgesamt in den USA seit 1998 um etwa die Hälfte gestiegen – dies könne etwa 25 Prozent der zusätzlichen Zwischenfälle erklären, vermuten die Autoren. Etwa 15 Prozent des Anstiegs gehen auf einige wenige neue Substanzen zurück, darunter hauptsächlich Schmerzmittel sowie Medikamente, die das Immunsystem beeinflussen. »Im Gegensatz zu unseren Erwartungen machten die Mittel, die vom Markt genommen wurden, aber nur einen geringen Teil der Fälle aus«, sagt Moore.

Allerdings sind Zwischenfälle mit Medikamenten nicht immer nur auf Ärzte und Pflegekräfte zurückzuführen. Etwa ein Fünftel der Patienten im Krankenhaus nimmt Medikamente ein, ohne dass der Arzt etwas davon weiß. »Weil es der Tante oder dem Nachbarn schon geholfen hat«, bekommen Mediziner dann zu hören. Ein Skandal sind nicht nur die tragisch verlaufenen Verwechslungen, bei denen die gefährlichen Medikamente von den Ärzten verabreicht wurden, sondern skandalös sind auch das tägliche Chaos in den Pillendosen und die vielen Fehler in der Behandlungsroutine von Krankenhäusern und Arztpraxen.

Ungewiss sind die Angaben für Deutschland – es fehlt ein Register. »Es gibt keine belastbaren Daten, aber man kann die Zahlen aus den USA oder Kanada durchaus übertragen, die Bedingungen sind ähnlich«, sagt Grandt. »Die Dimension ist mit den 5000 jährlichen Todesfällen im Straßenverkehr vergleichbar – gegen diesen Missstand wird aber weitaus mehr getan.« Das Bundesinstitut für Arzneimittel und Medizinprodukte (BfArM) gibt 15 000 bis 17 000 unerwünschte Nebenwirkungen durch Medikamente jährlich an. Dazu zählen auch 1200 bis 1400 tödliche Komplikationen. »Das sind aber weder alle Nebenwirkungen noch Todesfälle«, sagt Ulrich Hagemann vom BfArM, das die Arzneimittel überwacht. »Denn leider muss man vermuten, dass die Mehrzahl der Ärzte keine Nebenwirkungen meldet.«

Die Beichte der Mediziner Der Mythos des unfehlbaren Arztes ist hartnäckig. Medizinern und Pflegenden fällt es daher meist schwer, zuzugeben, dass Patienten durch ihr Tun zu Schaden gekommen sind. Sie fürchten nicht nur mögliche juristische Konsequenzen, sondern auch einen Ansehensverlust für ihren Berufsstand. Im Februar 2008 haben 17 Ärzte und Pflegende ihr Schweigen gebrochen. In einer Broschüre des Aktionsbündnisses Patientensicherheit gaben sie öffentlich eigene Fehler zu. Das Bündnis wirbt seit Jahren für einen offeneren Umgang mit Irrtümern oder Beinahe-Irrtümern und dokumentierte deshalb die »Beichten« einiger Mediziner und Pflegenden in der Broschüre »Aus Fehlern lernen«. Die meisten dieser Irrtümer lagen zwar Jahrzehnte zurück, trotzdem lösten die öffentlichen Beichten ein großes Medienecho aus, das einmal mehr zeigte, wie sehr die Diskussion über Kunstfehler, medizinische Irrtümer und Komplikationen noch im Argen liegt.

Peter Sawicki, Facharzt für Innere Medizin und Leiter des Instituts für Qualität und Wirtschaftlichkeit im Gesundheitswesen, erzählte von seinem Fehler auf folgende Weise: »Sie ist etwa 75 Jahre alt und hat starke Luftnot, als ich sie als junger Assistenzarzt im Nachtdienst sehe: schneller Pulsschlag, niedriger Blutdruck, deutliche Rasselgeräusche beim Atmen – die Diagnose ist schnell klar – Herzschwäche mit Wasseransammlung in der Lunge. Ihr Zustand bessert sich rasch unter der Gabe von harntreibenden Medikamenten. Ich untersuche die Patientin sorgfältig und glaube, mit meinem Stethoskop über dem Herz die Verengung einer Herzklappe und die Schwäche einer anderen zu hören. Das ist den sie bislang behandelnden Ärzten nicht aufgefallen. Und tatsächlich, meine Diagnose wird durch den Ultraschallbefund des Herzens bestätigt. Mit ausgeprägtem Stolz und dem Ziel, meiner Diagnose eine ursächlich heilende Therapie folgen zu lassen, präsentiere ich meine Patientin den Kardiologen und Kardiochirurgen. Sie haben aber aufgrund verschiedener Befunde Bedenken, ihr neue Herzklappen einzusetzen.

Ich sammle weitere Befunde und stelle den klinischen Zustand der Patientin so dar, dass die Herzschwäche als sehr bedrohlich, ihre sonstige Verfassung aber eher günstig erscheinen. Womit ich nicht gerechnet habe: Die Patientin will gar nicht operiert werden. Sie sagt mir, sie habe große Angst davor, sie möchte lieber noch einmal ihre Enkel sehen und deshalb bald nach Hause. Lange sitze ich an ihrem Bett, spreche mit ihr und kann sie schließlich überreden, der Operation zuzustimmen. Eine Woche nach der Verlegung in die Kardiochirurgie erfahre ich, dass die Patientin kurz nach der Operation verstorben ist. Mein Fehler war, dass ich meinen eigenen Erfolg zeigen wollte und den Willen der Patientin missachtet habe. Ich hätte vor den Kollegen mit meiner Diagnose, die andere übersehen hatten, erst richtig prahlen können, wenn die Patientin durch die Operation »geheilt« worden wäre. Für diesen Ärzteegoismus habe ich das Leben meiner Patientin aufs Spiel gesetzt und verloren.«

Leonhard Hansen, praktischer Arzt aus Alsdorf und Vorsitzender der Kassenärztlichen Vereinigung Nordrhein, berichtet von folgendem Irrtum: »Dienstagmorgen 8:00 Uhr, Hausarztpraxis in Alsdorf: Das Telefon klingelt, Patienten stehen im Eingangsbereich zur Anmeldung an, das Wartezimmer ist voll. Nach kurzem Klopfen steht Frau B., eine meiner drei Helferinnen, im Sprechzimmer. Heute sind jedoch nur zwei da, eine Kraft ist erkrankt. Ich sehe Frau B. an, dass etwas nicht stimmt. «Herr Doktor», setzt sie an, «beinahe wäre etwas passiert, was mir noch nie passiert ist. Ich hätte Ihnen fast die Spritze für Herrn M. mit Methotrexat hingelegt, dabei war doch Frau Z. dran und sollte Erythropoetin bekommen.» Meine Stirn legt sich in Falten. Das geht aber nicht, schießt es mir durch den Kopf. Ich muss mich auf die Zuarbeit verlassen können.

Doch ehe ich lospoltere, erinnere ich mich noch rechtzeitig an einen Ärztekongress, den ich kurz zuvor besucht hatte und auf dem ein Pilot darüber berichtet hatte, dass die Fluggesellschaften ihren Mitarbeitern Prämien bezahlen, wenn sie Beinahe-Fehler melden. Denn diese Meldungen leisten einen großen Beitrag zur Flugsicherheit. Hat Frau B. nicht gerade einen Beinahe-Fehler gemeldet? Ich atme tief durch und werde nicht laut. Stattdessen frage ich nach, was denn los war. Es stellt sich heraus, dass Frau B. sowohl die Vorbereitung für die Spritzen als auch das Telefon übernommen hat. Die Kollegin bereitete derweil die Abrechnungsunterlagen vor. Ich danke Frau B. für ihre Aufrichtigkeit; sie ist zwar erstaunt über diese Reaktion, vor allem aber erleichtert. Sofort weise ich ihre Kollegin an, dass sie das Telefon und die Anmeldung übernimmt. Nach Schluss der Sprechstunde berufe ich eine Teambesprechung ein. Wir benennen die verschiedenen Prozesse, die am Morgen parallel abliefen und sich dann beinahe unheilvoll verschränkt hätten. Zum Schluss bitte ich meine Helferinnen ausdrücklich darum, mir auch weiterhin Beinahe-Fehler zu berichten. Und ich verspreche im Gegenzug, diese Aufrichtigkeit nicht zu sanktionieren.«

Marie-Luise Müller, Pflege-Qualitätsmanagerin und Präsidentin des Deutschen Pflegerates, berichtet von einem aufwühlenden nächtlichen Erlebnis: »Im Nachtdienst einer chirurgischen Wachstation muss ich als Krankenschwester bei einer Patientin, die einen Luftröhrenschnitt hat und der bei einer Operation Gebärmutter, Eierstöcke und Eileiter entfernt wurden, Infusionstherapie, Schmerztherapie und Wundheilung überwachen. Die Patientin liegt in einem etwas abseits gelegenen Einzelzimmer. Der Fall liegt über 30 Jahre zurück, aber ich erinnere mich noch gut daran. Ein regelmäßiges Absaugen der oberen Luftwege wird notwendig, weil die Patientin sehr verschleimt ist. Zudem ist sie unruhig, fast aggressiv. Dazu gesellt sich eine ausgeprägte Hektik auf der gesamten Station durch Neuzugänge und frisch operierte Patienten. Die Dokumentation erfolgte seinerzeit noch von Hand.

Ich hetze von Patient zu Patient. Beim Wechseln der Infusionsflasche muss ich bei der gynäkologischen Patientin die Verweilkanüle neu fixieren. Andere Patienten klingeln und rufen. Ich lasse mich von der Hektik anstecken und vergesse das vorbereitete Fixierpflaster, das ich an den Infusionsständer geklebt hatte, und verschwinde zum nächsten Patienten. Nachdem ich die anderen Patienten versorgt habe, gehe ich wieder zu meiner gynäkologischen Patientin. Sie liegt leblos und blau-marmoriert im Bett. Die Klingel war außerhalb ihrer Reichweite. Sie hat das Fixierpflaster vom Infusionsständer über die Kanüle gezogen, die in der Luftröhre steckt, und ist erstickt.

Dieses dramatische Ereignis hat mich für mein berufliches und privates Leben nachhaltig geprägt. Seither weiß ich: Bei der Patientenversorgung geht es um mehr als nur das formale, technische Abarbeiten von Gelerntem. Die Stimmungslage des Patienten, seine emotionalen Botschaften dürfen, auch wenn es hektisch wird, nicht ignoriert werden. Seit jenem Ereignis reagiere ich immer auf den ganzen Menschen, nehme ihn und seine Bedürfnisse ernst. Und ich lasse mich nicht mehr unter Druck setzen«

Matthias Rothmund, Chefarzt für Chirurgie an der Universitätsklinik Gießen und Marburg, berichtet auch von einem eigenen Irrtum: »Der große und leicht übergewichtige Patient kommt mit der Diagnose Darmkrebs zu mir. Ich entferne den Enddarm unter Erhalt des Afters, die Operation verläuft planmäßig. Wenige Tage nach der Operation wird der Patient wegen Verdachts auf Veränderungen im unteren Abschnitt der Lunge geröntgt. Zufällig zeigt die Aufnahme am Rand auch Teile einer Klemme im Bauch. Ich unterrichte den Patienten sofort über den Befund. Die Klemme wird unter erneuter Eröffnung der Bauchwunde entfernt. Ich melde den Fall meiner Versicherung. Der Patient erhält von der Versicherung in außergerichtlicher Einigung ein Schmerzensgeld.

Natürlich bin ich als Operateur der Verantwortliche und Schuldige. Immer wieder überlege ich, wie ich die Klemme habe ›vergessen‹ können. Ich habe mit einem Assistenten operiert, mit dem ich noch wenig zusammengearbeitet hatte. Während der Operation habe ich ihm mehrfach gesagt, dass er bestimmte Dinge tun oder unterlassen solle. Ich hatte ihn allerdings beim Verschluss der Bauchdecke nicht daran gehindert, eine Klemme an einer Stelle am Bauchfell zu fixieren, wo ich normalerweise eine solche Klemme nicht hinsetze. Ich tat es nicht, um ihn nicht noch einmal zurechtzuweisen. Möglicherweise war es diese Klemme, die abgerissen und unter die Bauchdecke gerutscht war. Die Operationsschwester hat zwar die Tupfer und Bauchtücher nach der Operation gezählt, nicht jedoch die Instrumente.

Ungefähr fünf Jahre nach der Operation kommt der Patient erneut in meine Sprechstunde. Bei ihm sei ein Leistenbruch diagnostiziert worden, und er bittet mich, diesen zu operieren. Ich bin erstaunt, dass er zu mir kommt. Er erklärt, er sei gut operiert worden, sein Tumorleiden sei nicht wiedergekommen. Wir hätten zwar einen Fehler gemacht, diesen Fehler jedoch sofort offen eingestanden. Er habe deshalb Vertrauen in meine Person und die Klinik. «

Deutschland, deine Tabletten Als »habilitierte Pharmareferenten« hat Ingrid Mühlhauser einen Teil der Chefärzte einmal bezeichnet. Die Hamburger Professorin für Gesundheit meinte damit die enge Verbindung vieler Hochschullehrer mit der Pharmaindustrie. Kaum ein Chefarzt in der Medizin, der nicht einen lukrativen

Beratervertrag mit einem Pillenhersteller eingegangen ist oder sich ebenso einseitige wie mittelmäßige Vorträge auf Pharmaveranstaltungen fürstlich honorieren lässt. Längst macht das Schlagwort von den »Mietmäulern« in der Branche die Runde.

Diese Abhängigkeiten und Verquickungen haben ökonomische Auswirkungen. So steigen die Ausgaben für Medikamente jedes Jahr weiter, wie der Arzneiverordnungsreport regelmäßig zeigt. In dem Bericht wird deutlich, dass in Deutschland noch immer zu viele neue und noch immer zu viele unnötige Medikamente verschrieben werden, die nicht wirksamer, aber teurer als herkömmliche Mittel sind. Die Arzneimittelausgaben der Krankenkassen sind daraufhin im Jahr 2007 auf das Rekordhoch von 26 Milliarden Euro gestiegen. Vor allem teure Analogpräparate ohne zusätzlichen Nutzen tragen zu dem stetigen Anstieg bei. Mindestens 4,5 Milliarden Euro könnten jährlich in der Therapie eingespart werden, so die Schlussfolgerung der Autoren, ohne dass die medizinische Behandlung schlechter würde und die Patienten Nachteile in Kauf nehmen müssten.

Doch die enge Verbindung vieler so genannter medizinischer Meinungsbildner mit der pharmazeutischen Industrie ist ein Grund dafür, dass die Widerstände in der Branche gegen Veränderungen erheblich sind. Auch die niedergelassenen Ärzte tragen dazu bei. Ihre Fortbildung lässt immer noch zu wünschen übrig, obwohl entsprechende Defizite seit Jahren beklagt werden. Viele Vorträge, Kongresse und Tagungen sind Werbeveranstaltungen der Pharmaindustrie. Selbst die Kassenärztliche Vereinigung schätzt, dass 90 Prozent der so genannten Fortbildungen von Unternehmen gesponsert werden. Der übrige Teil der Fortbildung findet in der Praxis statt, wo Firmenvertreter mit Hochglanzprospekten vermeintliche Vorteile der neuen Medikamente einseitig darlegen.

Die Ärzte sind mit dem Informationsangebot häufig überfordert. Vielen von ihnen fehlt das Rüstzeug, um Studien kritisch zu beurteilen – seien sie von Pharmafirmen oder von unabhängigen

Forschern erstellt. Medizinstudenten wird kaum vermittelt, wie sie an wissenschaftlich gesicherte Informationen gelangen. Wer diese Techniken, die unter dem Stichwort »evidenzbasierte Medizin« zusammengefasst werden können, nicht beherrscht, kann im Dschungel von jährlich mehr als einer Million medizinischer Veröffentlichungen in rund 20 000 Fachzeitschriften schnell den Überblick verlieren. Das hat Folgen für die Patienten, die dann nicht nach dem besten verfügbaren Wissen behandelt, sondern womöglich mit unnötigen oder gar gefährlichen Therapien traktiert werden.

Natürlich tragen auch die Patienten ihren Teil zu den stetig steigenden Arzneimittelausgaben und ihrer eigenen Gefährdung bei. Noch immer gehört es für viele Menschen zum erfolgreichen Arztbesuch, dass sie die Praxis mit einem Rezept verlassen. Und noch immer wollen viele Menschen nicht akzeptieren, dass in dem billigeren Nachahmerpräparat der identische Wirkstoff in gleicher Zusammensetzung enthalten ist wie in ihrem bewährten Medikament. Manche Patienten beklagen sofort eine Zweiklassenmedizin, wenn ihnen ihr Arzt die kostengünstigere und genauso hilfreiche Alternativtablette anstatt der gewohnten verordnen will.

Weder Ärzte noch Patienten – und erst recht nicht die Pharmafirmen – haben ein wirkliches Interesse an billigeren und besser geprüften Arzneimitteln. Erst wenn alle Beteiligten merken, dass sie von einem finanziell gesünderen Gesundheitssystem profitieren würden, kann die Wende in der Arzneimittelverordnung eingeleitet werden. Davon würden die Patienten sicherlich am meisten profitieren, denn noch immer kommen die meisten Menschen im Krankenhaus zu Tode oder zu Schaden, weil Medikamente nicht ordnungsgemäß geprüft und überwacht worden sind.

Tod aus der Pillendose Schwer, den Überblick zu behalten: Es gibt 19 491 verschreibungspflichtige Arzneimittel mit 1819 Wirkstoffen in Deutschland, durchschnittlich 45 kommen jedes Jahr hinzu. Noch schwerer, den Überblick über das zu behalten, was sie anrichten können: Sind es 17 000 Tote jedes Jahr hier zu Lande oder doch eher 58 000? Geht die Zahl der Geschädigten in die Hunderttausende oder gar in die Millionen? Niemand kann sagen, wie viele Menschen in Deutschland durch falsch dosierte Arzneimittel oder unerkannte Wechselwirkungen der Medikamente ums Leben kommen und wie viele schwere Gesundheitsschäden erleiden. Dabei geht es nicht nur um spektakuläre Arzneimittelskandale, die etwa zu Marktrücknahmen wie bei dem Fettsenker Lipobay oder dem Schmerzmittel Vioxx geführt haben, sondern um das alltägliche Chaos in den Pillendosen.

Aus England und den USA ist bekannt, dass dort mehr Menschen an Medikamenten als im Straßenverkehr sterben. »Auch in Deutschland sind es viele Tote. Es sind noch mehr Geschädigte. So viel wissen wir«, sagt Bruno Müller-Oerlinghausen, ehemaliger Vorstandsvorsitzender der Arzneimittelkommission der deutschen Ärzteschaft. »Es ist schlimm, dass wir keine genaueren Daten haben. Schlimmer ist aber, dass über Ursachen und mögliche Vermeidungsstrategien bisher kaum geforscht und diskutiert wird.«

Das soll sich endlich ändern. Im April 2005 fand in Saarbrücken der erste deutsche Kongress über Patientensicherheit bei medikamentöser Therapie statt. Gefährliche Nebenwirkungen oder Wechselwirkungen sind häufig. Vier Prozent der Patienten in der Inneren Medizin werden allein deswegen aufgenommen – in Deutschland sind das 88 000 Menschen jedes Jahr. Dies führt zu Kosten von 400 Millionen Euro jährlich. Die geschätzten jährlichen 58 000 Todesfälle durch Medikamentenzwischenfälle in Deutschland gehen auf eine norwegische Untersuchung zurück. Kritiker bezweifeln allerdings, dass sich die dortigen Ergebnisse auf hiesige Verhältnisse übertragen lassen.

»Wir müssen aufhören, uns selbst zu bekriegen«, fordert Müller-Oerlinghausen. »Ärzte weisen Zahlen zurück, reagieren beleidigt oder werfen sich Nestbeschmutzung vor. Wir sollten endlich anfangen, wenigstens die vermeidbaren Fehler zu verhindern.« Das Eingeständnis von Behandlungsfehlern ist unter Medizinern nicht sehr verbreitet. Wenn ein Arzt zugibt, dass die Arzneimitteltherapie mit erheblichen Risiken einhergeht und von einer großen Dunkelziffer an schweren Zwischenfällen auszugehen ist, reagieren viele Doktores gereizt. Es passt nicht zu ihrem Selbstverständnis als Helfer und Heiler, dass sie Patienten mit ihrem Handeln womöglich auch Schaden zufügen – auch wenn sich im Frühjahr 2008 mehr als ein Dutzend Ärzte in einer öffentlichen Kampagne zu ihren eigenen – lange zurückliegenden – Fehlern bekannt hat.

Dabei gibt es – anders als bei der Flugsicherheit – in Krankenhäusern und Arztpraxen bisher kein allgemein verbreitetes System zur Fehlererkennung. Selbst kompetente Ärzte können Fehler nicht vermeiden, wenn die Verfahren zur Medikamentengabe nicht gut organisiert sind. Zwölf verschiedene Medikamente nehmen internistische Patienten im Durchschnitt jeden Tag ein – viel zu viele, um alle gefährlichen Neben- und Wechselwirkungen ausschließen zu können. Daniel Grandt, Chefarzt des Klinikums Saarbrücken und Mitorganisator des Kongresses für Patientensicherheit 2005, wählt einen drastischen Vergleich: »Auch als guter Fahrer kommt man mit abgefahrenen Sommerreifen nicht durch einen Schneesturm.« Ein weiteres Problem: Jeder fünfte Patient im Krankenhaus nimmt Medikamente, ohne dass der behandelnde Arzt etwas davon weiß.

Dieter Wettig, Arzt aus Wiesbaden, fordert die konkrete Mithilfe der Patienten, um Nebenwirkungen und negative Wechselwirkungen zu vermeiden: »Sie sollten im Krankenhaus fragen, welche Medizin ihnen verabreicht wird und vorher den Beipackzettel studieren. Denn oft werden Sie weder genau über Ihre Medikation aufgeklärt, noch wird Ihnen der Beipackzettel ausgehändigt.« In Arztpraxen sollten

Patienten vor einer Injektion fragen, was ihnen injiziert werden soll, um den Beipackzettel bitten und diesen komplett durcharbeiten, empfiehlt Wettig.

Manche Patienten sind stärker durch Medikamente gefährdet als andere. Wenn die Niere das Blut nicht mehr richtig reinigt, sammeln sich viele Medikamente im Körper an und können zu einer Arzneimittelvergiftung führen. »Jeder sechste Patient auf einer normalen Station für Innere Medizin hat eine Nierenfunktionsstörung«, sagt Walter Haefeli, Klinischer Pharmakologe am Universitätsklinikum Heidelberg. Das Problem daran: Bei alten Menschen steigt die Kreatinin-Konzentration im Blut, die einen Nierenschaden anzeigt, nur verzögert an. »Eine schlanke, betagte Dame kann eine halbierte Nierenleistung haben, ohne dass es im Krankenhaus bemerkt wird«, so Haefeli.

Wird wie üblich weiter therapiert, können die Folgen der schleichenden Überdosierung dramatisch sein: Das Herzmedikament Digoxin beispielsweise kann dann zu schweren Rhythmusstörungen führen, das Magenmittel Ranitidin zu Verwirrung, die Herpes-Arznei Aciclovir bis zum Koma. »Es folgen teure Zusatzabklärungen, bis man feststellt, dass die Patienten durch falsche Dosierungen vergiftet worden sind«, sagt Haefeli.

Der Verbesserungsbedarf ist enorm. Auf internistischen Stationen bekommt nur ein Drittel der Patienten mit eingeschränkter Nierenfunktion die richtige Dosis verabreicht. Am Universitätsklinikum Heidelberg gibt es inzwischen mehr als 5000 PCs, die Ärzte bei der Verordnung unterstützen sollen. Warnampeln zeigen an, ob ein Medikament kritisch für Nierenkranke ist oder ob andere Wechselwirkungen zu beachten sind. »Dadurch konnte die richtige Dosierung bei Nierenkranken auf 67 Prozent gesteigert werden; wenn ein Klinischer Pharmakologe auf Station ist, sogar auf 80 Prozent«, sagt Haefeli. Daniel Grandt weist auf andere Vorteile solcher Hilfen hin, etwa wenn Zulassungsbehörden vor Risiken warnen: »Man muss sicherstellen, dass diese Informationen nicht nur auf einem Schreibtisch landen, sondern allen Ärzten sofort zur Verfügung stehen.«

Bruno Müller-Oerlinghausen fordert von Politik und Öffentlichkeit, das Thema nicht mehr so stiefmütterlich zu behandeln: »Für jedes molekulare Detail gibt es Forschungsgeld, aber pharma-unabhängige Forschung zur Arzneimittelsicherheit wird bisher kaum gefördert.«

Private Gefahren Schnell ist in Deutschland von einer Zweiklassenmedizin die Rede. Zuletzt war das im April 2008 der Fall. Damals hatte eine Studie ergeben, dass Kassenpatienten im Durchschnitt dreimal so lange auf einen Termin beim Facharzt warten müssen wie Patienten, die privat krankenversichert sind. Das von dem SPD-Abgeordneten Karl Lauterbach geführte Institut für Gesundheitsökonomie und Klinische Epidemiologie Köln hatte im Frühjahr 2006 bei 189 Facharztpraxen im Raum Köln/Bonn angefragt. Mitarbeiter gaben sich entweder als Kassen- oder Privatpatienten aus und fragten nach Terminen für Untersuchungen, deren Behandlung keinen Notfall darstellte, etwa Lungenfunktionstest, Augenuntersuchung, Hörtest, Magenspiegelung oder eine Knie-Magnetresonanztomographie. Am deutlichsten unterschieden sich die Wartezeiten bei der Magenspiegelung, auf die Kassenpatienten im Durchschnitt 36,7 Werktage warten mussten, Privatpatienten nur 11,9 Tage.

Das klang empörend und fast alle Medien berichteten über die neue Studie. Über die anderen Gefahren der Zweiklassenmedizin wurde hingegen kaum gesprochen. Sie bestehen nämlich auch für Privatversicherte, die Opfer von Überdiagnostik und Überbehandlung werden können. Eine weitere Gefahr droht in Kliniken, die von privaten Trägern betrieben werden.

Da Ärzte von Privatversicherten das Vielfache des Honorars bekommen, besteht das Risiko, dass die Patienten überversorgt werden. Das kann in der Medizin durchaus gefährlich werden. Ein Kollege mit Rückenschmerzen, der privat versichert ist, wurde beispielsweise nicht nur sofort mit einer Röntgen-Aufnahme traktiert, er bekam auch gleich am nächsten Tag eine Kernspin-Untersuchung sowie eine Untersuchung der Rückenmarksflüssigkeit. Zu viel Diagnostik kann die Gesundheit gefährden, sollte – analog zu den Zigarettenpackungen – an mancher Klinikpforte stehen.

Ein sechsjähriges Mädchen mit Bauchschmerzen wurde von der Hausärztin in ein Krankenhaus überwiesen, um den Verdacht auf Appendizitis (»Blinddarmentzündung«) zu klären. Diese Diagnose bewahrheitete sich glücklicherweise nicht, doch die Ärzte schlugen den Eltern auf geradezu bedrängende Weise vor, das Mädchen doch noch »vier, fünf Tage zum Durchchecken« im Krankenhaus zu behalten. Es kostete die Eltern viel Mühe, ihre gesunde und am Abend schon wieder vollkommen beschwerdefreie Tochter mit nach Hause zu nehmen. Jeder Arzt weiß davon, dass Privatpatienten genauer und gründlicher in die Mangel genommen werden, was ihnen nicht immer gut tut. »Bei Leuten, die privat versichert und nicht ernsthaft krank sind, wird sicher zu viel gemacht«, sagt SPD-Gesundheitsexperte Lauterbach. »Die Schwerkranken haben aber wohl eher Vorteile, wenn sie privat versichert sind und dann intensiver betreut werden.«

Dann kommt es allerdings sehr darauf an, in welcher Klinik die Patienten liegen. Für Deutschland gibt es noch keine zuverlässigen Zahlen und Überblicksdaten, aber aus anderen Ländern ist bekannt, dass die Versorgungsqualität stark davon abhängig ist, wer die Klinik betreibt. So gibt es Untersuchungen aus den USA und Kanada, die zeigen, dass dort in privater Trägerschaft Dialysepatienten nicht so lange leben wie in öffentlichen oder kommunalen Einrichtungen. Auch ist die Komplikationsrate bei einer Untersuchung mit dem Herzkatheter höher, wenn die Klinik privat betrieben wird.

Naheliegend ist das, denn Kliniken in privater Trägerschaft arbeiten nach ähnlichen Prinzipien wie die privatisierte Bahn. So wie manche unrentable Bahnstrecke nicht mehr befahren und Bahnhöfe stillgelegt werden, gibt es eben auch manche Krankheiten, die aus Sicht der Klinikbetreiber unrentabel sind. Eine Universitätsklinik oder ein städtisches Krankenhaus können sich nicht aussuchen, wen sie behandeln – sie sollen und müssen für alle Patienten da sein. Häuser in privater Trägerschaft können hingegen stärker auswählen, was sie ihrer Klientel anbieten. Patienten mit Schlaganfall in einer spezialisierten Abteilung zu behandeln, ist beispielsweise lukrativ – ebenso wie die Entfernung von Krampfadern. Die Betreuung von MS-Patienten hingegen bringt Kliniken nicht so viel ein. Auch eine gut ausgestattete Intensivstation zu betreiben, ist teuer. Besseres Essen, moderne Kunst an den Wänden oder attraktivere Krankenschwestern können nicht darüber hinwegtäuschen, dass die Behandlung in manchen Privatkliniken nicht die erforderliche Qualität aufweist – oder manche Behandlungen gar nicht angeboten werden.

Allerdings regiert der Rotstift auch in kommunalen und universitären Krankenhäusern. Die wahren Chefs in den Kliniken sind nicht die Chefärzte, sondern kaufmännische Leiter und Verwaltungsdirektoren. Sie drohen den Chefärzten, ihnen Mitarbeiter abzuziehen oder ihre Stationen zu schließen, wenn die Abteilung weiterhin so große Defizite aufweist. Fast jeder leitende Arzt kennt Gespräche mit ökonomisch argumentierenden Vorgesetzten, die ihnen entgegenhalten, dass es ihnen egal sei, wie sie gewinnorientierter arbeiten und die auf die Erfordernisse der Patientenbetreuung nicht eingehen wollen.

Wie sich das Primat der Ökonomie verklausuliert anhören kann, zeigte im Mai 2006 ein Interview im Wirtschaftsteil der *Frankfurter Allgemeinen Sonntagszeitung* mit Holger Strehlau-Schwoll, der zu dieser Zeit den Krankenhaus-Konzern Vivantes in Berlin leitete. Vivantes ist ein Zusammenschluss der kommunalen Kliniken Berlins, doch wird er unter Gesichtspunkten des »modernen« Krankenhaus-Managements geführt. Laut Meinung von Experten ist er mit privatwirtschaftlichen Strukturen gut vergleichbar. Auf die Frage, wie Strehlau-Schwoll es geschafft habe, die Effizienz der Vivantes-Krankenhäuser um 60 Prozent zu steigern, antwortete er: »Zum Erfolg haben ganz wesentlich die Mitarbeiter beigetragen, sie stellen sich mit hoher Motivation und viel Engagement den Herausforderungen der Sanierung bei einer beachtlichen Arbeitsverdichtung.«

Das ist schon eine ziemliche Schönfärberei. Denn bei Vivantes wurden 3000 von 16000 Stellen abgebaut, »sozialverträglich« angeblich. Was das für die verbliebenen 13000 Mitarbeiter heißt, kann man als Außenstehender ahnen, als Klinikpatient nur fürchten. Denn 3000 Mitarbeiter weniger müssen jetzt die gleiche Menge Arbeit leisten. Unter dem zynischen Begriff »Arbeitsverdichtung« muss man sich wohl vorstellen, dass dann weniger Zeit für die Patienten bleibt – Zeit zum Zuhören, dafür, sich einmal an das Bett zu setzen, für Zuwendung und Freundlichkeit. Das kostet schließlich Zeit und Geld. Beides kann nur weniger werden bei Vivantes und ähnlich strukturierten Krankenhauskonzernen, denn ein »Notlagentarifvertrag«, sprich: eine Lohnkürzung, hat neben der Arbeitsverdichtung zum Erfolg der Vivantes-Kliniken beigetragen. An diesem Erfolg möchte man als Patient nicht gerne teilhaben.

Santiago Ewig, Chefarzt am Evangelischen Krankenhaus Herne und an der Augusta-Kranken-Anstalt Bochum, hat die Gefahren benannt, wenn aus dem Arzt der Techniker und aus dem Patienten der Kunde wird. »Dem Patienten als Kunden werden nun entsprechende Rechte zugesprochen: Er darf auswählen, verlangen, bewerten, klagen. Es wird nicht mehr gesehen, dass sich ein kranker Mensch von einem Kunden in allen wesentlichen Punkten fundamental unterscheidet. Im Gegensatz zu einem Kunden fragt der Kranke nicht freiwillig nach einem Angebot nach. Er kann das Angebot nicht wirklich abschätzen. Er kann keinerlei Garantien für einen Therapieerfolg verlangen. Der Kranke ist eben krank, bedürftig der Hilfe und Zuwendung, ja des Überschusses an Wohlwollen, den wir traditionell Barmherzigkeit nennen«, schreibt Ewig im Mai 2006 in der *Frankfurter Allgemeinen Sonntagszeitung.* »Bei der Interpretation des Patienten als Kunden kommt es zu einem radikalen Wandel im Verständnis von medizinischen Versorgungsstrukturen. Aus Krankenhäusern werden Unternehmen, gekennzeichnet durch perfekt organisierte, industriell rationalisierte Geräteparks, durch die der Kunde unter Aufbietung aller Annehmlichkeiten guter Hotelqualität in kürzester Zeit durchgeschleust wird, um den Defekt an der Maschine, die er selbst ist, zu beheben.«

Wenn es so weit gekommen ist, wird der Patient nur noch verwaltet – und nicht mehr entsprechend seinen Eigenarten und Bedürfnissen behandelt.

Zwischen Fehlersuche und Vertuschen Mord ist im Krankenhaus selten. Zwar kommt es in Ausnahmefällen dazu, dass Pflegekräfte Patienten töten, wie etwa an der Berliner Charité geschehen. Durch unbeabsichtigte Behandlungsfehler in der Klinik kommen hingegen weitaus mehr Patienten ums Leben. Irrtümer in der Medizin sind sogar so verbreitet, dass sie zu den zehn häufigsten Todesursachen in Deutschland gehören, wie einem Artikel im Fachblatt *Anästhesie und Intensivmedizin* im Jahr 2006 zu entnehmen war. Mindestens jeder tausendste Krankenhauspatient stirbt demnach durch Fehler oder Versäumnisse der Ärzte und des Pflegepersonals. Unerwünschte Ereignisse, die nicht mit dem Tod enden, aber Schäden verursachen, kommen sogar bei jedem zehnten bis zwanzigsten Krankenhauspatienten vor.

Die häufigsten Verfehlungen sind verwechselte oder falsch dosierte Medikamente. Oft werden auch Befunde im Röntgenbild übersehen. Schwieriger erkennen Ärzte und Patienten jedoch, wenn Kranke einem Behandlungsfehler nur knapp entgehen. Der Griff zur falschen Tablettenschachtel, der dann doch noch korrigiert wird, taucht bisher in keiner Fehlerstatistik auf. Es ist ja auch nichts passiert.

In der Medizin werden Beinahe-Unfälle kaum erfasst, während es in der Luftfahrt schon seit langem üblich ist, aus Katastrophen zu lernen, die verhindert werden konnten oder durch Glück nicht eingetreten sind. In den USA, Australien und Großbritannien ist auch die Heilkunde schon etwas weiter als in Deutschland. Dort werden seit mehr als zehn Jahren so genannte »Critical Incident Reporting Systems« (CIRS) eingesetzt. Dieses Computersystem ermöglicht es, Irrtümer anonym zu melden, bevor sie Schaden anrichten. Mithilfe dieser Fehlermeldungen sollen Schwachstellen im System aufgedeckt werden. Erfahrungen aus den angelsächsischen Ländern zeigen allerdings, dass auch im Schutz der Anonymität nur ein Bruchteil der Fast-Katastrophen gemeldet wird.

Seit das Aktionsbündnis Patientensicherheit 2005 gegründet wurde, sind die Meldesysteme an verschiedenen Krankenhäusern installiert worden. Bisher ist die Resonanz allerdings eher schleppend. In angelsächsischen Ländern fällt es den Ärzten offenbar leichter, über Fehler zu reden. In Deutschland sind es bisher hauptsächlich die Pflegekräfte, die über Fehler, die ihnen beinahe passiert wären, berichten. Unter Ärzten hingegen gilt es immer noch als Tabu, Fehler einzugestehen. Wer gut ist, der macht keine Fehler, ist das unausgesprochene Glaubensbekenntnis, dem viele Mediziner folgen.

Auch in den USA wird über vermeidbare Fehler von Krankenschwestern dreimal häufiger berichtet als von Ärzten. Wenn etwas bei einer Operation schief geht, sind die Melderaten besonders gering. Ärzte sehen nur zögerlich ein, dass es sein könnte, aus Fehlern zu lernen. Dabei lassen sich Konsequenzen schnell ziehen, etwa wenn sich die Namen von Medikamenten ähneln und zu fatalen Verwechslungen führen können, oder wenn zwei Ampullen fast gleich aussehen, aber unterschiedliche Substanzen enthalten.

Verbraucherschützer und Patienten fordern seit langem mehr Transparenz. So wird immer wieder angeregt, dass Kliniken und Praxen bekannt machen, wie viele Komplikationen bei ihnen vorkommen. Doch solche Statistiken können auch in die Irre führen. Denn es gibt in der Chirurgie wie auch in anderen Teildisziplinen der Medizin angesehene Experten, die sich schwierige Eingriffe zutrauen, die viele andere Ärzte nicht mehr bewältigen. Zwangsläufig kommen bei solchen komplizierten Operationen auch häufiger Infektionen und andere Komplikationen vor. In einer Statistik der Zwischenfälle und Nebenwirkungen hätten solche Ärzte eine höhere Fehlerrate, obwohl sie die besseren Operateure sind.

Mit der Meldung von Fehlern oder Beinahe-Fehlern allein ist es ohnehin nicht getan. Auf die zukünftige Fehlervermeidung wirkt sich das System erst aus, wenn im Team über Fehler gesprochen wird und Risiken effektiv beseitigt werden. Für viele Mediziner und Pflegekräfte ist es aber auch schon eine Entlastung, endlich über Fehler reden zu können. Dass ein Fehlermeldesystem allein nicht vor Schaden bewahren kann, zeigen auch die Patiententötungen in Berlin. Die Charité verfügte seit Anfang 2006 über ein CIRS. Die Mitarbeiter waren allerdings noch nicht in das System eingewiesen.

Risiken des Ärzte-Lateins Früher haben die Ärzte Latein und Griechisch gesprochen, heute sprechen sie Fachchinesisch oder Englisch. Wichtiger wäre es allerdings, dass sie die Sprache der Patienten benutzen. Begriffe zu wählen, die auch von den Kranken verstanden werden, ist nicht nur für eine gelungene Kommunikation wichtig. Es kann auch lebensrettend sein. Melinda Lyons von der Universität Cambridge beschrieb im Fachmagazin *Lancet* im April 2008, wie medizinische Fachterminologie Patienten in Gefahr bringen kann. Im Luftverkehr habe man sich längst um Termini bemüht, die kaum verwechselt werden können. So seien statt der ähnlich klingenden Buchstaben S und F die Begriffe Sierra und Foxtrott eingeführt worden. »Das medizinische Ausbildungssystem leidet darunter, immer mehr in kürzerer Zeit ausdrücken zu wollen«, sagt Lyons. »Der medizinische Jargon wird aber nicht vereinfacht.«

Besonders gefährlich seien ähnlich klingende Präfixe. Hyper- und Hypoglykämie würden sich fast gleich anhören, aber das Gegenteil – Über- und Unterzuckerung – bedeuten. Das Gleiche gilt für Hyper- und Hypotonie, hohen und niedrigen Blutdruck. Auch Wortbildungen mit inter (dazwischen) oder intra (innerhalb), ante (davor) oder anti (dagegen), super (oberhalb) oder sub (unterhalb) sind in der Medizin häufig. »Gerade in hektischer, lauter Umgebung können die Begriffe von Ärzten wie Patienten falsch verstanden werden und zu folgenschweren Behandlungsfehlern führen«, sagt Lyons. Ein weiteres Risiko seien gleiche Abkürzungen in unterschiedlichen Disziplinen – TOF steht für den Herzfehler Tetralogie of Fallot sowie für die Tracheo-Oesophageale Fistel, eine Verbindung von Luft- und Speiseröhre.

Das Institute for Safe Medication Practices nahe Philadelphia hat eine eng bedruckte achtseitige Liste mit Medikamentennamen zusammengestellt, die leicht zu verwechseln sind. Die Dunkelziffer ist jedoch vermutlich weitaus höher, denn verwechselt werden können natürlich auch Arzneien, deren Bezeichnungen sich nicht ähneln. »Das sind nur die Namen der Mittel, deren Verwechslung bereits zu Behandlungsfehlern geführt hat«, schreiben die Mediziner.

Eine andere Liste mit Abkürzungen und Dosierungen, die häufig Verwirrung stiften, ist zwei Seiten lang. Sie sollten »niemals« in der medizinischen Kommunikation benutzt werden, warnen die Mediziner. »Denn diese Begriffe wurden oft verwechselt und haben nachweislich zu schweren Fehlern geführt.« Das Kürzel IU steht auch im deutschen Medizingebrauch als Maß hinter vielen Arzneimitteln und bedeutet »International Unit«. Immer wieder wurde es in handschriftlichen Verordnungen als »IV« (intravenös) oder gar als die Zahl 10 fehlgedeutet. »IN« (intranasal) wurde als »IM« (intramuskulär) gelesen oder verstanden und das Präparat von Pflegenden oder Ärzten falsch verabreicht. In der Wendung »per os« (über den Mund) wurde das »os« gelegentlich nicht als Mund, sondern linkes Auge (oculus sinister) falsch interpretiert. Die Abkürzung »OD« steht für die englische Umschreibung »once daily« – einmal täglich –, wurde aber schon als rechtes Auge (oculus dexter) missverstanden.

Anstatt die Gefahren zu sehen, sind einige Ärzte stolz darauf, mit ihrer Terminologie eine Art Geheimsprache zu beherrschen, die von vielen Patienten nicht verstanden wird. »Bei intravenös bin ich extranervös«, ist ein harmloses Wortspiel. Manchmal werden aber auch größte Gemeinheiten in Fachbegriffen verklausuliert. »Äthylismus« und »C-2-Abusus« stehen für Alkoholmissbrauch. »C. p.« ist vom Lateinischen caput piger abgeleitet und bedeutet fauler Kopf, Drückeberger. »O. S.« ist die Abkürzung für Oralsau – soll heißen, dass es der Patient mit der Mundhygiene nicht so genau nimmt. Wenn Ärzte »externes Pigment« erwähnen, bei dem eine »Balneotherapie« angeraten sei, heißt das schlicht, der Patient ist dreckig und sollte mal wieder baden.

Ärzte im Praxistest Ärzte lassen sich ungern in die Karten schauen. Kenntnisse und Können von Medizinern lassen sich deshalb auch nicht so leicht bewerten. Trotzdem haben dies Medizindidaktiker mithilfe von Simulationspatienten gelegentlich versucht. Im niederländischen Maastricht besuchten beispielsweise mehrere Patientenschauspieler 23 niedergelassene Rheumatologen. Sie simulierten eine durch die Hautkrankheit Schuppenflechte bedingte Gelenkentzündung.

Das Ergebnis war ernüchternd. Nur 14 der 23 Rheuma-Experten stellten die richtige Diagnose. Ihnen war gemeinsam, dass sie sich häufiger die Haut der vermeintlichen Patienten ansahen, um eine Schuppenflechte festzustellen, und dass sie zusätzliche Labortests und bildgebende Verfahren benutzten, um die Diagnose zu sichern. Ob die Ärzte die vermeintliche Erkrankung erkannten oder nicht, war offenbar nicht von ihrer Berufserfahrung oder der Anzahl der täglichen Patienten abhängig.

An der Dartmouth Medical School im US-Staat New Hampshire wurden 57 Ärzte von Patienten-Schauspielern mit einer vorgeblichen Krebserkrankung oder einem Verdacht auf Krebs aufgesucht. Die Hälfte der Mediziner hatte ein Jahr zuvor an einem Schulungs- und Gesprächsprogramm zur Erkennung und Vorbeugung von Krebs teilgenommen. Die Ärzte, die sich entsprechend weitergebildet hatten, erkannten die Risikofaktoren für Krebs häufiger und genauer, waren energischer in ihren Empfehlungen zur Raucher-Entwöhnung und schnitten auch bei allen anderen Kriterien in der Krebsvorsorge und -diagnostik besser ab.

An der Universitätsklinik Brüssel wurde die Gesprächstechnik bei 62 Ärzten erfasst, die an einem Kommunikationstraining mit Schauspielerpatienten teilgenommen hatten. Im Vergleich zu Ärzten, die sich nicht in Gesprächsführung fortgebildet hatten, waren die Fragen der geschulten Ärzte offener für die Ausführungen der Kranken, und zugleich ergiebiger für die Diagnose. Zudem bezogen die geschulten Ärzte Ängste, Unsicherheiten und andere psychologische Aspekte der Erkrankung häufiger mit ein und verhielten sich empathischer als die Mediziner ohne Fortbildung. Einzig in der Kommunikation zu dritt, das heißt mit Patienten und Angehörigen, zeigten sich Schwächen.

Der Nächste bitte, aber schnell Es klingt nach Überlastung und Fließbandmedizin: Niedergelassene Ärzte in Deutschland sehen im internationalen Vergleich die meisten Patienten pro Woche und haben zugleich die wenigste Zeit für Kranke. Entsprechende Daten für die Zeit, die Ärzte in Kliniken und Krankenhäusern für ihre Patienten aufwenden, gibt es für Deutschland nicht. Erfahrungen aus anderen Ländern zeigen jedoch, dass die Erkenntnisse aus dem Bereich der niedergelassenen Ärzte ein Gradmesser dafür sind, wie viel Zeit sich Ärzte im Krankenhaus generell nehmen.

Im Mittel lässt sich ein Arzt in Deutschland 7,8 Minuten Zeit für den Patientenkontakt – Mediziner in Großbritannien verbringen mit jedem Patienten immerhin 11,1 Minuten. In Kanada nehmen sich Ärzte durchschnittlich 16 Minuten, in den USA sogar 19 Minuten pro Krankem. Dies zeigt eine Studie des Instituts für Qualität und Wirtschaftlichkeit im Gesundheitswesen (IQWIG), die 2007 im *Deutschen Ärzteblatt* veröffentlicht wurde.

Die Forscher um Peter Sawicki hatten 2006 in Deutschland erfasst, wie Primärärzte – das sind die ersten Ansprechpartner für Patienten mit akuten Gesundheitsproblemen – Kranke versorgen und ihre Praxis koordinieren. Zudem wurde erfragt, wie die Ärzte das Gesundheitswesen einschätzen und ob sie mit ihrer beruflichen Situation zufrieden sind. Das IQWIG koordinierte die Medizinerbefragung in Deutschland. Die gleiche Erhebung fand auch in Großbritannien, den Niederlanden, den USA, Kanada, Australien und Neuseeland statt.

Ein Grund für den Zeitmangel vieler deutscher Ärzte besteht anscheinend darin, dass Mediziner hier zu Lande durchschnittlich 243 Patientenkontakte pro Woche haben – deutlich mehr als Ärzte in allen Vergleichsländern. In den USA sind es nur 102 wöchentliche Patientenkontakte, in Großbritannien 154, in den übrigen Nationen zwischen 112 und 141 Patientenkontakte pro Woche. »Wie viele Patienten hinter diesen Kontakten stecken, ist ungewiss«, sagt Klaus Koch, der Erstautor der Studie. Aus früheren Untersuchungen ist bekannt, dass die Deutschen öfter als jede andere Nation zum Arzt gehen. Im Durchschnitt sucht jeder Bundesbürger 16-mal im Jahr den Doktor auf – die Norweger kommen auf drei Arztbesuche jährlich. »Ob diese häufigen Arztbesuche eher von den Ärzten oder den Patienten ausgehen und ob sie überhaupt alle medizinisch begründet sind, wissen wir allerdings nicht«, sagt Koch.

Ärzte erklären ihren Zeitmangel gerne damit, dass die Beratung des Patienten mit maximal 30 Euro je Stunde vergütet wird und dass die laufenden Unkosten weit höher sind als die Vergütung für Gespräche. Nur die Honorare der Privatpatienten erlauben das Überleben der Ärzte.

Auffällig an den Ergebnissen der Studie ist die Diskrepanz zwischen der Selbst- und Fremdwahrnehmung der Ärzte, denn im Vergleich mit den sechs anderen Industrieländern sind Mediziner nirgendwo sonst so unzufrieden mit ihrem Gesundheitswesen wie in Deutschland. Die hohe Meinung, die Ärzte hier zu Lande von sich selbst und der Qualität ihrer Arbeit haben, beeinflusst dies jedoch nicht: Die Untersuchung ergab, dass sich Ärzte in Deutschland für besser vorbereitet auf die Nöte und Bedürfnisse ihrer Patienten hielten als ihre Kollegen in den anderen Ländern.

Dies führt zu dem Paradox, dass Ärzte wie Patienten zwar von guten Erfahrungen berichten und die Qualität des deutschen Gesundheitswesens im internationalen Vergleich als gut bis sehr gut einschätzen – gleichzeitig fordern beide Seiten aber fundamentale Änderungen. So waren 42 Prozent der Ärzte in Deutschland der Ansicht, dass im Gesundheitswesen so viel verkehrt läuft, dass es komplett reformiert werden müsste. Auch die Einschätzung, dass sich die Bedingungen im Gesundheitswesen in den vergangenen fünf Jahren verschlechtert haben, teilen mit 83 Prozent in Deutschland so viele Ärzte wie in keinem anderen Land. Strategische Antworten der Ärzte und die starke Kritik an der Gesundheitsreform könnten Gründe für diese Ergebnisse sein, vermuten die Autoren.

Große Unzufriedenheit unter den Ärzten ergab auch eine aktuelle Umfrage im Auftrag des Marburger Bundes. 47 Prozent der befragten Klinikärzte stuften ihre Arbeitsbedingungen als schlecht oder sehr schlecht ein. 53 Prozent erwogen sogar, ihre Tätigkeit im Krankenhaus aufzugeben, 31 Prozent würden den Arztberuf kein zweites Mal ergreifen. Arbeitsüberlastung, Personalmangel und zu viel Bürokratie stören die Krankenhausärzte demnach am meisten. Das habe, so Frank Ulrich Montgomery, der Ehrenvorsitzende der Ärztegewerkschaft, »den Arztberuf vom Traumjob zum Jobtrauma werden lassen«.

Die falschen Kranken

Krank und klein – kein Herz für Kinder Kinder sind unberechenbar. Das gilt erst recht, wenn sie krank sind und womöglich längere Zeit im Krankenhaus behandelt werden müssen. Es reicht dann nicht, die Tabletten von Erwachsenen einfach zu vierteln und die Dosis dem geringeren Körpergewicht anzupassen. Denn auch aus pharmakologischer Sicht sind Kinder keine kleinen Erwachsenen. Arzneien wirken bei ihnen anders und sind manchmal gefährlicher, wie schon der Contergan-Skandal gezeigt hat. Doch die Forschung zur Medikamentensicherheit bei Kindern steht noch am Anfang. Die Europäische Union (EU) hat erst im Januar 2007 die Verordnung »Medizinprodukte zur pädiatrischen Anwendung« in Kraft treten lassen, die Kinder besser schützen könnte.

In den USA gibt es bereits seit 1997 eine ähnliche Regelung. Auf EU-Ebene wurde aber erst 2005 gefordert, »dass Kinderarzneimittel im Rahmen einer qualitativ hochwertigen Forschung entwickelt werden und dass zur Behandlung von Kindern verwendete Arzneimittel eigens für die pädiatrische Verwendung zugelassen werden«. Das klingt selbstverständlich. Obschon Ärzte wissen, dass der wachsende Organismus anders reagiert als der ausgewachsene, sind viele Medikamente nicht eigens für Kinder getestet. Spätestens nach einer Recherche des europäischen Netzwerkes für Medikamentenentwicklung bei Kindern (ENDIC) im Jahr 2000 war bekannt, dass jede zweite Arzneimittelverordnung für Kinder außerhalb des zugelassenen und geprüften Anwendungsbereichs erfolgte.

Das hat Folgen für das Wohlergehen der Kinder. Erhalten Kinder bei einem Leiden Medikamente, die nicht für diese Krankheit getestet und zugelassen sind – die so genannte Off-label-Therapie –, sind Nebenwirkungen fast doppelt so häufig: In Kliniken liegt die Rate der unerwünschten Arzneimittelwirkungen bei 6 Prozent, wenn nicht zugelassene Medikamente verwendet werden. Werden hingegen Arzneien verabreicht, die für diese Indikation auch zugelassen sind, liegt die Rate der Nebenwirkungen bei 3,9 Prozent. (Im ambulanten Bereich ist das Verhältnis der Nebenwirkungen mit 3,4 Prozent bei Off-label-Gebrauch gegenüber 1,4 Prozent ähnlich.)

»Je kränker sie sind, desto schlechter sind Medikamente für Kinder untersucht«, sagt Hannsjörg Seyberth, ehemaliger Direktor der Universitätskinderklinik Marburg und Vorsitzender der Kommission für Arzneimittelsicherheit im Kindesalter. Gerade im Ernstfall würden Kinder unfreiwillig zu Versuchskaninchen. Gründlich getestet seien zwar fast alle Impfstoffe und Mittel gegen so banale Erkrankungen wie Husten, Schnupfen, Heiserkeit. »Das ist ja auch ein großer Markt«, meint Seyberth. Für Kinder, die mit seltenen oder schweren Leiden wie Herzerkrankungen, Diabetes, Epilepsie oder Krebs oft im Krankenhaus sein müssen, wurden hingegen 50 bis 80 Prozent der Arzneien nicht gründlich geprüft. »Auf Kinderintensivstationen sind sogar mehr als 90 Prozent der Arzneimittel nicht getestet«, sagt Seyberth.

Dieser Mangel muss zwar keine schädlichen Auswirkungen haben, kann aber. Schließlich funktioniert bei Kindern vieles anders. Bis zum vierten Lebensjahr nehmen sie Medikamente leichter auf, scheiden sie aber auch schneller aus. Leber und Nieren sind aktiver als bei Erwachsenen. Und ihr Organismus ist verletzlicher. Krebsmittel wie Antrazykline schädigen etwa das wachsende Herz, während sie das Pumporgan Erwachsener nicht beeinträchtigen. In den USA ist die Antrazyklin-Therapie der häufigste Grund für Herzverpflanzungen bei Kindern. Kortison hemmt das Skelettwachstum. Zytostatika wie

Endoxan, mit denen Nierenleiden und Rheuma bei Kindern behandelt werden, machen oft unfruchtbar.

»Viel Unglück hat schon die Mathematik in der Medizin angerichtet, und eine einfache Berechnung der Dosen für das Kindesalter aus der Gewichtsdifferenz könnte leicht ebenfalls ein solches anrichten«, schrieb der Prager Kinderarzt Rudolf Fischl schon 1902. Das Risiko für derartige Unglücksfälle hat sch offenbar kaum verringert, wenn man die Vorschläge betrachtet, die im Juli 2008 vom Verband der amerikanischen Kinderärzte gemacht wurden. Die Mediziner schlugen nicht nur vor, schon bei Zweijährigen die Cholesterin-Werte zu bestimmen. Falls diese erhöht wären, sollten nach Einschätzung der Mediziner bereits Kindern ab acht Jahren Statine verordnet werden. Die Kinderärzte hoffen, dass die Cholesterinsenker, an Grundschüler verabreicht, Herzerkrankungen im Erwachsenenalter vorbeugen.

Die Befürworter der Cholesterinsenkung bei Drittklässlern begründen ihre rigorose Empfehlung damit, dass die Rate der frühen Herzinfarkte und Diabeteserkrankungen seit einigen Jahren zunimmt. Der Verband der US-Kinderärzte hatte bereits früher vorgeschlagen, übergewichtigen Kindern ab dem Alter von zehn Jahren Statine zu verschreiben, wenn sie es nicht schaffen, innerhalb eines Jahres deutlich an Gewicht abzunehmen. »Wir sind mitten in einer Epidemie«, sagt Jatinder Bhatia, Leiter der Neugeborenenabteilung am Medical College of Georgia: »Das Risiko, in jungen Jahren Statine zu geben, ist geringer als der Nutzen, den man davon hat.«

Andere Ärzte sind empört über die Vorschläge der Kinderärzte. Die empfohlene Therapie sei nicht wissenschaftlich belegt. »Ich schäme mich für den Verband der Kinderärzte, der eine medikamentöse Therapie vorschlägt, ohne klare Daten dafür zu haben«, sagt Lawrence Rosen von der Universität New Jersey. »Ich hoffe, sie haben sich auf öffentliche Prügel eingestellt.«

Die Kinderärzte wissen, dass es keine seriösen Ergebnisse über den Nutzen von Statinen bei Kindern gibt. »Wir extrapolieren Daten von Erwachsenen«, sagt Nicolas Stettler vom Kinderkrankenhaus Philadelphia – und macht damit den alten Fehler, der eine Gefahr für Kinder bedeuten kann. Die Mittel seien laut Stettler so sicher, dass es gerechtfertigt sei, sie zu verwenden. Die amerikanische Kontrollbehörde FDA hat das Statin Pravachol bereits für die Behandlung von Achtjährigen zugelassen. »Ich frage mich, was es für unsere Gesellschaft bedeutet, wenn wir so schnell Medikamente verschreiben, anstatt das Problem mit Sport und Ernährungsberatung anzugehen«, sagt hingegen der Kinderarzt David Ludwig aus Boston. Manchen Eltern bleibt angesichts der aktuellen Vorschläge nur noch blanker Zynismus. »Ich traue den amerikanischen Ärzten«, schreibt eine Mutter in einem Internetforum. »Zum Frühstück sollten alle Kinder Ritalin, Prozac und Statine bekommen. Aber ist es mit acht Jahren nicht schon viel zu spät dafür?«

Arzneistudien für Kinder sind dringend nötig, wie nicht nur das Beispiel der ungeprüften Statin-Gabe an Grundschüler zeigt. Doch die meisten Eltern tun sich schwer damit, dass an ihren Kindern Medikamente getestet werden. In Europa wurde die Verordnung vom Januar 2007 schließlich nur mithilfe eines massiven Anreizes für die Pharmafirmen möglich: Den Arzneimittelherstellern wurde ein um sechs Monate verlängerter Patentschutz in Aussicht gestellt. In den USA wurde dies in Einzelfällen bereits ausgenutzt. Der Pharmakonzern Eli-Lily etwa hat das Antidepressivum Prozac auch an Kindern getestet. Den geringen Ausgaben für diese Testreihe standen enorme Gewinne von mehreren hundert Millionen Dollar durch den verlängerten Patentschutz für den Arznei-Bestseller gegenüber.

Cornelia Yzer vom Verband Forschender Arzneimittelhersteller begrüßte die EU-Verordnung. Die Kinderärzte wissen hingegen, wie viele Widerstände sie überwinden mussten. »Ohne den Druck der Patienten und Eltern wäre es nie so weit gekommen«, sagt Kinderarzt Seyberth. »Die Lobby der Pharmaindustrie hat unsere Pläne viele Jahre lang verzögert.«

Krank und zu jung – Gefahren für Frühgeborene Das Leben von Frühgeborenen ist in vielerlei Hinsicht gefährdet. In erster Linie natürlich auf Grund ihrer fragilen körperlichen Voraussetzungen, da bei Kindern, die schon nach 27 oder 30 anstatt nach 40 Schwangerschaftswochen auf die Welt kommen, viele Organe noch nicht richtig funktionieren. Die Lunge ist noch unreif, sodass die Frühgeborenen häufig schwere Atemprobleme haben und künstlich beatmet werden müssen. Ihr Darm ist anfälliger für schwere Entzündungen. Sie sind schwach und erkranken schneller an Infektionen, da ihr Abwehrsystem noch nicht gut genug mit feindlichen Erregern umgehen kann. Auch das Gehirn ist häufig noch nicht ausgereift. Früher war ein Gewicht unter 1000 Gramm oder die Geburt vor der 27. Schwangerschaftswoche fast gleichbedeutend mit einem Todesurteil. Heute überleben bereits manche Kinder, die in der 22. Schwangerschaftswoche geboren werden und nur knapp 500 Gramm wiegen – wenn auch häufig mit schweren Folgeschäden.

Die Behandlung von Frühgeborenen ist daher fast nur auf speziellen Intensivstationen möglich – in den so genannten Abteilungen für Frühchen. Ihre Betreuung ist aufwändig, für die Kliniken aber auch lukrativ. Die Krankenkassen vergüten die Behandlung nämlich mit hohen Fallpauschalen. Für die Betreuung eines mit einem Gewicht von 750 Gramm zur Welt gekommenen Kindes werden beispielsweise etwa 70 000 Euro an das Krankenhaus überwiesen. Wiegt das Kind bei der Geburt nur 550 Gramm, werden sogar etwa 120 000 Euro gezahlt.

Weil sich die Behandlung aus finanzieller Sicht lohnt, übernehmen gelegentlich auch kleine Kliniken, die wenig Erfahrung darin haben, die schwierige Betreuung der kleinsten Kleinen. Dabei wissen Mediziner längst, dass Frühgeborene bessere Überlebenschancen haben, wenn die Klinik auch ausreichend Erfahrung damit hat und nicht nur einmal in zwei Monaten ein Frühchen betreut. Als »Mindestmengen« bezeichnen Ärzte die Anzahl der betreuten Fälle, die nötig sind, damit möglichst viele Kinder überleben. Da es aber Krankenhäuser gibt, die sich nicht an diese Fallgrenzen halten und Frühchen auch dann betreuen, wenn sie sich nicht gut genug damit auskennen, sprach der SPD-Gesundheitsexperte Karl Lauterbach schon davon, dass jährlich »hunderte Babys auf dem Altar der Gier geopfert« würden. Wie viele Frühgeborene sterben, weil sie in der falschen Klinik behandelt werden, erfasst keine Statistik. Allerdings ist das Bundesgesundheitsministerium inzwischen tätig geworden und fordert, dass nur ausgewiesene Zentren die schwierige Betreuung der Frühgeborenen übernehmen.

Selbst wenn die Klinikmitarbeiter über ausreichende Erfahrung in der Betreuung von Frühchen verfügen und in einem Zentrum arbeiten, drohen Neugeborenen jedoch manchmal große Gefahren. In einem Klinikum in Norddeutschland, das ein Zentrum für Frühgeborene ist, kam es beispielsweise mehrmals vor, dass bei den Frühchen der Beatmungsschlauch nicht richtig fixiert war und sie zu ersticken drohten. Mehrmals befand sich der Schlauch nicht mal in die Nähe von Mund oder Nase. Glücklicherweise haben die Ärzte und Pflegekräfte in diesem Klinikum seit den Neunziger Jahren ein internes Fehlermeldesystem. Sie berichten mit Hilfe dieses Systems anonymisiert auch über so genannte Beinahe-Fehler, damit die Kollegen daraus lernen können. Im konkreten Fall war kein Frühgeborenes geschädigt worden, der verrutschte Schlauch wurde jedes Mal noch rechtzeitig entdeckt.

Nur weil sich die Mitarbeiter über ihre Fehler und Beinahe-Katastrophen austauschten, kamen sie der Ursache für die drohende Atemnot der Frühgeborenen auf die Spur. Der Fehler lag weder auf Seiten der Ärzte noch bei den Pflegekräften – er hatte finanzielle Hintergründe. Die Einkaufsabteilung des Krankenhauses hatte ohne Rücksprache mit den Ärzten und dem Pflegeteam neue und billigere Pflaster geordert und ausgetauscht. Die neuen Klebehilfen lösten sich aber schneller als die vorherigen von der Haut. Die erhöhte Luftfeuchtigkeit in den Brutkästen, in denen die Frühchen ihre ersten Lebenswochen verbringen, trug zudem dazu bei, dass die Pflaster nicht richtig klebten. Zum Glück wurde die Sparsamkeit am falschen Fleck von aufmerksamen Mitarbeitern entdeckt, bevor ein Frühgeborenes erstickte. Selbstkritik und systematische Fehlersuche haben auf diese Weise wahrscheinlich Menschenleben gerettet.

Krank und Frau – der große Unterschied Frauen sind anders. Das wissen Männer schon lange, aber die Medizin hat den Geschlechtsunterschied bisher weitgehend vernachlässigt. Das wirkt sich auf das Leben der Frauen aus, denn mit manchen Leiden – etwa Herzinfarkten – haben Frauen schlechtere Chancen im Krankenhaus als Männer. Außerhalb der Gynäkologie und Geburtshilfe fehlt vielen Ärzten noch immer das Bewusstsein dafür, dass Frauen nicht nur anders sind, sondern auch anders leiden. Um in den Heilberufen die Wahrnehmung für geschlechtertypisches Krankheitserleben zu schärfen, wird vermehrt eine »genderspezifische Medizin« gefordert.

Das G-Wort soll betonen, dass der weibliche Körper anders funktioniert als der männliche, anders altert, anders auf Therapien reagiert und dass die gleiche Krankheit oft unterschiedlich erlebt wird. Für Frauen hat dies Nachteile insbesondere in der Kardiologie: »In Europa sterben 55 Prozent der Frauen an Herz-Kreislauf-Erkrankungen – gegenüber 45 Prozent der Männer«, sagt Karin Schenk-Gustafsson vom Karolinska-Hospital in Stockholm. »Trotzdem gilt der Herzinfarkt als typische Männerkrankheit.« Die Folge: Eine Studie in Schweden ergab, dass Frauen mit Infarkt eine Stunde länger auf den Notarzt warten müssen und im Krankenhaus 20 Minuten später behandelt werden. Ihr Leiden gilt als nicht so dringlich, sie bekommen weniger Medikamente verordnet und werden seltener mit invasiven Techniken wie einem Herzkatheter behandelt. »Frauen werden in der Kardiologie zu wenig berücksichtigt, zu wenig erforscht und zu schlecht behandelt«, lautet Schenk-Gustafssons Fazit.

Dies liegt auch daran, dass Frauen andere Symptome haben, wenn das Herz schlapp macht. Männer spüren beim Infarkt typischerweise Enge in der Brust und einen Schmerz in der Schulter, Frauen sind eher kurzatmig und erschöpft. Vera Regitz-Zagrosek vom Deutschen Herzzentrum Berlin hat erforscht, »warum Herzen von Männern und Frauen tatsächlich anders schlagen«. Bei Männern wird der Herzmuskel im Alter schneller abgebaut. Kranzgefäße von Frauen scheinen hingegen Schädigungen besser reparieren zu können.

Bis heute sind an klinischen Studien, in denen Medikamente und andere Therapien getestet werden, nur zu etwa 25 Prozent Frauen beteiligt. Das hat historische Gründe: Nach den Skandalen um Contergan und das Östrogen Diethylstilbestrol, das bei Töchtern behandelter Frauen Krebs auslöste, wurden mehr Männer rekrutiert. Weil Frauen im gebärfähigen Alter ohne ihr Wissen schwanger sein könnten, werden Arzneimittel an ihnen seltener getestet.

Immerhin gibt es Fortschritte. »Man muss heute nicht mehr wie vor 15 Jahren einklagen, dass Frauen in der Medizin berücksichtigt werden«, sagte Vivian Pinn von den amerikanischen Gesundheitsinstituten, die Mitte der neunziger Jahre die Women's Health Initiative (WHI) begründet haben. »Inzwischen konzentrieren wir uns darauf, die Geschlechtsunterschiede in der Versorgung herauszuarbeiten.«

Die verschiedenen WHI-Studien an insgesamt mehr als 160 000 Frauen in den USA im Alter zwischen 50 und 79 Jahren gehören zu den größten Untersuchungen weltweit. Sie erfassen, wie sich Ernährung, Vitamine und Hormone auf Herzleiden, Krebs und Osteoporose auswirken. 2002 deckte die wohl bekannteste WHI-Studie auf, dass die Hormontherapie Frauen in den Wechseljahren mehr schaden als nutzen kann. Zudem gibt es die Nurses' Health Study, in der seit 1976 mehr als 120 000 Krankenschwestern in den USA untersucht werden und das Augenmerk besonders auf den Risikofaktoren für Krebs und Herz-Kreislauf-Leiden liegt. In Großbritannien werden in der Million Women Study seit 1996 mehr als eine Million Britinnen jenseits der 50 untersucht. Ein Schwerpunkt lag ebenfalls auf den Folgen der Hormontherapie. Die Million Women Study bestätigte die WHI-Studie, wonach Hormone in den Wechseljahren eher schaden als nutzen.

Womöglich muss die genderspezifische Medizin – wenn die Defizite in der Frauenmedizin behoben sind – irgendwann einmal auch vernachlässigte Männer erforschen. Beispiel Brustkrebs: Jedes Jahr erkranken hier zu Lande etwa 400 Männer daran, 180 sterben an dem Tumor. Zwar ist Brustkrebs bei Frauen hundertmal häufiger, 48 000 erkranken jährlich, 18 000 sterben. Doch Männer haben eine schlechtere Prognose, da die Diagnose später gestellt wird. Kaum ein Arzt denkt daran, dass auch Männer von dem Leiden betroffen sein können.

Krank und alt – Senioren leiden anders Alte Menschen haben aus ärztlicher Sicht mehrere ziemlich komplizierte Eigenschaften. Erstens werden sie häufiger krank als junge. Zweitens leiden sie oft an mehreren Gebrechen gleichzeitig. Drittens erholen sie sich deutlich langsamer von einer Krankheit, weshalb ihre Behandlung nicht nur aufwändiger, sondern auch langwieriger ist. Die Medizin hat sich aber bisher nur unzureichend auf ihre größte – und immer weiter wachsende – Klientel eingestellt: In den Leitlinien und Therapie-Empfehlungen der Ärzte wird kaum berücksichtigt, dass alte Menschen anders leiden und anders krank sind als junge.

Altersmediziner der Johns Hopkins Universität in Baltimore haben im August 2005 im Fachblatt *Journal of the American Medical Association* beispielhaft gezeigt, welche absurden Folgen es in der Praxis hätte, würden die gängigen Leitlinien immer befolgt. Die Ärzte beschrieben eine typische 79-jährige Patientin, die an Diabetes, Bluthochdruck, chronischer Bronchitis, Osteoporose und Gelenkrheuma litt. Eine häufige Krankheitskombination in diesem Alter. Die ältere Dame müsste nach den Empfehlungen der medizinischen Fachgesellschaften zu fünf verschiedenen Tageszeiten zwölf Medikamente in insgesamt 19 Dosierungen einnehmen. Außerdem müsste sie zusätzlich ein Dutzend nicht pharmakologische Therapie-Empfehlungen beherzigen wie etwa richtige Ernährung, spezielles Schuhwerk und mehr Bewegung.

Die unübersichtliche Vielzahl an Medikamenten und Ratschlägen ist jedoch nicht das einzige Problem in der Behandlung alter Menschen. Mindestens ebenso misslich ist es, dass sich etliche Therapieempfehlungen sogar widersprechen und den Patienten schaden können. Wenn die empfohlene Arznei gegen Gelenkrheuma die Wirkung der Tabletten gegen Bluthochdruck abschwächt oder sich andere Arzneikombinationen konterkarieren, bringt das die Patienten in Gefahr und verursacht nebenbei unnötige Kosten. So fanden die Autoren der Studie, dass unerwünschte Nebenwirkungen wahrscheinlicher werden, wenn die Ärzte fünf der neun untersuchten Leitlinien befolgen. Ursprünglich wurden die Leitlinien aufgestellt, um Leiden zu lindern.

»Die Leitlinien sind von Expertengremien zur Behandlung einzelner Krankheiten erstellt worden«, sagt Cynthia Boyd, die Leiterin der Untersuchung. »Ärzten, die es mit alten Menschen zu tun haben, die an mehreren Krankheiten leiden, ist damit aber nur wenig geholfen.« Das Problem ist methodischer Art, denn die gegenwärtige Medizin stützt sich auf klinische Studien. Solche Studien lassen sich bei Menschen, die nur an einer Krankheit leiden, relativ einfach durchführen. Dagegen ist es fast unmöglich, eine sinnvolle Studie mit Patienten zu machen, die an sieben Krankheiten gleichzeitig leiden. Wie soll man 300 Versuchsteilnehmer finden, die alle dieselben sieben Erkrankungen haben?

Forschung wird deshalb zumeist an Patienten mittleren Alters betrieben, die nur eine Krankheit haben – obwohl die Mehrheit der Patienten alt ist und an mehreren Gebrechen leidet. Für die Masse der Kranken, nämlich die Alten, die Kinder und auch die Frauen, gibt es somit wenige gesicherte Forschungsergebnisse. Ludwik Fleck, einer der bedeutendsten Medizintheoretiker des 20. Jahrhunderts, hat das Problem schon in den 1930er Jahren erkannt: »Gerade die besten Diagnostiker sind am häufigsten nicht imstande, konkret anzugeben, wonach sie sich in der gegebenen Diagnose gerichtet haben. Infolgedessen hat man in der Medizin die charakteristische Diskrepanz von Theorie und Praxis.«

Dass das Fallbeispiel aus der Fachzeitschrift nicht der Fantasie praxisferner Statistiker entspringt, zeigt die demografische und gesundheitliche Entwicklung in den Industrienationen. In diesen Ländern klagt fast die Hälfte der Menschen jenseits der 65 über mindestens drei chronische Leiden. Zwanzig Prozent dieser Altersgruppe haben sogar fünf oder mehr chronische Erkrankungen. Doch obwohl ältere Menschen einen immer größeren Anteil unter den Patienten ausmachen, stellt sich die Medizin nur unzureichend auf ihre Bedürfnisse ein.

»Natürlich gibt es die Forderung, medizinische Leitlinien interdisziplinär besser abzustimmen«, sagt Gerd Antes, der das Cochrane-Zentrum zur Bewertung medizinischer Studien in Freiburg leitet. »Viele Ärzte sind jedoch überfordert, Einzelinformationen zu den Erkrankungen zusammenzuführen.« Bisher blieb es bei Versuchen. Dabei ist es gerade für die Behandlung alter Patienten wichtig, nicht einzelne Krankheiten zu therapieren, sondern den gesamten Menschen mit allen seinen Beschwerden.

Krank zur falschen Zeit – Morbus Wochenende Einen Herzinfarkt sollte man möglichst zu normalen Arbeitszeiten erleiden. Diese Empfehlung sollten jedenfalls jene beherzigen, die den Infarkt überleben wollen. Krankenhäuser und Rettungsdienste sind zwar rund um die Uhr besetzt. Nachts und am Wochenende vergeht aber deutlich mehr Zeit, bis Infarktopfer behandelt werden, berichteten amerikanische Ärzte im August 2005 im *Journal of the American Medical Association*. Dabei kommt es bei einer akuten Herzattacke auf jede Minute an.

Kardiologen und Notfallmediziner verschiedener amerikanischer Universitäten haben die Versorgung von mehr als 110 000 Patienten mit Herzinfarkt analysiert. Bei fast 70 000 von ihnen wurden in der Notaufnahme zunächst medikamentös Gerinnsel aufgelöst und das Blut verdünnt. Dieses als Fibrinolyse bezeichnete Verfahren beseitigt Verstopfungen und verbessert die Durchblutung der verengten Herzkranzgefäße. Bei 33 000 Patienten wurden die Kranzgefäße mit einem Ballon aufgedehnt, der mittels Katheter von der Beckenarterie über die Hauptschlagader zum Herz vorgeschoben wird. Die Prognose der Herzpatienten ist umso besser, je weniger Zeit zwischen einem Infarkt und der Fibrinolyse oder Ballondilatation vergeht.

Von der Einlieferung ins Krankenhaus bis zum Beginn der Blutverdünnung verstrich im Durchschnitt eine gute halbe Stunde – unabhängig von der Tageszeit und dem Wochentag. Im Gegensatz dazu dauerte es – abhängig vom Zeitpunkt des Infarkts – bis zu 21 Minuten länger, bis eine Katheterbehandlung zur Gefäßaufdehnung erfolgte. Während der normalen Arbeitszeiten (7 bis 17 Uhr) vergingen in der Klinik durchschnittlich 95 Minuten, bis sich der Katheterballon im Herzkranzgefäß aufblähte. Nachts und am Wochenende verstrichen hingegen 116 Minuten bis zum Beginn der Therapie; in Wochenendnächten sogar 126 Minuten.

»In Deutschland dauert das an vielen Kliniken nur eine Stunde«, sagt Andreas van de Loo, Chefarzt am Hamburger Marienkrankenhaus. Der Kardiologe hat untersucht, wie die Zeit weiter verkürzt werden kann. »Wenn gut geschulte Notärzte die Infarkt-Diagnose stellen, die Notaufnahme umgehen und die Patienten direkt ins Katheterlabor bringen, geht es noch schneller«, so van de Loo.

Trödelei ist gefährlich. »Unsere Ergebnisse zeigen, dass eine spätere Katheterbehandlung mit höherer Sterblichkeit einhergeht«, sagt Harlan Krumholz von der Universität Yale, der die amerikanische Studie geleitet hat. Den Mediziner beunruhigt »die besonders lange Verspätung bei einigen Patienten«. Die verzögerte Katheter-Therapie nachts und am Wochenende betraf kleine Kliniken ebenso wie große Zentren. Der Grund: Es dauerte länger, bis ein EKG vorlag und die Patienten ins Katheterlabor kamen.

Der Erfolg in der Behandlung eines Herzinfarktes hängt aber nicht nur vom Zeitpunkt des Therapiebeginns ab. Die Erfahrung der Ärzte ist von noch größerer Bedeutung, berichteten Herzspezialisten aus Michigan 2005 im *Journal of the American College of Cardiology*. Die Kardiologen untersuchten, wie oft bei der Aufdehnung der Kranzgefäße Zwischenfälle auftraten. Bei Ärzten, die weniger als 90 Mal im Jahr verengte Adern dehnten, gab es 63 Prozent mehr Komplikationen als bei jenen, die mehr als 90 Mal jährlich Arterien mit dem Ballon erweiterten.

Kardiologische Fachgremien empfehlen, dass Ärzte mindestens 75 Gefäßaufdehnungen im Jahr vornehmen, um die besten Therapieerfolge bei Herzinfarkt zu erzielen. »Wie häufig ein Arzt die Operation gemacht hat, sagt zwar nichts über das Schicksal des einzelnen Patienten aus. Aber ein Schwellenwert ist in jedem Fall sinnvoll«, meint Mauro Moscucci, der die Studie geleitet hat. Die neue Untersuchung lege den Schluss nahe, dass eher 90 als 75 jährliche Ballondehnungen der optimale Grenzwert wären.

In der Klinik wird die Prognose von Infarkt-Patienten von zwei Faktoren beeinflusst. So ist es günstiger, wenn der Herzanfall tagsüber eintritt und die Kranken an einen Spezialisten geraten. An

Ersteres halten sich Patienten allerdings selten: 68 Prozent der Infarkte ereignen sich außerhalb der Tagesschicht.

Krank im falschen Krankenhaus Deutschland hinkt in der optimalen Behandlung der Kranken internationalen Standards hinterher. Mit bestimmten Erkrankungen überleben Patienten in den USA, Kanada oder Australien länger als in Deutschland. Weil die Therapie dort rascher den neuesten Erkenntnissen angepasst wird, weil die Aus- und Weiterbildung der Ärzte besser geregelt und kontrolliert wird. Und weil dort darauf geachtet wird, dass nur solche Mediziner komplexe Erkrankungen behandeln dürfen, die auch die nötige Erfahrung und Expertise nachweisen können.

In Deutschland herrscht hingegen Wildwuchs. Als »Krankenhauslotterie« hat der Gesundheitsexperte Peter Sawicki das groteske Leistungsgefälle zwischen den Kliniken bezeichnet. Wo eine Patientin hinkommt und wie sie dort behandelt wird, ist häufig Glückssache – oder davon abhängig, welches Krankenhaus und welche Ambulanz eine bessere Beziehung zu den Fahrern der Notarztwagen haben. Ärzte wissen, dass in einigen deutschen Städten die Zuteilung merkwürdigen Regeln unterliegt. So bekommen manche kardiologische Großpraxen und Ambulanzen auffällig häufig jüngere Patienten mit Infarkt, deren Heilungschancen besser sind. Im Vertrauen erzählen Mediziner von Geldzuweisungen an die Ersthelfer, damit die »richtigen« Patienten bei ihnen landen.

Aber auch wenn die Vorauswahl nicht vom Rettungsteam getroffen wird und sich die Patienten die Klinik selbst aussuchen, ist die Gefahr groß, an den falschen Arzt zu geraten. Bei Eierstockkrebs beispielsweise sind die Überlebenschancen sehr unterschiedlich. Sie hängen nicht nur von der Art und Größe des Tumors ab, sondern auch erheblich vom Geschick des Operateurs. In Deutschland achtet niemand darauf, ob der Chirurg den Eingriff zehnmal im Jahr vornimmt oder hundertmal. Dabei gilt in diesem Fall wie so oft in der Medizin: Übung macht den Meister.

Das Gleiche gilt für den Gelenkersatz. Ob bei sechs von hundert Patienten oder bei dreißig von hundert Patienten nach der Operation das Gelenk zwischen Hüftpfanne und Oberschenkelknochen schlottert – für die Patienten ist vorher nicht zu durchschauen, ob sie an einen Künstler oder an einen Stümper geraten. Ebenso liegt bei der Versorgung von Zuckerkranken viel im Argen. Die Häufigkeit von Unterzuckerung schwankt bundesweit erheblich – je nach Qualität der Betreuung.

Über diese Mängel und die fehlende Transparenz im Gesundheitswesen sollten Ärzte stärker diskutieren und sie zu beheben versuchen, anstatt sich immer nur über die Politik zu beklagen. In vielen angloamerikanischen Kliniken hängen im Eingangsbereich Statistiken über die Häufigkeit der Eingriffe – und die der Komplikationen. In Deutschland hängen allenfalls die Porträts der Chefärzte in der Lobby.

Die Medizin begegnet den Patientenbedürfnissen hier zu Lande selten angemessen. Zwar werden in Kliniken Qualitätsmanager eingestellt, die jede neue Zertifizierung nach einer Iso-Norm feiern. Doch für Patienten ist es nicht so wichtig, ob im Krankenhaus die Pförtner geschult wurden und die Mülltrennung funktioniert. Sie wollen wissen: Wie oft kam es in dieser oder jener Abteilung nach Operationen zu Blutungen, wie oft zu unerwünschten medikamentösen Nebenwirkungen? Wie hoch ist die Rate der Kaiserschnitte, wie die Heilungsquote nach Lungenentzündung? Wie viel Erfahrung hat das Ärzteteam?

All dies erfährt man in deutschen Krankenhäusern nicht. Dabei werden auch in Deutschland Daten über Komplikationen und Kunstfehler gesammelt. Aber sie bleiben den Kliniken vorbehalten. Es werden auch Patientenstudien begonnen. Doch nur selten erreichen sie internationales Niveau und tragen zur Verbesserung von Diagnostik und Therapie bei.

In Deutschland gibt es etliche medizinische Leitlinien. Zumeist entstammen sie einem Altmännergremium von Chefärzten. In diesen Runden werden oftmals nicht die besten wissenschaftlichen Erkenntnisse zur Grundlage ärztlichen Handelns gemacht, sondern Tradition und Vorurteile. Zwar reden Mediziner in Deutschland neuerdings über eigene Fehler. Aber sie tun es zaghaft, wähnen sich schnell in der Rolle des Nestbeschmutzers und wollen dann alles nicht so gemeint haben.

Noch haben die Ärzte nicht ausreichend verstanden, dass Diskussionen über Defizite in der Versorgung helfen, das Vertrauen der Patienten zurückzugewinnen. Transparenz kann in ökonomisch rauen Zeiten sogar zum Wettbewerbsvorteil werden. Ein Krankenhaus, das offen zeigt, was hier geleistet wird und was nicht, wäre ein sichererer Ort für Patienten.

Krank am falschen Ort Der Mann aus dem kleinen Dorf hatte einen schweren Schlaganfall. Ein Rettungshubschrauber war schnell vor Ort, doch dann verzögerte sich alles. Mehrere Krankenhäuser wiesen den Patienten ab, weil sie offenbar die Kosten scheuten, die anfallen können, bis ein Schwerverletzter wieder entlassen wird. Erst nach etlichen verzweifelten Anfragen der Piloten erklärte sich eine Klinik bereit, den Notfall zu übernehmen. Welche zusätzlichen Schäden der Mann durch die Verzögerung erlitt, kann nur vermutet werden. Sicher ist, dass bei einem schweren Schlaganfall jede Minute zählt.

»Der Schwerverletzten-Tourismus muss endlich beendet werden«, sagt Klaus Michael Stürmer, Präsident der Deutschen Gesellschaft für Unfallchirurgie. »Jeder Patient sollte innerhalb von 30

Minuten in der Klinik sein.« Doch das klappt längst nicht überall in Deutschland, auch wenn die nächstgelegene Klinik angesteuert wird. Im weltweiten Vergleich ist die Unfallversorgung in Deutschland zwar vorbildlich; die Überlebenschance eines Schwerverletzten mit so genanntem Polytrauma beträgt mittlerweile 78 Prozent. Vor zehn Jahren lag sie noch bei 63 Prozent. Dennoch gibt es weiterhin Defizite.

Die Deutsche Gesellschaft für Unfallchirurgie (DGU) hat ein Weißbuch zur Versorgung Schwerverletzter herausgebracht, das offen legt, woran es in der Notfallmedizin mangelt. Die regionalen Unterschiede sind erheblich, und nicht jedes Krankenhaus ist in der Lage, Unfallopfer optimal zu behandeln. »Die Fläche, die ein Krankenhaus in Mecklenburg-Vorpommern versorgt, beträgt 4634 Quadratkilometer, in Nordrhein-Westfalen sind es nur 541 Quadratkilometer«, sagt Andreas Wentzensen, Chefarzt an der Unfallklinik Ludwigshafen. »Ähnliche Unterschiede gibt es bei der Fläche, die ein Hubschrauber versorgt.« Das hat Folgen für die Patienten. Laut Statistischem Bundesamt sterben im infrastrukturell benachteiligten Mecklenburg-Vorpommern 2,7 Prozent der Opfer eines Verkehrsunfalls. Im Vergleich dazu sind es in Nordrhein-Westfalen 1,1 Prozent, in Berlin sogar nur 0,5 Prozent.

Neben der unterschiedlichen Dichte des Rettungsnetzes ist für die Überlebenschancen der Schwerverletzten auch entscheidend, wie gut das Krankenhaus technisch und personell ausgestattet ist. Eine Umfrage der DGU an 51 Kliniken ergab, dass in der Notaufnahme in 14 Prozent der Krankenhäuser keine Möglichkeit zum Röntgen bestand. In 23 Prozent der Kliniken gab es im Schockraum, in den Schwerverletzte zuerst kommen, kein Ultraschallgerät.

Röntgen und Ultraschall sind wichtige Verfahren, um bei Notfällen lebensbedrohliche Komplikationen wie Blutungen im Bauchraum, Schädelbrüche oder Quetschungen der Lunge zu erkennen. Muss der Patient zur Untersuchung erst in eine andere Abteilung gebracht werden, geht wertvolle Zeit verloren. »Viele Studien zeigen, dass mehr Schwerverletzte überleben, wenn die klinische Versorgung klar strukturiert und interdisziplinär vernetzt ist«, sagt Hartmut Sieber, Generalsekretär der Gesellschaft für Unfallchirurgie. Eine Untersuchung im Großraum Dresden hat beispielsweise ergeben, dass bei einer besonders schweren Verletzung in durchschnittlich ausgerüsteten Krankenhäusern 41 Prozent der Patienten starben. In spezialisierten Zentren mit Schwerpunkt Unfallchirurgie starben an der gleichen Verletzung nur 16 Prozent der Patienten.

2006 zeigte eine Untersuchung an mehr als 5000 Notfallpatienten in den USA im *New England Journal of Medicine*, dass die Sterblichkeit der Patienten, die in einem Traumazentrum behandelt wurden, nach einem Jahr etwa zehn Prozent betrug. In einer Klinik ohne Traumazentrum waren hingegen nach einem Jahr 13,8 Prozent der Schwerverletzten gestorben.

Um die Unfallversorgung in Deutschland zu verbessern und abzustimmen, wurde 2004 das Trauma-Netzwerk gegründet. »Es muss noch mehr Traumazentren und entsprechend vernetzte Krankenhäuser geben«, fordert Klaus Michael Stürmer. »Das heißt aber auch, dass in einer Großstadt nicht zehn Krankenhäuser jede Nacht und jedes Wochenende alles bereit halten und darauf warten, dass vielleicht irgendwann ein Schwerverletzter eingeliefert wird.« Besser sei es, fünf Kliniken würden ihren Notdienst einstellen und die anderen fünf dafür besser ausgestattet. Sollte dies umgesetzt werden, müssten die für Notfälle spezialisierten Kliniken und Traumazentren allerdings auch dazu verpflichtet werden, jeden Schwerverletzten unverzüglich aufzunehmen. Fälle wie die des Schlaganfallpatienten, der viel zu lange über der Region kreiste, bis er endlich behandelt wurde, kämen dann nicht mehr mit tragischer Regelmäßigkeit vor.

Die Operation als Risiko

Der Junge mit dem seltenen Tumor Zunächst schien alles gut zu verlaufen. Nachdem der Wurmfortsatz operativ entfernt worden war, erholte sich der sechsjährige Junge schnell. Wenige Stunden danach bildete sich jedoch Schaum vor seinem Mund. Er bekam keine Luft mehr. Die Mutter, die am Krankenbett saß, musste mit ansehen, wie ihr Sohn starb, obwohl die sofort herbeigeeilten Ärzte alles unternahmen, um sein Leben zu retten. Der Verdacht fiel auf die Chirurgen, die den Jungen operiert hatten. Irgendetwas musste bei dem Routineeingriff schief gegangen sein.

Nach der Leichenöffnung stellte sich jedoch heraus, dass der Junge an einem Kraniopharyngeom litt, einem seltenen Tumor im Bereich der Hirnanhangsdrüse. Die Geschwulst, die zuvor keinerlei Beschwerden verursacht hatte und deshalb nicht aufgefallen war, bewirkte, dass der Junge kaum Stress verkraften konnte. Er starb nicht durch die Hand der Chirurgen, sondern weil sein Körper der Belastung durch die Operation nicht gewachsen war.

Erst die Sektion, wie die Leichenöffnung medizinisch genannt wird, entlastete die Ärzte. Unter Medizinern ist die Ansicht verbreitet, dass die Leichenöffnung etliche Kunstfehler erst ans Licht bringt und daher nicht immer im Sinne des behandelnden Arztes ist. Ärzte tun sich schwer damit, Fehler einzugestehen. Der erste deutsche Kongress für Patientensicherheit in der Arzneitherapie fand im Frühjahr 2005 statt. Dass der Chirurgenkongress im April 2005 in München auch das Motto Patientensicherheit wählte, wies ebenfalls darauf hin, dass die Ärzte das Thema zwar spät angingen, aber nun nicht länger tabuisieren wollten.

Wie schwierig der Umgang mit ärztlichen Fehlern ist, zeigten die Chirurgen selbst wenig später. Ihr damaliger Präsident, Matthias Rothmund, hatte in München Zahlen aus den USA zur Häufigkeit von »unerwünschten Ereignissen« im Krankenhaus präsentiert. Wenig später ließ er im *Deutschen Ärzteblatt* wissen, wie entsetzt er über das Presseecho auf seine Äußerungen war.

Auch Chirurgen brauchen schließlich ein bisschen Lob. Für ihren Mut und für die Wege, die sie manchmal beschreiten. 2005 hatten sie sich nach ihrer Jahrestagung beispielsweise weitaus mehr Anerkennung erhofft. Damals widmeten sich die Operateure dem Thema Komplikationen, Kunstfehler und Patientensicherheit und diskutierten öffentlich über Risiken sowie unerwünschte Nebenwirkungen ihres Berufs. Das war neu, das hatte bisher kaum eine medizinische Fachdisziplin so offensiv betrieben. »Aber statt dass jemand schrieb: ›Prima, habt ihr gut gemacht – endlich stellt ihr euch diesem heiklen Bereich‹, gab es einen Aufschrei«, erinnert sich Markus Büchler, Direktor der Chirurgie an der Universitätsklinik Heidelberg. »Es wurde fast nur reißerisch und unsachlich über unseren Vorstoß berichtet.« Besonders störte die Chirurgen seinerzeit, dass auch Artikel in seriösen Zeitungen mit Überschriften versehen waren wie »Mehr Tote in der Medizin als im Straßenverkehr«.

Chirurgen sind empfindlich, wenn es um die Folgen ihres Tuns geht – auch wenn sie keine Schuld trifft. Falsch waren die Überschriften schließlich nicht. Im Straßenverkehr sterben jährlich in Deutschland weniger als 5000 Menschen. In der Medizin ist hingegen vorsichtigen Schätzungen zufolge hier zu Lande jährlich mit mindestens 17000 Toten durch Zwischenfälle oder Fehler zu rechnen. Das hat in den seltensten Fällen mit Pfusch zu tun. Häufig sind Wechselwirkungen von Medikamenten oder auch Dosierungsfehler, die auf Ärzte wie Patienten zurückgehen können, die Ursache.

Würde man Zahlen aus Norwegen, Großbritannien und den USA auf Deutschland übertragen, käme man sogar auf jährlich 50 000 bis 60 000 Todesfälle in der Medizin. Genauere Erhebungen gibt es nicht. Die Chirurgen waren jedoch empört über das Echo, das ihr Bemühen um mehr Transparenz und die öffentliche Suche nach Fehlern auslöste. Beim Chirurgenkongress 2006 in Berlin wurde das heikle Thema deshalb nicht mehr so dominant behandelt. Die entsprechende Sitzung wurde zurückhaltend »Öffentlichkeitsarbeit in der Chirurgie« genannt.

Tödliche Transplantation Markus Büchler hat am eigenen Leib erfahren, welcher Medienhetze Mediziner ausgesetzt sein können, wenn etwas schief geht. Büchler stand als Chefarzt der Chirurgie in Heidelberg im Jahr 2005 im Kreuzfeuer der Medien. An der dortigen Universitätsklinik war einem Patienten die Leber einer Frau transplantiert worden, die sich kurz vor ihrem Tod in Indien mit Tollwut infiziert hatte, ohne dass die Ärzte dies erkennen konnten. Zudem bekamen Patienten in Marburg, Mainz und Hannover Organe mit dem Tollwut-Virus und erkrankten schwer, zwei starben. Nach allem, was man über diese Fälle weiß, traf die Ärzte keinerlei Schuld.

Obwohl Büchler schnell über den dramatischen Zwischenfall aufklärte, schrieben einige Zeitungen sofort von einem Heidelberger »Transplantationsskandal«. Als sich Tage später herausstellte, dass es kaum möglich gewesen wäre, die Tollwutinfektion vor der Organverpflanzung zu entdecken, »wurde der vermeintliche Skandal der Chirurgen in den Boulevardmedien zu einem persönlichen Drama des Patienten«, wie Büchler es ausdrückt. Schließlich zeigte sich, dass die Chirurgen alles zur Aufklärung des Falls wie auch zur Rettung des Patienten unternommen hatten, der sechs Wochen später gesund entlassen werden konnte.

Büchler empfiehlt seinen chirurgischen Kollegen nach dieser Erfahrung ein schnelles und transparentes Vorgehen für den Fall, dass es zu einer »medizinischen Krise« kommen sollte. Unabhängig davon, ob damit eine Komplikation, die ohne schuldhaftes Handeln aufgetreten ist, oder ein Kunstfehler gemeint sei. »Innerhalb von 48 Stunden muss man die Öffentlichkeit über das Problem informieren«, so Büchler. »Sonst spricht sich das anderweitig herum, und das ist immer schlecht.«

Auf die Information folge zwar innerhalb der nächsten zwölf Stunden ein »medialer Aufschrei«, aber durch Transparenz und rasches Handeln gehe die »mediale Kaskade« schnell in eine sachliche Diskussion über. Wird auf die Krise hingegen verzögert und intransparent reagiert – Büchler nannte hier den Fall einer Patientin am Universitätsspital Zürich, der ein Herz von einer Spenderin mit einer anderen Blutgruppe übertragen wurde –, wird aus dem medialen Aufschrei binnen kurzem eine »mediale Katastrophe«. Zu dieser kann es auch kommen, so Büchler, wenn die Chirurgen fachlich zwar nicht falsch gehandelt haben, aber auf eine schicksalhafte Nebenwirkung oder Komplikation »abwiegelnd, negierend, arrogant und intransparent reagieren«.

Oftmals liegt es in der Hand der Ärzte und an ihrem Verhalten nach dem Zwischenfall, ob eine Komplikation als Kunstfehler, als tragische Wendung oder gar als Wunderheilung wahrgenommen wird. Nach heutiger Ansicht wäre es sicherlich ein Kunstfehler, was die beiden Heiler Kosmas und Damian Ende des vierten Jahrhunderts nach Christus (oder nach anderen Überlieferungen zu Beginn des fünften Jahrhunderts) an einem Kranken vollbracht haben. Seinerzeit wurde es jedoch als Wunderheilung angesehen, und der Heilkult um die beiden Mediziner breitete sich vom heutigen Istanbul bis in das Gebiet des ehemaligen römischen Reiches aus. Das historische Beispiel zeigt, wie nah Vergötterung und Verteufelung der chirurgischen Kunst beieinander liegen können.

Kosmas und Damian waren Zwillingsbrüder und ihnen wurden schon früh Wunderheilungen zugeschrieben. Die bekannteste Heilung, die von den beiden angeblich vollbracht wurde, ist die Verpflanzung eines Mohrenbeins. Sie ist von vielen Malern und selbst auf Münzen abgebildet worden. Die bekannteste bildliche Darstellung stammt wohl von Fernando del Rincòn aus dem 16. Jahrhundert.

Der Legende nach sollen die beiden heiligen Brüder bei einem Schlafenden ein krankes Bein amputiert haben. Der Patient wachte nicht auf. Er schlief sogar weiter, als ihm Kosmas und Damian das Bein eines vor kurzem verstorbenen Schwarzen anpassten. Als er schließlich nach einem tiefen Heilschlaf wieder erwachte, hatte der Patient ein schwarzes und ein weißes Bein. Aber immerhin konnte er sofort wieder ohne Schmerzen gehen.

Die genaueren Umstände des Eingriffs sind leider nicht überliefert. Kosmas und Damian scheinen ohne grobes Werkzeug, selbst ohne Nadel und Faden ausgekommen zu sein. Ihre Technik der Verpflanzung der neuen Gliedmaße erinnert wenig an heutige Methoden der Transplantation, sondern eher an das »Pfropfen«, das zum Veredeln von Obstbäumen angewendet wird.

Den beiden Wunderdoktores nützte ihre medizinische Großtat jedoch nicht viel. Obwohl der von ihnen behandelte Patient überlebte, starben die beiden Ärzte um das Jahr 303 als Märtyrer. Sie fielen unter der Herrschaft des römischen Kaisers Diokletian der Christenverfolgung zum Opfer. Die Legende um die beiden wurde jedoch in immer neuen Ausschmückungen weiter überliefert. Auf zahlreichen Darstellungen sind Kosmas und Damian mit Salbentopf und Uringlas zu sehen, den Insignien der Apotheker und Ärzte. Von beiden Berufsgruppen, aber auch von Hebammen und Badern wurden sie bald als Schutzpatrone verehrt. Ärzte, Apotheker und andere Heilberufler wissen schließlich bis heute, wie nahe Wunderheilung und Kunstfehler beieinander liegen können. Ein wichtiger Aspekt ist immer, wie das Tun der Ärzte bei den Patienten ankommt.

»Die Patienten wünschen sich, beteiligt zu werden«, sagt David Klemperer, Sozialmediziner aus Regensburg und Sprecher des Fachbereichs Patienteninformation und Patientenbeteiligung im Netzwerk Evidenzbasierte Medizin. »Dafür haben sie mittlerweile Fähigkeiten entwickelt, dafür informieren sie sich und sie wollen, dass dies respektiert wird.« Klemperer hält es für ratsam, immer davon auszugehen, dass man einen gut ausgebildeten und informierten Patienten vor sich habe, der sich alle fachlichen Informationen selbst beschaffen könne.

»Dazu gehört auch, dass Mediziner Wahrscheinlichkeiten richtig vermitteln«, so Klemperer. Wenn bei einem Eingriff von 10000 nur noch 1000 statt 2000 Patienten sterben, sei das zwar eine relative Risikoverminderung von 50 Prozent, obwohl die Wahrscheinlichkeit einer Komplikation immer noch sehr hoch bleibe. Stürbe nur noch einer statt zwei von 10000 Patienten, betrüge die relative Risikominderung ebenfalls 50 Prozent. Die Gefahr einer Komplikation sei dann aber insgesamt sehr gering. Deshalb müssen die Informationen den Patienten transparent und exakt vermittelt werden. Nur dann kann die Wahrscheinlichkeit von Nebenwirkungen realistisch bewertet werden.

Hartwig Bauer, Generalsekretär der Deutschen Gesellschaft für Chirurgie und lange Jahre Chefarzt in Altötting, bezweifelt, dass sich völlige Transparenz der Chirurgen sowie eine differenzierte Wahrnehmung der Chancen und Risiken einer medizinischen Intervention von Seiten der Kranken erreichen lasse. »Das erfordert idealtypische Ärzte und idealtypische Patienten«, so Bauer. »Beides bleibt in vielen Fällen leider hinter der Realität zurück.«

Ein tragisches Ende Manchmal gibt es Zwischenfälle in der Medizin, die sind so furchtbar und unglaublich, dass man nur hoffen kann, dass es sich dabei um Einzelfälle handelt. Bei dem ersten Fall aus den Niederlanden ist das anzunehmen, weil hier eine Verkettung unglücklicher Umstände zum Tod der Patientin führte. Beim zweiten Fall aus New York steckt allerdings schon ein großes Maß an Missachtung der Kranken gegenüber dahinter.

Es war ein Routineeingriff am Rücken. Die 69-jährige Patientin aus der niederländischen Stadt Almelo benötigte nicht mal eine Vollnarkose; sie war nur örtlich betäubt. Deshalb war sie auch bei vollem Bewusstsein, als sie auf dem Operationstisch der Klinik verbrannte. Der schreckliche Vorfall trug sich im September 2006 im Krankenhaus Twenteborg zu. Da die Patientin auf dem OP-Tisch festgeschnallt gewesen war, konnte sie dem Feuer nicht entfliehen.

Das Feuer brach offenbar an einem Donnerstag gegen 10.50 Uhr aus und entstand laut Krankenhaus-Mitteilung womöglich in einem Anästhesie-Apparat. Aus welchem Teil der Narkose-Einrichtung Flammen schlugen, blieb ungewiss. Den Mitarbeitern im OP-Saal gelang es nicht, das Feuer sofort zu löschen. Die Feuerwehr habe den Brand zwar schnell unter Kontrolle gebracht. Für die Patientin aber kam jede Hilfe zu spät.

Experten konnten sich den Unfall kaum erklären. »Von so etwas habe ich noch nie in meiner mehr als zwanzigjährigen Zeit als Arzt gehört«, sagt etwa Manfred Abel, Chef der Anästhesie im Krankenhaus Köln-Porz. »Wenn möglich, werden entflammbare Materialien im Operationsbereich vermieden. Es gibt aber immer ein paar Stoffe, etwa Desinfektionsmittel, die brennen können.« Medizintechniker und der TÜV achteten darauf, dass die Brandgefahr im OP gering sei. Gerade in größeren Krankenhäusern seien die Kontrollen sehr streng.

Das Twenteborg-Krankenhaus in Almelo ist eine moderne Klinik mit 650 Betten. Bei manchen Eingriffen ist es üblich, Patienten anzuschnallen, um Bewegungen zu verhindern. Dieses wurde der

Patientin zum Verhängnis. Die Mitarbeiter hätten zwar noch versucht, sie zu befreien. Die Fernbedienung für den OP-Tisch sei jedoch während des Brandes unerreichbar gewesen.

Während beim Tod der Frau aus Almelo kein offensichtliches Verschulden von Medizinern vorlag, starb eine Patientin aus den USA, ohne dass ihr das Klinikpersonal zu Hilfe gekommen wäre. Der von einer Videokamera aufgezeichnete Todeskampf von Esmin Green im Kings County Hospital von New York dauerte mehr als eine Stunde. Obwohl immer wieder Wachleute und Schwestern vorbeikamen, half der 49-jährigen Patientin niemand. Die Bilder, die von der Sicherheitskamera im Wartezimmer der Psychiatrie aufgenommen wurden, entsetzten ganz Amerika. Darauf ist zu sehen, wie sich verschiedene Beteiligte am frühen Morgen des 19. Juni 2008 abwendeten und teilnahmslos reagierten, als sie sahen, wie sich die am Tag zuvor zwangseingewiesene Frau am Boden wälzte, bis sie schließlich starb. Es dauerte länger als eine Stunde, bis eine Krankenschwester der Patientin zu Hilfe kam. Da war es allerdings zu spät, die Ärzte konnten nur noch den Tod der Patientin feststellen.

Bürgerrechtsorganisationen, denen das Video zugespielt worden war, hatten die Psychiatrie in Brooklyn schon länger in Verdacht, menschenunwürdig mit Patienten umzugehen. Ein Sprecher der Bürgerrechtler sagte nach dem Vorfall: »Dies ist ein Ort des Drecks, des Verfalls, der Gleichgültigkeit und Gefahr.«

Vieles an dem Fall blieb unklar. Nachdem sie am Vortag von den Behörden gegen ihren Willen in das Kings County Hospital eingewiesen wurde, bekam sie einen blauen Patientenkittel angezogen und wurde im Wartezimmer abgesetzt. Fast 24 Stunden blieb sie dort, ohne dass sich Ärzte oder Pflegepersonal um sie gekümmert hätten. Auf den Videoaufnahmen ist zu sehen, wie Esmin Green die letzten Minuten ihres Lebens verbrachte. Um 5.32 Uhr in der Frühe – so weist es die Uhr auf dem Videomitschnitt aus – windet und dreht sich die Patientin auf ihrem Wartestuhl. Sie stürzt auf den Boden, der Körper ist eigenartig verdreht. Vier weitere Patienten in diesem Wartezimmer reagieren überhaupt nicht. Es ist unklar, ob dies an ihrer psychiatrischen Erkrankung liegt, oder ob sie unter Medikamenteneinfluss standen.

Als wenig später ein dunkel gekleideter Wachmann das Wartezimmer inspiziert, liegt die Patientin nahezu unbeweglich auf dem Boden. Er schaut hin – und wieder weg. Ein weiterer Wachmann sieht das Opfer ebenfalls und verschwindet wieder aus dem Bild. Etwas später hat die Patientin offenbar große Schmerzen, denn sie windet sich am Boden. Es dauert mehr als eine Stunde, bis 6.35 Uhr, bis eine Krankenschwester im Bild zu sehen ist. Sie geht auf Esmin Green zu, tritt die Frau aber leicht mit dem Fuß, so wie man ein totes Tier auf der Straße antippt. Als kurze Zeit später eine Krankentrage in den Raum gebracht wird, kommt jede Hilfe für die Patientin zu spät.

Die Klinik hatte versucht, den Vorfall zu verheimlichen, indem Akten gefälscht wurden. In der Patientendokumentation wurde eine halbe Stunde nach dem Tod der Frau gegen sechs Uhr früh am 19. Juni vermerkt, dass Esmin Green »wach und munter« gewesen sei. Blutdruck 100 zu 70 und Pulsschlag 100, vermerkt das Protokoll.

Das Mädchen mit dem Krebs an der Schlagader Das neunjährige Mädchen lag bereits auf dem OP-Tisch. Dietrich von Schweinitz, Kinderchirurg an der Ludwig-Maximilians-Universität München, hatte alles sorgsam vorbereitet. Bei dem Kind aus Usbekistan wollte er ein Neuroblastom, einen seltenen Tumor im Bauchraum, entfernen. Der Krebs war jedoch äußerst hart und ließ sich kaum vom umliegenden Gewebe lösen. Bei dem Versuch riss die Hauptschlagader erst ein und dann ab. Nur mit Mühe konnten die Ärzte verhindern, dass das Mädchen verblutete.

Das Mädchen verlor viel Blut. Zwar überlebte sie, doch die

Komplikation hatte Folgen. Die rechte Niere des Mädchens blieb seit der Mangeldurchblutung funktionslos. Bald darauf erlitt das Mädchen einen Zwerchfellbruch, wodurch der Magen in den Brustkorb rutschte und weitere Operationen notwendig wurden. »Es ist sehr wahrscheinlich, dass die späteren Komplikationen auf unseren Notfalleingriff nach dem Riss der Hauptschlagader zurückgingen«, sagt von Schweinitz.

Das Risiko war für den Chirurgen jedoch kaum zu kalkulieren, es hatte sich sogar während des Eingriffs noch erhöht. Denn der Tumor galt zuvor schon als schwer zu operieren. Zudem war er in die Gefäßwand der Hauptschlagader eingewachsen und hatte diese bis auf eine dünne Innenschicht bereits aufgelöst. In der Fachliteratur war ein vergleichbarer Fall bisher nicht beschrieben worden. Seitdem von Schweinitz das Malheur passierte, sind nur drei ähnliche Verläufe weltweit dokumentiert worden. »Ärzte sollten selbstkritisch sein, die Patienten einbeziehen und ihre Zweifel und Unsicherheiten vermitteln«, sagt von Schweinitz. Die Gratwanderung bestehe allerdings darin, dadurch nicht unglaubwürdig zu wirken oder den Patienten gar den Mut zu nehmen.

Bis heute gibt es unter Medizinern zwei Sichtweisen, die sich bei Kunstfehlerprozessen und der Aufklärung wissenschaftlichen Fehlverhaltens immer wieder beobachten lassen. Die eine Gruppe fürchtet beim offensiven Umgang mit Fehlern nicht nur juristische Folgen, sondern auch, dass sie Vertrauen und Anerkennung der Patienten verliert. Sie setzt auf eine Wagenburgmentalität und glaubt, dass der Medizinbetrieb die ärztlichen Fehler am besten selbst bereinigt. Kommt es doch zu einer öffentlichen Aufarbeitung von Behandlungsfehlern, ist immer wieder eine Erklärung zu hören: Der betreffende Arzt müsse viele Feinde gehabt haben, sonst wären die Vorkommnisse intern geblieben.

Die andere Gruppe der Mediziner glaubt, dass allein der offene Umgang mit Fehlern und Mängeln die Patienten überzeugt. »Alles, was wir tun, beinhaltet ein Risiko«, sagt Dietrich von Schweinitz. Er schilderte während einer öffentlichen Tagung der Evangelischen Akademie Tutzing in seltener Offenheit die von ihm geleitete Operation, die er als »missraten« bezeichnete.

Die Scheu der Ärzte, ihre Anfälligkeit für Irrtümer und Fehler einzugestehen, könne daran liegen, wie Fehler kulturell in unserer Gesellschaft bewertet werden, glaubt Carmen Kaminsky, Sozialphilosophin von der Fachhochschule Köln: »Fehler werden in unserer abendländischen Tradition oft mit Schuld gleichgesetzt. Dabei trägt nicht jeder automatisch Schuld, der einen Fehler macht.«

Falsches Bein, falscher Lungenflügel Der Mundschutz sitzt, das Skalpell liegt bereit. Doch der Chirurg schneidet noch nicht. Er bittet seine Kollegen zunächst um eine kurze Abstimmung. Wer ist dafür, dass wir hier Herrn Schneider vor uns haben? Sind sich alle einig, dass sein rechtes Bein operiert wird? Erst wenn die Ärzte die letzten Zweifel ausgeräumt haben, fließt Blut. Ein solches Szenario mag grotesk erscheinen. Ginge es nach den Plänen der Weltgesundheitsorganisation (WHO), müssten sich Chirurgen jedoch womöglich daran gewöhnen. Die WHO hat im Juni 2008 neue Empfehlungen vorgestellt, um Operationen sicherer zu machen. Ein Punkt auf der Checkliste ist der Rat an alle Mitglieder des OP-Teams, sich, unmittelbar bevor das Skalpell angesetzt wird, nochmals der Identität des Patienten zu vergewissern. Auch solle jeder Arzt überprüfen, ob er für diesen Eingriff eingeteilt ist. So soll sichergestellt werden, dass der richtige Kranke an der richtigen Stelle operiert wird.

»Vermeidbare Schäden und Todesfälle bei Operationen werden zu einem immer größeren Problem«, sagt Margaret Chan, Generaldirektorin der WHO. »Mithilfe der Checkliste kann man chirurgische Fehler vermindern und die Sicherheit für die Patienten verbessern.«

Zeitgleich mit den neuen Empfehlungen zeigten Harvard-Mediziner im Fachblatt *Lancet* die Dimension der Gefährdung auf. Weltweit finden demnach jedes Jahr mehr als 234 Millionen chirurgische Eingriffe statt. In industrialisierten Ländern kommt es bei 3 bis 16 Prozent der Operationen zu größeren Zwischenfällen. Bleibende Schäden und Todesfälle kommen bei 0,4 bis 0,8 Prozent der Eingriffe vor. In ärmeren Ländern ist die Komplikationsrate noch weitaus höher. In Entwicklungsländern sterben 5 bis 10 Prozent der Menschen, die eine größere Operation über sich ergehen lassen müssen. In einigen Gegenden südlich der Sahara fällt einer von 150 Operierten allein einer unsachgemäßen Narkose zum Opfer.

Neben der Identifikation des richtigen Eingriffs und des richtigen Patienten beinhaltet die Checkliste, dass zu operierende Körperteile mit wasserfestem Stift markiert werden. Zudem sollten Antibiotika innerhalb von 60 Minuten nach dem ersten Schnitt gegeben werden, um das Infektionsrisiko zu verringern. Patienten sollten außerdem befragt werden, ob sie bestimmte Medikamente nicht vertragen. Bei Operationen, die mit einem größeren Blutverlust einhergehen könnten, sollten zwei venöse Zugänge gelegt werden. Zudem wird empfohlen, nach dem Eingriff alle Tupfer, Schwämme, Haken und anderes Operationsbesteck zu zählen, damit nichts im Körper verbleibt.

»Bisher haben drei Länder – Großbritannien, Irland und Jordanien – zugesagt, dass sie die Checkliste für ihre Krankenhäuser übernehmen wollen«, sagt der Harvard-Mediziner Atul Gawande, der die WHO-Empfehlungen mit ausgearbeitet hat. Die Checkliste passt auf eine DIN-A4-Seite und ist in drei Farben gehalten. Sie markieren die Phase des Eincheckens (vor der Operation), die Operation und die Phase des Auscheckens (nach der Operation). Für viele Chirurgen in Deutschland sind die Empfehlungen selbstverständlich – zumindest theoretisch.

»Wissen tun es alle, aber in der konkreten Situation wird es oft nicht gemacht«, sagt Matthias Schrappe, Vorsitzender des Aktionsbündnisses Patientensicherheit, das 2005 gegründet wurde. »Manche Chefärzte glauben ja, dass sie allein deswegen sterile Hände haben, weil sie Chefärzte sind.« Von den etwa 500 000 Infektionen, die sich Patienten jedes Jahr in deutschen Krankenhäusern zuziehen, könnten nach Einschätzung Schrappes ein Drittel bis die Hälfte verhindert werden, wenn einfachste Hygieneregeln eingehalten würden. »Bevor Verbände oder Katheter gewechselt werden, muss man sich die Hände richtig desinfizieren«, sagt Internist Schrappe. »Viele Studien zeigen aber, dass sich nur etwa 50 Prozent der Ärzte daran halten.«

Obwohl jeder Arzt weiß, wie Verwechslungen zu vermeiden sind, werden in Deutschland auch jedes Jahr 100 bis 200 Organe und Körperteile fälschlicherweise operiert. In Bamberg amputierte ein Chirurg 1996 einem Kranken den falschen Unterschenkel. In Kassel wurde einem Patienten mit Lungenkrebs 1999 der gesunde statt des kranken Lungenflügels entfernt.

Die Zahlen, wie häufig Verwechslungen auftreten, beruhen allerdings auf Schätzungen. In den USA zeigte eine Erhebung im Jahr 2006, dass bei etwa drei Millionen Operationen in den vergangenen zwanzig Jahren 25 Verwechslungen an eine Versicherung gemeldet wurden. Die Dunkelziffer liegt wahrscheinlich weitaus höher. Es gibt weder in den USA noch in Deutschland eine Meldepflicht oder gar ein zentrales Register. Überträgt man die amerikanischen Daten auf die etwa 17 Millionen Operationen, die jedes Jahr in Deutschland stattfinden, kommt man auf nahezu 200 Verwechslungen pro Jahr.

»Mindestens die Hälfte der Zwischenfälle könnte man vermeiden«, sagt Schrappe. »Man muss nur den einfachen Maßnahmen die höchste Priorität einräumen.« Hier sei besonders die Vorbildfunktion der Chefärzte gefragt, um die andere Hälfte der Ärzte zu erreichen, die die Grundregeln nicht befolgt. So müsse aufgezeigt werden, welche Tragweite die scheinbar banalen Empfehlungen der Checkliste haben. Zeitmangel dürfe keine Ausrede sein, wenn es darum geht, Todesfälle zu verhindern. Auch die Patienten sind gefordert. Sie sollten sich nach den allgemeinen Empfehlungen zur Patientensicherheit nicht scheuen, Ärzte und Pflegekräfte zu fragen, wenn ihnen etwas merkwürdig erscheint. Sie sollten beispielsweise darauf bestehen, dass sie mit Namen angesprochen werden – und auch nach dem Namen des Arztes fragen, der sie behandelt. Diese Maßnahme ist nicht allein der Höflichkeit geschuldet, sie soll vielmehr Verwechslungen vermeiden helfen.

Allerdings ist ein wenig Skepsis angebracht. Eine amerikanische Vereinigung zur Verbesserung der Patientensicherheit bei Operationen zeigte im Fachblatt *Archives of Surgery* im Dezember 2007, dass die Empfehlungen nicht immer etwas nutzen. Pro Monat wurden der amerikanischen Erhebung zufolge neun Verwechslungen von Körperteilen gemeldet. Das waren mehr als vor drei Jahren – also mehr als zu der Zeit, bevor die Empfehlungen herausgegeben wurden.

Neu sind die Vorschläge zur Patientensicherheit sowieso nicht. Ignaz Semmelweis hat schon vor 160 Jahren entdeckt, dass viele Patientenleben gerettet werden könnten, wenn Ärzte sich die Hände richtig desinfizieren würden. Das Problem bleibt die Umsetzung. »Ärzte müssen sich darüber klar werden, dass sie nicht fehlerfrei sind«, sagt Matthias Schrappe. »Zudem ist es wichtig, dass sie verstehen, dass schwere unerwünschte Nebenwirkungen auf der Verkettung unglücklicher Umstände beruhen. Die Prävention muss sich auf die frühen Ereignisse in der Fehlerkette konzentrieren.« Wenn beispielsweise ein Patient ein Medikament in zu hoher Dosis bekomme, liege der Fehler häufig in der handschriftlichen Anforderung des Arztes, die entweder einen Schreibfehler enthalte oder zu einem Lesefehler führe. Abhilfe schafft ein computergestütztes Anforderungssystem, mit dem Lese- und Rechenfehler unwahrscheinlich werden.

»Immerhin ist es neu und begrüßenswert, dass in Deutschland seit wenigen Jahren offen über vermeidbare ärztliche Fehler diskutiert wird«, sagt Schrappe. Der Chirurg Patchen Dellinger von der Universität Washington, der daran beteiligt war, die Checkliste der

WHO auszuarbeiten, hat immer wieder die gleiche Reaktion bei medizinischen Laien erfahren. Sobald er über das Thema redete, war die erste entsetzte Rückfrage: »Soll das etwa heißen, dass ihr alle diese Dinge vorher nicht berücksichtigt habt?«

Der Pathologe mit der falschen Diagnose Es geht um einen Krebs, der keiner war. Es geht um Frauen, die sich die Brüste haben abnehmen lassen, obwohl sie gesund waren. Es geht um Verantwortlichkeiten, Schlampereien und Fehler, die sich nicht mehr aufklären lassen. Geschädigt wurden Frauen, die nicht nur eine unnötige Operation, sondern auch die anschließende Chemotherapie über sich ergehen ließen. Ungeheuerlich sind auch die Dimensionen dieses Skandals. Denn rund 300 Frauen sind und waren davon zwischen 1994 und 1997 betroffen. Im Mittelpunkt: Ein Pathologe aus dem Ruhrgebiet. Er stellte bei Gewebeuntersuchungen in großem Maßstab falsche Befunde aus und diagnostizierte Brustkrebs, obwohl kein Brustkrebs vorlag.

Meist begann es harmlos. Frauen ließen sich routinemäßig in Essen oder Bochum zur Krebsfrüherkennung die Brust röntgen und eine Mammografie anfertigen. Die untersuchenden Ärzte schienen allerdings nicht besonders kompetent zu sein. Auf den Röntgenbildern von rund 50 Frauen konnten Experten bei einer nachträglichen Prüfung der Fälle in mehr als zwei Dritteln nichts Auffälliges erkennen – eine kleine Operation zur Gewebeentnahme wurde trotzdem durchgeführt, wobei in der Mehrzahl der Fälle nicht markiert wurde, wo die fragwürdige Stelle auf dem Röntgenbild vermutet wurde. Beides sind eklatante Verstöße gegen die medizinische Sorgfaltspflicht und gegen allgemein übliche Standards.

Anschließend kam die entnommene Gewebeprobe zum Pathologen. Gab es vorher bereits einige Schlampereien und Auffälligkeiten, nahm das Verhängnis im Labor seinen Lauf. In allen Fällen stellte der Pathologe die Diagnose Brustkrebs, obwohl auf der Mehrzahl der Röntgenbilder kein Tumor zu sehen und das Gewebe aufs Geratewohl entnommen worden war.

Anfang 1999 hatten 33 Frauen Anzeige gegen mehrere Ärzte und Aufsichtsbehörden erstattet, die nach Ansicht der Frauen die Fehldiagnosen hätten erkennen müssen. Für die Frauen, die auf Entschädigung pochten, kam ein Umstand erschwerend hinzu. Sie benötigten die Gewebeproben, die der Pathologe untersucht hatte. Doch daran war schwer zu kommen. Denn im Sommer 1997 brachte sich der Pathologe um, indem er Feuer in seinem Labor legte. Fast alle Gewebeproben der falsch diagnostizierten Brustkrebsfälle wurden durch den Brand zerstört.

Wenn Ärzte sich überschätzen Die Ärzte sagten zu Paul Mongerson, dass er Bauchspeicheldrüsenkrebs habe. Der Tumor hatte eine extrem schlechte Prognose. Zum Glück erwies sich die Diagnose jedoch als falsch. Mongersons Schock saß allerdings so tief, dass er eine Stiftung gründete zur Förderung der Genauigkeit von Diagnostik und Therapie. Das war 1980. Mittlerweile fragt er sich, warum immer noch so viele Diagnosen falsch sind. Die Reaktionen der Ärzte erstaunen ihn. Sie geben an, dass ihre Fehlerquote unter einem Prozent liege. »Mediziner sehen Verbesserungsbedarf in der Diagnostik – aber nur bei anderen«, sagt Mongerson. »Als Patient finde ich aber auch eine Fehlerrate von einem Prozent nicht akzeptabel.«

Den Ursachen für Behandlungsfehler hat das *American Journal of Medicine* im Mai 2008 ein Sonderheft gewidmet. Die Analysen fallen für Ärzte nicht schmeichelhaft aus. Demnach beträgt die Häufigkeit von Fehldiagnosen 15 Prozent. Ein wichtiger Grund ist die Selbstüberschätzung der Mediziner. »Ärzte, die sich ›absolut sicher‹

in ihrer Diagnose waren, lagen zu 40 Prozent falsch«, sagen Eta Berner und Mark Graber, die das Fehlverhalten analysiert haben. Sie kommen zu dem Ergebnis, dass die Fehlerrate in den Fächern Radiologie und Pathologie mit zwei bis fünf Prozent am niedrigsten ist. Sie schnellt jedoch hoch, wenn andere Ärzte Röntgenbilder beurteilen. So wurden in der Notfallambulanz 16 Prozent der Röntgenbilder und 35 Prozent der CT-Aufnahmen fehlgedeutet, weil kein Radiologe erreichbar war. In Mammographien wird in 10 bis 30 Prozent der Fälle Brustkrebs übersehen.

Schätzungen über Irrtümer in der Medizin variieren stark. Eine Erhebung im *New England Journal of Medicine* ergab, dass 42 Prozent der Patienten – oder ihre Familienangehörigen – Opfer medizinischer Irrtümer geworden waren, wobei nur Fehler gezählt wurden, die »zu schweren Schäden, wie Todesfällen, Behinderungen oder Zusatzbehandlungen« führten. Auch 35 Prozent der Ärzte hatten solche Erfahrungen gemacht.

Zurückhaltende Berechnungen zeigen, dass 3 bis 4 Prozent der Patienten in der Klinik zu Schaden kommen. Bezogen auf 17 Millionen Behandlungen, die in Deutschland jedes Jahr stattfinden, würden demnach 500 000 Menschen Schäden durch die Medizin erleiden. »Ärzte liegen oft falsch und bewegen sich in einem Nebel aus ungerechtfertigtem Optimismus«, schreibt Fran Lowry im kanadischen Fachblatt *Canadian Medical Association Journal.*

Darauf zu vertrauen, dass der Fortschritt zu weniger Fehlern führt, ist leichtsinnig. Mehr Technik lässt schließlich auch mehr Irrtümer zu. In einer älteren Studie aus den 1990er Jahren wurden Fehldiagnosen aus den Jahren 1959, 1969, 1979 und 1989 ausgewertet. In diesem Zeitraum hatten neue Methoden wie Ultraschall, CT und Kernspin den medizinischen Alltag revolutioniert. Trotz der Neuerungen ging die Zahl der Fehldiagnosen aber nicht zurück. Obduktionen ergaben, dass zwischen 1959 und 1989 der Anteil nicht oder falsch erkannter Leiden konstant bei ungefähr zehn Prozent lag.

Für Mongerson ist es zwar wichtig, Mediziner über typische Irrtümer aufzuklären. »Aus meiner Sicht wird es erst dann weniger Fehlbehandlungen geben, wenn Ärzte eine Vorstellung davon haben, welche Fehler sie persönlich machen«, sagt Paul Mongerson. »Es geht um die eigenen Irrtümer – nicht um die der anderen.«

Köpfe auf Messers Schneide Ein öffentlich zu bestaunendes Beispiel für Selbstüberschätzung und falschen Heldenmut war die Operation der siamesischen Zwillinge Ladan und Laleh Bijani im Juli 2003. Am 8. Juli 2003 verbluteten sie wenige Stunden nacheinander auf dem OP-Tisch. In einem auf mehr als 48 Stunden angelegten Eingriff sollten die beiden 29-jährigen Iranerinnen in Singapur voneinander getrennt werden.

Die Vorbereitung für die »Operation Hoffnung« erinnerte an eine exakt geplante militärische Aktion. Rund um die Uhr waren 28 Spezialisten und 100 Assistenten im Einsatz. Generalstabsmäßig wurden die Medien über den Fortgang des Marathoneingriffs informiert. Doch das alles nützte nichts. Die Blutgefäße, die einen Teil beider Gehirne versorgt hatten, ließen sich nicht ersetzen, so dass es zum tödlichen Kreislaufkollaps kam.

Schwer zu sagen, was damals mehr schockierte: Die Hybris einer Medizin, die sich – obwohl für keine der Frauen eine akute Bedrohung bestand – an eine Operation wagte, deren Chance selbst von Optimisten nur mit 50:50 angegeben wurde? Oder das Schicksal der Schwestern, die sich körperlich so nah und charakterlich so fern waren? Vielleicht ist es die Monstrosität des Eingriffs, bei dem schneidige Chirurgen einer Privatklinik darüber entschieden, welches Stück Gehirn Ladan und welches Laleh zufallen und wer das gemeinsame Blutgefäß behalten sollte. Ein paar graue Zellen hier, etwas mehr Hirnhaut da? Man möchte sich die anatomischen Details nicht ausmalen.

Mag sein, dass die ewige Verbundenheit für Ladan und Laleh ein schlimmeres Schicksal bedeutete als der Tod. Dennoch hat die Medizin hier eine fragwürdige Rolle gespielt. Deutsche Chirurgen hatten die Operation Jahre zuvor abgelehnt, weil sie ihnen zu riskant erschien. Die Ärzte in Singapur hingegen erklärten sich zu dem Eingriff bereit, obwohl es kaum entsprechende Erfahrungen gibt. Die ethischen Fundamente ihrer Dienstleistung waren mehr als brüchig. Wenn das Risiko so hoch ist, dass schwere Komplikationen auftreten, muss jeder Arzt von einer Operation abraten.

Das Wohl ihrer Patientinnen kann nicht das primäre Motiv dieser Mediziner gewesen sein. Denn Laleh und Ladan waren nicht sterbenskrank. Sie hatten mit einem Handikap zu leben, sogar mit einem sehr schweren. Niemand kann nachvollziehen, wie es ist, lebenslang mit einem anderen Menschen verwachsen zu sein. Doch selbst dies rechtfertigt es nicht, dass Hasardeure mit Skalpell Patienten jeden Wunsch erfüllen.

Die Vabanque-Operation bringt auch keinen Durchbruch für die Medizin – man kann hier beim besten Willen nicht von einer notwendigen Grenzüberschreitung sprechen. Der Preis war von Anfang an zu hoch. Manchmal gehört es auch zur Aufgabe von Ärzten, Patienten vor sich selbst zu schützen.

Gefahren für Prominente Es muss nicht immer von Vorteil sein, wenn man prominent, privat versichert oder beides ist. Beispielsweise wenn man krank wird. In fast jeder Klinik kursieren unter Ärzten und Pflegepersonal Geschichten von bedauernswerten Patienten, »die vom Chef operiert werden mussten«. Zwar gibt es etliche leitende Mediziner, die geschickte Operateure sind oder waren. Doch viele Ärzte in führender Position sind aus der Übung oder wurden hauptsächlich wegen ihrer Forschung oder anderer Qualitäten berufen. Sie leiten zwar Abteilungen für Chirurgie, Geburtshilfe oder Orthopädie. Aber in vielen Kliniken begibt man sich lieber beim erfahrenen Altassistenten oder langjährigen Oberarzt unter das Messer.

Nur wenige Chefärzte haben die menschliche Größe und geben bei der Operation das Skalpell an ihre erfahrenen Mitarbeiter weiter, wenn es schwierig wird. Legendär der Chefarzt, der sich augenzwinkernd vom Operationsgebiet zurückzog, wenn es heikel wurde und dann zu seinem Oberarzt sagte: »Machen Sie fertig, ab jetzt ist es ja nur noch Routine.«

Häufiger ist leider der entgegengesetzte Fall, etwa des Chefarztes der Chirurgie, der an Parkinson erkrankte. Das Leiden geht mit einem starken Zittern der Hände und anderen Bewegungseinschränkungen einher. Der Arzt verdrängte jedoch seine Erkrankung und operierte weiter. Die Mitarbeiter hofften jedes Mal, wenn sie bei einer Operation assistierten, dass alles gut gehen möge. Keiner traute sich, das Offensichtliche auszusprechen und den Arzt dauerhaft vom OP-Tisch fernzuhalten. Manchmal sei es knapp gewesen, so ein Augenzeuge, wenn der zittrige Chirurg mit Mühe zwei Blutgefäße aneinander nähte.

Außerhalb der Klinik gilt die Behandlung durch den Chefarzt, wie sie Privatpatienten zusteht, immer noch als Garant für die beste aller Therapien. Wie gut der Chirurg des Krefelder Klinikums in seiner bisherigen Laufbahn war, der Bodo Hauser am Darm operiert hat, ist ungewiss. Bei dem Eingriff, dem sich der Fernsehjournalist, der von 1993 bis 2000 die Sendung »Frontal« moderierte, im Juli 2004 unterzogen hat, scheint dem Operateur jedenfalls ein folgenschweres Missgeschick unterlaufen zu sein. Kurz nach der Routineoperation verstarb Hauser im Alter von 58 Jahren. »Es besteht auf jeden Fall ein Behandlungsfehler«, sagt Robert Schäfer, Geschäftsführender Arzt der Ärztekammer Nordrhein.

Hausers Witwe Barbara hatte sich an die Ärztekammer gewandt, um die Hintergründe des Todesfalls aufzuklären. Eine Gutachterkommission, der neben Medizinern auch Juristen angehörten, kam im Januar 2006 zu dem Schluss, dass »der behandelnde Chirurg einer auftretenden Blutung nicht mit ausreichender Entschlossenheit begegnet ist«, sagt Schäfer. In diese Formulierung lässt sich viel hineininterpretieren. Hat er die Blutung nicht bemerkt? Oder ist sie unzureichend gestillt worden?

Bodo Hauser war ein prominenter Patient. Prominenz kann problematisch sein. Prominente Patienten verursachen nicht selten Verdrängungserscheinungen bei Ärzten, die dann den Blick für gegebene und jedem einfachen Assistenzarzt geläufige Sachverhalte verlieren – im konkreten Fall wurden die klinisch eindeutigen Zeichen einer massiven inneren Blutung wohl nicht wahrgenommen. Die Medizingeschichte ist voll von entsprechenden Schicksalsberichten, etwa der Fehlinterpretation des Luftröhrenkrebses beim »100-Tage-Kaiser« Friedrich III. durch den berühmten Pathologen Rudolf Virchow 1887/88. Prominente haben also keineswegs per se die bessere medizinische Versorgung – nicht selten ergeht es ihnen sogar schlechter.

Im Fall Hauser wurde laut Gutachten der Eingriff endoskopisch vorgenommen. Die auch als Schlüssellochtechnik bezeichnete Methode gilt als schonend, da der Schnitt in Haut und Bauchdecke kleiner ist als bei der herkömmlichen Operation. Die Methode gewährt aber auch weniger Einblick in das Operationsgebiet. Laut Gutachten verletzte der Chirurg ein Blutgefäß. Obwohl Messwerte darauf hingedeutet hätten, dass es dem Patienten schlechter ging, habe der Operateur den Blutverlust offenbar erst nach 14 Stunden bemerkt – für Bodo Hauser zu spät. Der Journalist starb im Schock. »Die Kausalität ist nicht sicher«, sagt Robert Schäfer von der Ärztekammer. »Es ist unklar, ob der Tod im Schock auf den Blutverlust oder auf eine generalisierte Blutvergiftung nach dem Eingriff zurückgeht.« In jedem Fall sei das Vorgehen des Chirurgen »als fehlerhaft zu werten«.

Krefelds Oberbürgermeister Gregor Kathstede als Aufsichtsratsvorsitzender des Klinikums suspendierte den Chirurgen daraufhin. Diese Entwicklung war für Robert Schäfer nicht absehbar. »Wenn wir bei einem solchen Fall gleich Konsequenzen ziehen, können wir jede Woche einen Mediziner entlassen«, hieß es zunächst von Seiten der Ärztekammer. Die Gutachterkommission der Ärztekammer Nordrhein schloss zwar auf einen ärztlichen Behandlungsfehler, ein Strafverfahren gegen den Chirurgen wurde jedoch später mangels hinreichenden Tatverdachts eingestellt.

Auch der Kampf um das Leben des ehemaligen israelischen Ministerpräsidenten Ariel Scharon zeigt, wie zweischneidig eine intensive Therapie sein kann, die prominente Kranke oft bekommen. »Das ist ein Zustand am Rande des Lebens, eine Vita minima«, sagt Manfred Abel, Chefarzt für Anästhesie am Krankenhaus Köln-Porz, über das Künstliche Koma, in das Scharon im Januar 2006 von Ärzten versetzt wurde. Der schonende Heilschlaf war nötig geworden, nachdem Scharon einen zweiten Schlaganfall erlitten hatte.

Am 18. Dezember 2005 erlitt Scharon einen ersten leichteren Schlaganfall. Dabei wurde ein angeborener Herzfehler entdeckt, der den Ärzten vorher nicht aufgefallen war. Schon am 5. Januar 2006 sollte der Herzfehler operiert werden. Medizinisch ist das eine heikle Abwägung. Nach einem Schlaganfall werden oft Medikamente gegeben, die das Blut flüssiger machen. Diese blutverdünnenden Mittel sollen etwaige Gerinnsel auflösen. Vor einer Operation muss jedoch die Blutgerinnung wieder stabil sein, da sonst die Gefahr für Blutungen zu groß ist. Aus der Ferne konnte kein Arzt beurteilen, was tatsächlich mit Ariel Scharon passiert ist. Tatsache ist jedoch, dass bei dem seinerzeit noch amtierenden Ministerpräsidenten am Vorabend der geplanten Operation starke Hirnblutungen festgestellt wurden, vermutlich infolge eines weiteren Schlaganfalls.

Mehrere Ärzte in Deutschland äußerten die Einschätzung, dass der Abstand zwischen dem ersten Schlaganfall und der vorgesehenen Herzoperation zu kurz war und es womöglich deshalb zu der folgenschweren zweiten Hirnblutung kam. Um ihn möglichst schnell wieder politisch einsatzfähig zu machen, wurde womöglich Scharons Gesundheit aufs Spiel gesetzt. Der Politiker verlor das Bewusstsein und musste ins künstliche Koma versetzt werden.

»Das künstliche Koma ist eine medizinische Schutzmaßnahme«, erklärt Narkosespezialist Abel. »Denn dadurch sinken Sauerstoffbedarf und Energieverbrauch der Organe und dem Körper wird die Möglichkeit zur Erholung gegeben.« Zudem laufen im Wachzustand bewusst und unbewusst Reaktionen ab, die die Genesung beeinträchtigen können: Das vegetative Nervensystem, das sich willkürlich nur wenig beeinflussen lässt, führt mehrmals täglich zu Blutdruckspitzen und Pulsanstiegen, einer Erhöhung der Atemfrequenz und zu Schmerzreaktionen. Nach einem Schlaganfall kann das desaströse Folgen für geschädigte Hirnareale haben und weitere Nervenzellen zerstören. Eine Abkühlung des Körpers um wenige Grad würde die Organe zwar zusätzlich schonen. Nach einer Gehirnblutung, wie Scharon sie erlitten hat, verbietet sich die Senkung der Körpertemperatur aber, denn dazu müsste das Blut verdünnt werden.

Um Patienten in ein künstliches Koma zu versetzen, werden Schmerz- und Schlafmittel in die Vene geleitet. Häufig setzen Anästhesisten auch Medikamente zur Muskelerschlaffung ein. »Der einzige Unterschied zur Narkose besteht darin, dass nicht zwangsläufig operiert wird«, sagt Manfred Abel. Zudem sind die Medikamente etwas länger wirksam als bei einer Narkose, die nur wenige Stunden anhalten und schnell steuerbar sein soll. Da Schluckreflex und Atemantrieb medikamentös unterdrückt werden, müssen Patienten im künstlichen Koma beatmet und künstlich ernährt werden. Sie bekommen dazu eine Magensonde, einen Beatmungsschlauch und mehrere Infusionen gelegt. Auf der Intensivstation werden permanent Herz, Puls, Atmung, Blutdruck und die Sauerstoffsättigung im Blut überwacht.

Patienten ins künstliche Koma zu versetzen ist ärztliche Routine. »Jede erfahrene Intensivstation kann das«, sagt Manfred Abel.

Nach einer Woche können aber Nebenwirkungen den Nutzen übersteigen. Infektionen, besonders Lungenentzündungen, drohen. An den Einstichstellen für die Infusionen können sich Keime ansiedeln, die im schlimmsten Fall Blutvergiftungen verursachen. Gefürchtet sind auch Thrombosen und Embolien sowie Druckschäden an Organen, weil sich die Patienten nicht bewegen können und ihr Blutdruck gedrosselt ist.

Das »Erwecken« aus dem künstlichen Koma ist für Ärzte nichts Geheimnisvolles. »Die Dosis der Medikamente wird geordnet zurückgefahren«, so Abel. Die einschläfernden Mittel verlieren ihre Wirkung und – im günstigen Fall – funktionieren Kreislauf und Atmung wieder von allein und die Patienten erlangen das Bewusstsein.

»Der Ministerpräsident atmet selbstständig«, sagte Schlomo Mor-Josef, Direktor der Hadassah-Klinik, in der Scharon liegt, nach ein paar Tagen. »Er ist aber weiter an eine Beatmungsmaschine angeschlossen, die ihn unterstützt.« Nach Scharons Schlaganfall wurden zwar die Hirnströme des Politikers ständig kontrolliert und die geschädigten Hirnareale mittels Computer- und Kernspintomographen erfasst. Wie viele Einschränkungen bleiben würden und ob Scharon je wieder das Bewusstsein erlangt, blieb jedoch unklar.

Bei einem Schlaganfall sind nicht nur direkt geschädigte Nervenzellen in Gefahr. Es kommt fast immer auch zum Hirnödem: In Folge der Mangeldurchblutung im Gehirn schwellen Zellen an, die nicht unmittelbar geschädigt, aber eine Weile unterversorgt wurden. Daraufhin steigt der Druck im Schädel und kann nicht entweichen – weitere Schäden sind die Folge. 30 Prozent der Betroffenen überleben das erste halbe Jahr nach einem Schlaganfall nicht. Von den Überlebenden bleiben 30 Prozent pflegebedürftig.

Israelischen Medienberichten zufolge schätzte Scharons Neurochirurg José Cohen die Überlebenschancen des Premiers zunächst als »sehr hoch« ein. Er rechnete aber damit, dass seine Denk- und Urteilsfähigkeit eingeschränkt sein werde. Am 11. Februar 2006 entschieden sich die Ärzte zu einer weiteren Notoperation, nachdem Untersuchungen Schäden am Verdauungstrakt des Politikers und Probleme bei der Blutversorgung der inneren Organe gezeigt hatten. Nach Erklärungen der behandelnden Ärzte war Scharons Zustand nach der Operation »kritisch, aber stabil«. Anfang April 2006 erfolgte ein weiterer chirurgischer Eingriff zur Schließung der Schädelöffnungen, die durch die vorherigen Operationen verursacht worden waren. Am 11. April 2006 beschloss das israelische Kabinett, Scharon für dauerhaft amtsunfähig zu erklären. Inzwischen wurde Ariel Scharon als Dauerkoma-Patient in ein Pflegeheim verlegt.

Schnitt in die Schlagader Schwer zu beurteilen, welche Zeugenaussagen im Prozess gegen Hans Peter Friedl erschütternder waren: jene der Patienten, die von Schmerzen, Komplikationen und bleibenden Schäden berichteten? Oder die Bekenntnisse von Friedls früheren Mitarbeitern, die in einer Mischung aus Angst, vorauseilendem Gehorsam und fehlender Zivilcourage mit ansahen, wie notwendige Eingriffe nicht oder falsch erfolgten und Komplikationen vertuscht wurden?

Die Vorwürfe, die vor dem Freiburger Landgericht in den Jahren 2002 und 2003 zur Sprache kamen, lasen sich wie ein Musterkatalog der Kunstfehler. Einmal wurde ein Bauchtuch zur Blutstillung in der Operationswunde vergessen, ein andermal brach bei einer Schulteroperation die Bohrerspitze ab und wurde unter falschem Vorwand bei einem erneuten Eingriff geborgen, Schienen zur Beinverlängerung wurden falsch montiert, lebensbedrohliche Infektionen nicht erkannt oder nicht ausreichend behandelt. Der »Fall Friedl« wurde damit zum Lehrstück darüber, wie mangelnde Selbstkritik und nicht vorhandene Selbstreinigungskräfte des ärztlichen Standes die Medizin in Verruf bringen können.

So missglückte dem Unfallchirurgen Friedl bei einer 23-jährigen Patientin nach einem schweren Verkehrsunfall eine operative Beinverlängerung. Es kam immer wieder zu Infektionen und Komplikationen – bis heute leidet sie an einer chronischen Knochenentzündung. »Ich habe Herrn Friedl täglich darauf hingewiesen, dass wir handeln müssen, als bei der jungen Frau das Bein anschwoll und eine lebensgefährliche Blutvergiftung drohte«, sagt eine Oberärztin vor Gericht. »Er meinte, er sehe das anders. Er war der Chef. Ich wusste nicht, was ich machen sollte.« Kann es sein, wunderten sich die Freiburger Richter, dass es von der Hierarchie innerhalb der Medizin abhängt, ob ein Mensch überlebt oder nicht?

Dabei galt Hans Peter Friedl anfangs als Hoffnungsträger. Der 37-Jährige wurde 1997 zum Ärztlichen Direktor der Freiburger Unfallchirurgie berufen – seinerzeit der jüngste chirurgische Ordinarius Deutschlands. Patienten wie Mitarbeiter waren von dem stets korrekt gescheitelten Mediziner zunächst angetan, der sieben Tage die Woche in der Klinik war und abends nochmals bei Patienten zur Visite vorbeischaute, wenn er nicht Tagungen und Kongresse besuchte. Die Klinikleitung sah ihre Hoffnung bestätigt, dass mit dem neuen Chefarzt die Fallzahlen erhöht und Impulse für die Forschung gesetzt würden.

»Doch schon bald häuften sich die Vorfälle, die ich nicht verstanden habe«, sagte eine ehemalige Oberärztin vor Gericht. Patienten wurden über den wahren Verlauf einer Operation im Unklaren gelassen, über misslungene Eingriffe oder Fehler sollte in der Abteilung kaum gesprochen werden. »Das Wort Eiter durften wir nicht benutzen«, erinnerte sich ein junger Assistenzarzt, »das war ein Befehl.«

Mehrere Oberärzte beschwerten sich bei der Klinikleitung über die Zustände in der Abteilung Friedl – über geschönte Arztbriefe, OP-Fehler, nicht behandelte Infektionen und Falschaussagen gegenüber Patienten. Reaktionen gab es keine. »Nicht nur mit Herrn Friedl konnten wir nicht über Komplikationen reden, auch eine Etage höher verhallten unsere Anfragen ohne Konsequenzen«, gab einer der Oberärzte später vor Gericht zu Protokoll. Und eine Assistenzärztin schildert, wie sie die »verbalen Balanceakte« in der Abteilung für sich verarbeitet hat: »Wir haben schlechte Witze gemacht. Dabei hätten wir gehen sollen.«

Für einen Patienten hatte die Untätigkeit fatale Folgen. Im September 1999 wurde der 39-Jährige von Hans Peter Friedl operiert. Bei dem komplizierten Eingriff zur Stabilisierung der Beckenknochen durchtrennte der Chirurg die das Bein versorgende Schlagader und perforierte mit einer Schraube die große Beckenvene. Das Bein des Rumänen blieb zwölf Stunden ohne Blutversorgung. Heute kann er nur auf Krücken gestützt gehen. Sein linkes Bein kann er nicht spüren, nicht bewegen, nicht belasten. Womöglich muss es amputiert werden.

Vor Gericht zeigte der medizinische Gutachter auf die Fotos, die bei der Revisionsoperation gemacht wurden, und schüttelte den Kopf. »Das ist Freistil! Hier wurden keine Strukturen freigelegt und präpariert, bevor die Knochenplatte aufgeschraubt wurde. Der Zugang zum Operationsgebiet ist in keiner Weise ausreichend und nach dem üblichen Standard erfolgt.«

Trotz dieses dramatischen Zwischenfalls machte sich das Freiburger Klinikum auch in der Folge nicht an die Aufklärung der Vorwürfe. Als nach Presseberichten im Februar 2000 der Staatsanwalt ermittelte, begann das Klinikum damit, die Abteilung Friedl genauer unter die Lupe zu nehmen. In einem kurzen Gutachten wurden jedoch kaum Versäumnisse des forschen Operateurs festgestellt. Erst im Mai 2000, nachdem das Gutachten wegen seiner harmlosen Aussagen in die Kritik geriet, rückte das Klinikum offiziell von dem in Bedrängnis geratenen Chirurgen ab.

Während des Gerichtsverfahrens distanzierte sich die Leitung des Klinikums und versuchte die Affäre Friedl als »sehr bedauerlichen Einzelfall« zu sehen, der »großen Schaden« über die Freiburger Uniklinik gebracht habe. Fehler bei der Berufung? »Jugend an sich ist kein Nachteil«, sagte daraufhin der Ärztliche Direktor, Hermann Frommhold, »Sie hätten mal Friedls Bewerbung sehen sollen.« Der junge Chirurg wurde unter elf erfahreneren Konkurrenten ausgewählt.

Dass bei einer Blitzkarriere klinische Erfahrung, operatives Geschick und Menschenkenntnis gelegentlich auf der Strecke bleiben, scheint den Berufungsgremien nicht klar zu sein – oder es wird bewusst in Kauf genommen. Später gab Hermann Frommhold zögernd zu: »Wir haben die soziale Kompetenz Herrn Friedls wohl nicht richtig eingeschätzt und Defizite in seiner Personalführung zu spät erkannt.«

Ab Januar 2003 stand Hans Peter Friedl, der medizinische Musterschüler, schließlich vor dem Freiburger Landgericht. Die Anklage lautete neben Abrechnungsbetrug auf fahrlässige Körperverletzung in sechs Fällen und vorsätzliche Körperverletzung in einem Fall. Doch Friedl sah keinen Anlass zur Reue. Er sah sich als Opfer einer Verschwörung. Sein einziger Fehler sei es gewesen, sagte er in einer Verhandlungspause, nach Freiburg gekommen zu sein, »wo man ja nichts verändern wollte«.

Es passt zur Logik dieses erschütternden Falles, dass das Urteil, das Ende Februar 2003 gesprochen wurde, von vielen Prozessbeobachtern als »skandalös« empfunden wurde. Die Richter sprachen den Unfallchirurgen in drei Fällen der fahrlässigen und in einem Fall der vorsätzlichen Körperverletzung für schuldig, hielten sich aber an das unterste mögliche Strafmaß: Friedl wurde zu einer Geldstrafe von 24 300 Euro verurteilt. Der Staatsanwalt hatte 100 000 Euro Geldstrafe, ein dreijähriges Berufsverbot und eine zur Bewährung ausgesetzte Strafe von zwei Jahren beantragt, die Friedls Entfernung aus dem Beamtenverhältnis bedeutet hätte.

Das Gericht dagegen wertete es als entlastend, dass die Akten zu den folgenreichsten Fällen unauffindbar waren. Nur wenige Unterlagen wurden in Friedls Keller sichergestellt, andere fanden sich unter dem Sofa in seinem Büro, nachdem er bereits Monate vom Dienst suspendiert war. Als strafmildernd sah es der Vorsitzende Richter zudem an, dass es nach dem in der Öffentlichkeit breit diskutierten Verfahren für Friedl aussichtslos sei, in Deutschland einen vergleichbaren Posten zu bekommen. Dieses Muster war aus Fälschungsfällen in der Wissenschaft bekannt: Die Ächtung unter Fachkollegen wurde bereits als so gravierende Strafe bewertet, dass man meinte, es bedürfe keiner juristischen Verurteilung mehr. Oder genießen Chefärzte eben doch einen Bonus, der kleinen Sündern nicht zuteil wird?

Ungeübte Ärzte Die Patientin mit Eierstockkrebs war erst vor wenigen Wochen gestorben. »In den USA wäre sie vielleicht noch am Leben«, sagte ein gynäkologischer Chefarzt im kleinen Kreis. Er möchte nicht namentlich genannt werden. Der Frauenarzt hatte den Eingriff nicht selbst vorgenommen, doch unter den Kollegen hatte es sich herumgesprochen, dass die 47-jährige Patientin von einem Gynäkologen operiert worden war, der nicht viel Erfahrung hatte. »In den Staaten dürfen das nur Ärzte, die eine solche Operation mindestens einmal in der Woche machen«, erzürnte sich der Chefarzt. »Deswegen sind dort die Überlebensraten mit einem solchen Tumor auch größer.« Frauen mit Eierstockkrebs leben in den USA länger.

Manchmal kommt es eben doch auf die Menge an. Für den Erfolg von Hüftoperationen ist die Erfahrung entscheidend. Gerade bei Operationen, die ausgeprägtes handwerkliches Geschick erfordern, heißt es oft: Übung macht den Meister. Offenbar macht es auch einen Unterschied für Patienten, ob ein Arzt nur einmal im Monat verengte Herzkranzgefäße weitet oder ob er darin mehr Übung hat, weil dies zu seinem Alltag gehört. Aufdehnungen mittels Herzkatheter werden immer häufiger, wenn es zum Infarkt kommt oder die Kranzgefäße verkalkt sind.

Verengte Herzkranzgefäße wurden 1993 in Deutschland bei knapp 70000 Patienten gedehnt. Im Jahr 2003 blähten Kardiologen bereits in mehr als 220000 Fällen verstopfte Koronararterien auf, 2007 waren es schon mehr als 500000 Eingriffe. Dazu wird der Katheter zunächst über eine Arterie – zumeist die Beinschlagader in der Leiste – eingeführt und bis zum Herz vorgeschoben. Dann wird ein Ballon an der Spitze des Katheters im verengten Herzkranzgefäß aufgeblasen. Ist die Engstelle geweitet, wird der darbende Herzmuskel wieder besser mit Blut versorgt. In jüngster Zeit werden mit dem Katheter Stents eingebracht, längliche Metallgeflechte, die das Gefäß dauerhaft offen halten sollen.

Amerikanische Herzspezialisten hatten 2005 festgestellt, dass Zwischenfälle bei Kardiologen seltener sind, die häufig Katheter schieben. Mehr als 18000 Patienten, die von insgesamt 165 Ärzten behandelt wurden, waren an der Studie beteiligt. Kardiologische Fachgremien empfehlen daher, dass Ärzte mindestens 75 Gefäße oder mehr im Jahr aufdehnen, um die besten Erfolge zu erzielen. »Wie häufig ein Arzt die Operation gemacht hat, sagt zwar nichts über das Schicksal des einzelnen Patienten aus«, sagt Mauro Moscucci, der die Studie 2005 geleitet hat. »Aber ein Schwellenwert ist in jedem Fall sinnvoll.«

Die Diskussion um Häufigkeit und Qualität ist von großer Bedeutung für die Krankenhäuser. Das Sozialgesetzbuch verpflichtet die ärztliche Selbstverwaltung dazu, so genannte Mindestmengen einzuführen, sobald klar ist, dass Patienten Vorteile haben, wenn Ärzte Eingriffe häufiger ausführen. Manche kardiologische Abteilung würde schnell geschlossen, wenn es entsprechende Schwellenwerte für Katheteruntersuchungen gäbe.

»Es gibt plausible Argumente für Mindestmengen, obwohl der wissenschaftliche Beleg fehlt«, sagt Thomas Meinertz vom Vorstand der Deutschen Gesellschaft für Kardiologie. Wer selten Katheter schiebe, habe meist leichtere Fälle und weniger Komplikationen. Dies verzerre die Ergebnisse. Zudem ließen sich Patienten nicht nach dem Zufallsprinzip den Kliniken zuordnen.

Krank im Krankenhaus

Die kommenden Plagen Der heute 37-Jährige aus Nordhessen hatte früher gelegentlich Schmerzen am linken Knie. Besonders nach dem Joggen oder wenn er sich bückte. Als die Schmerzen auch nach ein paar Monaten nicht nachließen, ging er zum Orthopäden. Der empfahl ihm nach der Untersuchung »einen kleineren Eingriff«. Der Meniskus sei nicht mehr ganz intakt und die unebenen Teile würden gelegentlich das Knie blockieren und die Schmerzen verursachen, so die Erklärung des Arztes. Eine Spiegelung unter örtlicher Betäubung, die weniger als eine halbe Stunde dauere, dann noch die Reinigung der Gelenkflächen – »Gelenk-Toilette« sagen Mediziner dazu – und die Beschwerden müssten der Vergangenheit angehören.

Das war vor zehn Jahren. Inzwischen hat der zweifache Familienvater in der Tat keine Beschwerden mehr am linken Knie. Trotzdem kann er nicht gut laufen. Denn nach vielen qualvollen Jahren wurden ihm Unterschenkel und Knie amputiert, er bewegt sich jetzt mithilfe einer Prothese fort. »Die Schmerzen waren nicht mehr auszuhalten«, sagt er heute. »Irgendwann ging es nur noch darum, diese Qualen endlich loszuwerden, und dann war das Bein ab.«

Es dauerte, bis der Verwaltungsangestellte zu dieser Entscheidung bereit war. Nach der Knieoperation hatte sich sein Gelenk entzündet. Erst einmal, dann immer wieder. Dutzende Male musste er Antibiotika nehmen, mehrmals wurde er operiert. Die Chirurgen haben keinen erkennbaren Fehler gemacht, aber irgendetwas bei der Hygiene hat nicht gestimmt. Der 37-Jährige weiß das bis heute nicht so genau. Vielleicht hat er auch einfach nur Pech gehabt. In seinem Knie wurde immer wieder das Bakterium Staphylokokkus aureus nachgewiesen, ein gefürchteter Krankenhauskeim, der mittlerweile mehrfache Resistenzen gegen jene Antibiotika entwickelt hat, die Ärzte üblicherweise verordnen.

Wenn der 37-Jährige mit seinen Kindern im Garten herumtoben will, geht das nicht. Er setzt sich dann an den Rand des Sandkastens und schaut ihnen beim Spielen zu. Trotzdem ist das für ihn erträglicher als die Zeit vor der Amputation. »Ich habe jetzt wenigstens keine Schmerzen mehr«, sagt er.

Dem Report »Krank im Krankenhaus« der Allianz zufolge, der im Herbst 2007 erschienen ist, infiziert sich jeder zehnte Patient in Europa im Krankenhaus. Drei Millionen Menschen erkranken demnach jedes Jahr an so genannten nosokomialen Infektionen – das sind durch Keime erworbene Infektionen, die man sich im Krankenhaus zugezogen hat. Etwa 50 000 Menschen sterben daran. Häufig sind diese Infektionen durch Erreger ausgelöst, die inzwischen mehrfach resistent gegen Antibiotika sind. Allein in Deutschland infizieren sich jedes Jahr zwischen 500 000 und einer Million Patienten in der Klinik mit derartigen Problemkeimen. Fast jeder siebte dieser Patienten holt sich die Infektion auf einer Intensivstation. Die Kranken dort sind meist sehr geschwächt und ihr Immunsystem kann den aggressiven Keimen weniger entgegensetzen.

»Der Medizin ist es bisher nicht gelungen, auf diese brennende Problematik eine befriedigende Antwort zu geben«, lautet das Fazit des Allianz-Reports. Dabei liegen die Ursachen auf der Hand – eine ist der »wahllose Einsatz von Antibiotika«. Ein Drittel aller Patienten in der Klinik bekommt Antibiotika, viele davon sind unnötig oder falsch gewählt. Resistenzen bilden sich zudem leichter, wenn die Antibiotika für zu kurze Zeit oder zu niedrig dosiert gegeben werden.

Nach Einschätzung des Allianz-Reports – und auch nach Meinung anderer Experten – wären mindestens ein Drittel dieser Infektionen zu vermeiden, wenn Ärzte und Pfleger die Hygienerichtlinien besser kennen oder anwenden würden. Das zeigt sich auch in den unterschiedlichen Infektionsraten der Kliniken. Während in einigen Krankenhäusern in Deutschland nur jeder hundertste Keim gegen die üblichen Antibiotika resistent ist, ist es in anderen Kliniken jeder dritte. »Es gibt ja Ärzte, die desinfizieren sich nicht mal vor einem Verbands- oder Katheterwechsel die Hände«, sagt Matthias Schrappe, Experte für Patientensicherheit.

Lernen kann Deutschland in dieser Hinsicht von den Niederlanden und Dänemark. Dort infizieren sich deutlich weniger Patienten mit hartnäckigen Keimen. Dies ist vor allem das Ergebnis einer gezielten Präventionsstrategie. Patienten, bei denen der Verdacht auf Infektion mit dem mehrfach resistenten Bakterium Staphylokokkus aureus (MRSA) besteht, werden beispielsweise sofort isoliert, bis Klarheit herrscht. Zudem gibt es in Dänemark und den Niederlanden eine landesweite Antibiotika-Strategie. Außerdem werden die Hygiene-Richtlinien zur Händedesinfektion konsequenter umgesetzt.

Die Weltgesundheitsorganisation (WHO) warnt schon länger vor zukünftigen Gefahren durch Keime. Sie fürchtet global erhöhte Risiken durch Infektionskrankheiten, die durch neue, bisher teilweise noch unbekannte Erreger hervorgerufen würden. Große Gefahren drohen laut WHO aber auch durch bekannte Keime, die entweder bereits resistent gegen die üblichen Medikamente geworden seien – oder durch Erreger, die durch Veränderungen des Erbguts plötzlich gefährlicher würden. »Die Situation ist alles andere als stabil«, sagt Margaret Chan, Generaldirektorin der WHO.

Der WHO-Gesundheitsreport 2007 stand unter dem Titel »A safer future«. Angesichts der immer enger vernetzten Welt mit jährlich 2,1 Milliarden Flugpassagieren könnten sich neue Epidemien künftig noch schneller ausbreiten als bisher, warnen die Experten. Seit 1967 wurden mindestens 39 neue pathogene Keime identifiziert, darunter so verheerende wie HIV und die Erreger von Ebola oder des Marburg-Fiebers, berichtet die WHO. Dass in jedem Jahr mindestens eine neue Krankheit entstanden ist, sei »historisch bisher nie dagewesen«, so der Report. Medizinern bereiten aber auch die Resistenzen bereits bekannter Keime gegen alle gängigen Antibiotika große Probleme.

So kommen in Nordamerika mehrere tödliche Bakterienstämme immer häufiger vor. Der Keim der Art Clostridium difficile breitet sich besonders in Krankenhäusern aus. Zwei Arbeitsgruppen aus den USA und Kanada berichteten 2005 im Fachblatt *New England Journal of Medicine* über eine Zunahme der Infektionen. Da es sich um eine neue gefährliche Variante des Keims handelt, hatte die Zeitschrift die Artikel vorab veröffentlicht.

Die kanadischen Mikrobiologen untersuchten Patienten in zwölf Krankenhäusern auf mögliche Infektionen. Bei etwa 1700 Patienten traten im Krankenhaus erworbene Durchfallerkrankungen auf, die von diesen Clostridien ausgelöst waren. Das entspricht 22,5 Fällen unter 1000 Neueinweisungen. Besonders gemein an diesen Bakterien ist, dass sie sich gerade dann vermehren, wenn Patienten wegen anderer Leiden mit Antibiotika behandelt werden. Deshalb gilt das Bakterium seit Jahren als gefährlicher Hospitalkeim, der schwere Darmerkrankungen auslöst, die in fünf Prozent der Fälle tödlich verlaufen. In der kanadischen Studie wurde jedoch in mehr als 80 Prozent der Proben ein bedrohlicher neuer Stamm gefunden, der zu noch schwereren Krankheitsverläufen und vermehrten Todesfällen führte und häufig resistent gegen Antibiotika war.

Die Studie aus den USA kam zu ähnlichen Ergebnissen. In Proben von Patienten aus sechs US-Bundesstaaten fanden die Infektiologen in mehr als der Hälfte der Fälle den besonders gefährlichen und multiresistenten neuen Stamm. Mediziner fordern daher, Patienten mit Verdacht auf eine besonders gefährliche Infektion zu isolieren und strikte Hygieneregeln einzuhalten.

Trainingslager für Keime Ärzte wissen es eigentlich, denn es ist Lernstoff aus dem sechsten Semester. Trotzdem halten sich viele nicht daran. Untersuchungen zeigen, dass drei von vier Menschen Antibiotika verschrieben bekommen, auch wenn sie nur wegen einem harmlosen Husten, Schnupfen oder Heiserkeit den Arzt aufsuchen. Dabei ist lange bekannt, dass banale Erkältungskrankheiten fast immer von Viren ausgelöst werden – und gegen Viren helfen Antibiotika nun mal nicht. Manche Ärzte rechtfertigen ihr Verhalten damit, dass Antibiotika eine zusätzliche bakterielle Infektion des viral geschwächten Körpers verhindern können. Doch diese vorbeugende Therapie wurde längst als medizinisch falsch entlarvt.

Nicht nur, dass die Behandlung nichts nützt. Als mindestens ebenso bedrohliche Folge der ungezügelten Antibiotikagabe werden ungewollt immer neue resistente Bakterien gezüchtet. Forscher haben dies schon lange vermutet. Im Fachmagazin *Lancet* berichteten Ärzte aus Belgien im Jahr 2007 jedoch, dass sie erstmals den kausalen Zusammenhang nachweisen konnten. »Ärzte sollten an die erheblichen Nebeneffekte denken, wenn sie Patienten ohne begründeten Verdacht Antibiotika verschreiben«, sagt Herman Goosens, der Hauptautor der Studie.

Aufgrund von epidemiologischen Untersuchungen wurde immer wieder vermutet, dass Bakterien, die auf Antibiotika unempfindlich reagieren, Ausgangspunkt für neue Resistenzen sind. Demnach überleben einige Keime, durch frühere Mutationen resistent geworden, die Behandlung und können sich ungehindert vermehren, weil die anderen Bakterien abgetötet sind. Zudem geben diese Erreger ihre Widerstandskraft an womöglich gefährlichere Bakterien weiter. Mittels Tröpfcheninfektion können resistente Bakterien auch andere Menschen besiedeln, die nie Medikamente genommen haben. Antibiotika beschleunigen diesen Auswahl-Prozess. Dies hat dazu geführt, dass mittlerweile in manchen Kliniken zehn Prozent der Keime als multiresistent gelten. Das heißt: gegen sie ist kein Kraut mehr gewachsen.

Die Mediziner aus Antwerpen haben in ihrer Studie 234 Freiwillige untersucht. Ein Drittel von ihnen bekam ein übliches Breitspektrum-Antibiotikum, ein weiteres Drittel nahm ein ähnliches Mittel ein. Die dritte Gruppe bekam ein Scheinmedikament. Weder Ärzte noch Probanden wussten, wer was verabreicht bekam. Nach der einwöchigen Einnahmephase wurden ein halbes Jahr lang Abstriche der Rachenschleimhaut genommen, um die dort auch bei gesunden Menschen ansässigen Streptokokken daraufhin zu untersuchen, ob sie resistent geworden waren.

Streptokokken kommen in etlichen Arten vor. Einige Erreger sind harmlos und normale Bewohner der Mundhöhle, andere lösen Karies oder Scharlach aus, manche Streptokokken können sogar zu schweren Entzündungen der Herzinnenhaut, der Lungen oder Nieren führen. Wird ein harmloser Keim durch Antibiotika resistent und gibt diese Eigenschaft an den Erreger eines schweren Leidens weiter, ist dieses kaum noch zu behandeln. Ärzte halten für solche Fälle Reserve-Antibiotika bereit, die nur gegeben werden, wenn sonst nichts mehr hilft. Doch auch gegen diese Notfallmittel haben sich bereits vereinzelt Resistenzen gebildet.

»Die Behandlung ist unnütz, und wenn sich Resistenzen gebildet haben, müssen die Patienten mit stärkeren Mitteln behandelt werden, die womöglich zu schwereren Nebenwirkungen führen«, warnt die Mikrobiologin Stephanie Dancer aus Glasgow. »Zudem wird immer noch vernachlässigt, wie sehr die Umwelt mit den Abbauprodukten der Medikamente langfristig belastet wird.«

Wie wichtig es wäre, die überflüssige Antibiotikagabe zu beenden, zeigen die Ergebnisse der belgischen Forscher: Bis zu 60 Prozent der Streptokokken, die bei den Testpersonen untersucht wurden, waren nach der Antibiotika-Einnahme resistent. Besonders groß war der Anteil der unempfindlich gewordenen Keime in der ersten Woche nach der Behandlung. Aber auch nach einem halben Jahr betrug er noch etwa 15 Prozent. Damit konnten die Forscher erstmals bei einzelnen Probanden nachweisen, dass Antibiotika direkten Einfluss auf die Resistenzentwicklung haben. Dies war zuvor nur indirekt geschlussfolgert worden, da sich in einer Bevölkerung mit hohem Antibiotikaverbrauch auch mehr Resistenzen bilden.

»Man sollte die Daten zum Anlass nehmen, endlich das bisherige Verhalten zu ändern«, sagt Stephanie Dancer. »Jeder Arzt sollte sich spätestens jetzt über die Konsequenzen des unangemessenen und unkontrollierten Verschreibens im Klaren sein.«

Dreckschleudern in Weiß Psychiater tragen ihn nie. Kinderärzte haben selten einen an, und in den USA wurde er auf Jackenlänge gestutzt: Die Rede ist vom weißen Kittel. Der britische Gesundheitsminister wollte diese ohnehin bedrohte letzte Bastion ärztlichen Standesbewusstseins im Jahr 2007 endgültig überwinden. Mediziner im Vereinigten Königreich, so sein Vorschlag, sollten von 2008 an ihre Arbeitskleidung nicht mehr tragen. Wahrscheinlich seien viele Kittel »sehr kontaminiert«, erklärte ein Sprecher von Gesundheitsminister Alan Johnson. »Die Sicherheit der Patienten – und dazu gehört die Hygiene – muss oberste Priorität im Krankenhaus haben«, sagte Johnson selbst.

»Weiße Kittel dienen in erster Linie der Psychohygiene von Ärzten«, meint Franz Daschner, langjähriger Leiter der Abteilung für Hygiene und Umweltmedizin am Universitätsklinikum Freiburg, in dem jährlich etwa 500 000 Kittel gewaschen werden. »Das ist eine enorme Umweltbelastung, dabei sind Kittel zu 95 Prozent für den Arzt-Patienten-Kontakt unnötig und dienen nur dazu, das Namensschild zu befestigen.« Der Umgang der Ärzte mit Patienten beschränke sich meist auf soziale Kontakte und erfordere keine spezielle Uniform. »Straßenkleidung reicht«, befindet Daschner.

Die Kittel sind für die Heilung oftmals nicht nur überflüssig, sie können sogar Schaden bewirken. In vielen Industrieländern haben Erkrankungen durch »Problemkeime« wie etwa die gegen viele Antibiotika resistenten Stämme von Staphylococcus aureus oder Clostridium difficile in den vergangenen Jahren massiv zugenommen. Das britische Gesundheitsministerium hoffte, mit dem kittelfreien Kleidungscodex für Ärzte die im Krankenhaus erworbenen Infektionen einzudämmen. »Das ist in England ein großes Problem«, sagt Jürgen Heesemann, Präsident der Deutschen Gesellschaft für Hygiene und Mikrobiologie. »Dort ist der Anteil resistenter Keime viel höher als in Deutschland oder in den Niederlanden.«

Die Übertragung ermöglichen kontaminierte Kleidungsstücke wie zum Beispiel Arztkittel. Aber auch Krawatten – in Großbritannien Teil des ärztlichen Dresscodes – gelten als wahre Keimschleudern. »Das Problem sind nicht die Kittel an sich, sondern dass die Ärzte sie kaum ausziehen und zu selten wechseln«, sagt Heesemann, der zudem Leiter der Bakteriologie am Max-von-Pettenkofer-Institut der Universität München ist. »Viele Mediziner gehen im Kittel in die Kantine, und da sitzen dann Schwestern, Pfleger, Handwerker und Leute, die im Tierstall arbeiten. Ein unhygienischer Kittel kann Patienten wie andere Mitarbeiter gefährden.« Bisher kontrolliert niemand, wie oft Ärzte ihren Kittel wechseln und wohin sie ihn überall ausführen.

Den britischen Ärzten empfahl das dortige Gesundheitsministerium, Kittel ganz aus der Klinik zu verbannen und zudem auf lange Ärmel, Armschmuck und Uhren zu verzichten. Hemden mit kurzen Ärmeln oder T-Shirts, die täglich gewechselt werden, würden ausreichen. Wird mit Blut, Eiter oder sonstigen Körpersäften hantiert, sollten Plastikschürzen, Einmalhandschuhe und Mundschutz bereitstehen. Experten sind sich einig, dass Ärzte Schutzkleidung nur in Ausnahmefällen benötigen – etwa wenn sie Patienten behandeln, die wegen starker Infektionsgefahr isoliert werden müssen. »Dann sollte der Kittel aber im Krankenzimmer hängen bleiben und vom Arzt nur angezogen werden, wenn er etwa einen Patienten mit offener Tuberkulose abhört«, sagt Franz Daschner.

Aufmerksame Patienten könnten die Kittel indes vermissen. Schließlich zeigen sie wie keine andere ärztliche Insignie die Hierarchie innerhalb einer Klinik an. Leere Kittel finden sich nur bei Zivildienstleistenden und Chefärzten. Ansonsten gilt, wie der Arzt und Kabarettist Eckart von Hirschhausen treffend festgestellt hat: je niedriger der Ausbildungsgrad, desto voller die Kitteltaschen – und umso größer die Infektionsgefahr.

Obwohl Ärzte um die Gefahr mangelnder Hygiene wissen, achten sie offenbar nicht besonders auf Sauberkeit. Dies belegten schon vor Jahren Forscher, die sich während einer großen Hygienikertagung als Klomänner und -frauen verkleideten. Sie registrierten in den Waschräumen, wie oft sich die Sauberkeitsexperten nach dem Toilettenbesuch die Hände reinigten. Fazit: Die Hygieniker wuschen sich auch nicht öfter die Hände als der Durchschnitt der Bevölkerung. Zum Protest kam es, als die Ergebnisse am Ende der Tagung bekannt wurden. Die Hygieniker bangten um den sauberen Ruf ihrer Zunft.

Die englischen Patienten Einige Patienten wurden angeblich in ihren Exkrementen liegen gelassen, Krankenschwestern wuschen sich nicht die Hände, der Stationsflur roch nach Durchfall. So beschrieben Angehörige die Situation in Krankenhäusern in Kent und Sussex, in denen ihre Verwandten sich infizierten und starben. Nach und nach kamen immer mehr unappetitliche Details ans Tageslicht, die ahnen ließen, welche Zustände in jenen englischen Kliniken geherrscht haben müssen, die später massiv in der Kritik standen. Alan Johnson, der britische Gesundheitsminister, sprach von einem »enormen Skandal«, denn einer Untersuchungskommission der Regierung zufolge sind mindestens 90 Menschen wegen der eklatanten Hygienemängel in drei britischen Krankenhäusern der Region Maidstone and Tunbridge Wells gestorben. Die Ergebnisse wurden im Herbst 2007 veröffentlicht.

Michael Moore hätte die Szenerie in seinem Doku-Schocker *Sicko* über das US-Gesundheitswesen nicht drastischer darstellen können. Die Tragödie in Großbritannien hat sich jedoch nicht im Kino, sondern in der Realität zugetragen. Zwischen 2004 und 2006 haben sich nach Erkenntnissen der Untersuchungskommission mehr als 1000 Menschen in drei Kliniken mit multiresistenten Krankenhauskeimen infiziert. Clostridium difficile, so heißt der Erreger, der am häufigsten isoliert wurde, ist unter Mikrobiologen als hartnäckiger Problemkeim bekannt, gegen den die Mehrzahl der Antibiotika nichts mehr ausrichten kann. »Wir können allerdings nicht genau sagen, wie viele Todesfälle auf die Pflegebedingungen zurückzuführen sind«, schreibt die Kommission in ihrem Bericht. »An Infektionen mit Clostridium difficile sterben Menschen auch, wenn sie die beste Betreuung erhalten.«

Clostridium difficile führt zu Bauchkrämpfen, Darmentzündung und Durchfall. Bei älteren Menschen kann der Flüssigkeitsverlust schnell zu Benommenheit und Bewusstlosigkeit führen, im Extremfall zum Tod. John Gosal, dessen 71-jährige Mutter sich nach einer Operation in einer der Kliniken mit Clostridium difficile infizierte, sagte gegenüber Reportern der BBC: »Meine Mutter hatte furchtbaren Durst. Sie war verzweifelt, doch sie bekam nichts, weil die Ärzte sie vielleicht operieren wollten. Dann starb sie.« Eine gefürchtete Komplikation der Infektion mit Clostridium difficile ist die toxische Aufblähung des Dickdarms. Teile der Darmwand werden durch die Keimbesiedlung zerstört, eine tödliche Blutvergiftung droht.

Die Mängelliste der Untersuchungskommission offenbarte groteske Zustände. Eine Klinik war in baufälligem Zustand und die Betten standen so dicht nebeneinander, dass zwischen ihnen nicht saubergemacht werden konnte. »Als wir die Klinik besuchten, sah man Stuhlreste in Bettpfannen, obwohl sie angeblich gesäubert waren. Personaleinsparungen führten dazu, dass Krankenschwestern sich nicht die Hände wuschen, keine Handschuhe trugen und Bettwäsche nicht gewechselt wurde – noch nicht einmal, wenn ein neuer Patient das Bett belegte«, berichtet ein Mitglied der Untersuchungskommission.

»Krankenhausinfektionen sind in England ein großes Problem«, sagt Jürgen Heesemann, Präsident der Deutschen Gesellschaft für Hygiene und Mikrobiologie. »Dort ist der Anteil resistenter Keime viel höher als in Deutschland oder in den Niederlanden.« 30 Prozent der Stämme von Staphylococcus aureus – neben Clostridium difficile der wichtigste Problemkeim – seien in England mehrfach resistent. In Deutschland betrage der Anteil zehn Prozent. In Großbritannien ist eine heftige Debatte über die Schwächen des Gesundheitssystems entbrannt, nachdem der Skandal bekannt wurde. Erste Konsequenz: Rose Gibb, Chefin der Krankenhausgesellschaft, zu der die Kliniken gehören, wurde umgehend entlassen. Gehalt und Altersrückstellungen wurden einbehalten.

Salmonellen zum Dessert Plötzlich wurden etliche der Zuschauer krank. Eben noch hatten sie den Radfahrern der Deutschland-Tour 2005 zugejubelt und an einem der vielen Imbiss-Stände etwas gegessen – dann setzten Übelkeit, Bauchschmerzen und Durchfall ein. Ein paar Wochen später waren niedersächsische Wahlhelfer betroffen, nachdem sie sich erschöpft vom Bundestagswahlkampf 2005 an einer Imbissbude gestärkt hatten. Im Jahr 2006 traf es dann Nordrhein-Westfalen. Nach dem Besuch einer Eisdiele mussten 171 Menschen mit heftigen Magen-Darm-Beschwerden behandelt werden. Ebenfalls im Jahr 2006 waren 144 Kinder in Berliner Kindertagesstätten erkrankt, die von einer Großküche beliefert worden waren. Der Grund war jedes Mal der gleiche: eine Infektion mit Salmonellen.

Im Frühjahr 2007 herrschte dann in Fulda der Ausnahmezustand, weil bei 261 Menschen in der osthessischen Stadt eine Infektion mit den Bakterien nachgewiesen wurde – alle waren Patienten in einem Krankenhaus. Kranke wollten daraufhin nicht mehr in das Städtische Klinikum, das als Herd der Epidemie galt. Operationen wurden verschoben, die Krankenhausküche blieb geschlossen. Mindestens zwei Menschen sind an der Salmonellose gestorben. Ein weiterer Patient starb an den Komplikationen einer Operation, die nach der Infektion nötig war. »Wir sind seit Tagen mit Heerscharen von Spezialisten mit den epidemiologischen Untersuchungen beschäftigt«, sagte Stefan Kortym, Leiter des Gesundheitsamtes Fulda, als Mitte Mai 2007 die Infektionsserie nicht abriss.

Die Erkrankung kam in zwei Wellen über das Klinikum Fulda und ein Seniorenheim, das aus derselben Küche versorgt wurde – die erste Häufung fand um den 28. April 2007 herum statt, die zweite um den 14. Mai 2007. »Es handelt sich nicht um einen einmaligen Infektionsausbruch, wie er typisch ist, wenn etwa kontaminierter Kartoffelsalat beim Grillfest gegessen wird«, sagte Kortym seinerzeit. Die Ärzte und Wissenschaftler vor Ort vermuteten vielmehr, dass zwei verschiedene Arten von Lebensmitteln mit den Salmonellen verseucht und weitergereicht worden waren.

»Zu 99 Prozent wissen wir, welche Lebensmittel betroffen waren«, sagt Kortym. Wahrscheinlich hatte jemand, der nur leicht erkrankt war, die Salmonellen durch mangelnde Hygiene auf die Lebensmittel in der Klinikküche übertragen. Die andere Möglichkeit ist, dass ein »gesunder Ausscheider«, also jemand, der nicht bemerkt hat, dass er infiziert ist, die Erkrankungswellen ausgelöst hat. Sechs Wochen lang, in seltenen Fällen sogar bis zu sechs Monate, können gesunde Infizierte Keime ausscheiden und übertragen. »Wir haben das Klinikpersonal genau unter die Lupe genommen«, sagte Kortym.

Um die Infektionswege zu klären, waren Spezialisten aus ganz Deutschland nach Fulda gereist. Das hessische Landesuntersuchungs- und Prüfungsamt im Gesundheitswesen aus Dillenburg hatte ebenso Experten geschickt wie das Robert-Koch-Institut (RKI) aus Berlin. »Die Behörden vor Ort haben den Hut auf«, sagte Susanne Glasmacher vom RKI über die lokale Koordination. »Sie werden aber von unseren Leuten unterstützt.«

Das RKI als Zentralstelle zur Krankheitsüberwachung registriert jedes Jahr begrenzte Ausbrüche der Salmonellose. 2006 wurden beim RKI deutschlandweit 52 575 Erkrankungen und 47 Todesfälle gemeldet. Im Jahr 2005 waren es 52 267 Erkrankungen. In Hessen gab es vor der Epidemie in Fulda keine besonderen Auffälligkeiten. 2006 erkrankten dort von Januar bis Ende April 549 Menschen an Salmonellose, im Jahr 2007 waren es im Vergleichszeitraum 702. Gefährlich wird der massive Durchfall und der damit einhergehende Flüssigkeitsverlust im Verlauf einer Salmonellose vor allem für alte Menschen, für Säuglinge und Personen mit geschwächtem Abwehrsystem. Sie können an den Folgen der inneren Austrocknung sterben.

Dass Salmonellen immer wieder Epidemien auslösen, liegt daran, dass die Bakterien fast überall im Essen lauern können. Besonders häufig sind sie in Eiern und Geflügelprodukten enthalten – 2005 gab es allerdings auch einen größeren Ausbruch nach dem Verzehr von rohem Schweinefleisch. Manchmal erfolgt die Übertragung in der Küche von Lebensmittel zu Lebensmittel, etwa wenn infiziertes Geflügel aufgetaut wird. Im Fleisch, das anschließend erhitzt wird, mögen die Erreger zwar abgetötet sein – mit dem Tauwasser können die Bakterien jedoch auf andere Lebensmittel übertragen werden.

Salmonellen sind ziemlich widerstandsfähig. Bei Zimmertemperatur überleben sie monatelang auf Lebensmitteln oder in der Umwelt. Durch Einfrieren werden sie nicht abgetötet, und auch beim Erhitzen braucht man Zeit – bei 75 Grad Celsius reichen zehn Minuten, bei 55 Grad Celsius sterben die Bakterien aber erst nach einer Stunde ab. Infektionen nach dem Genuss von Speisen mit rohem Ei – etwa Mousse au chocolat, Eis, Tiramisu oder Mayonnaise – kommen besonders häufig vor. Ein Giftcocktail, den die Bakterien produzieren, verursacht Erbrechen, Durchfall und kolikartige Bauchschmerzen.

Da Salmonellen so lange überleben können, nimmt der Nachweis der Infektionsquelle manchmal viel Zeit in Anspruch. Zudem können die Keime nicht nur in verschiedenen Nahrungsmitteln vorkommen, sondern auch von Mensch zu Mensch und von Tieren auf Menschen übertragen werden. Besonders schwierig ist die Suche nach den Erregern auch deshalb, weil gesund erscheinende Menschen die Keime mit ihren Ausscheidungen wochenlang übertragen können.

An den Fuldaer Ermittlungen wurde schnell Kritik laut. »Es kann nicht sein, dass nahezu vier Wochen lang eine Lebensmittelinfektion in einer Klinik besteht, der man nicht auf die Spur kommt«, sagte Klaus-Dieter Zastrow, Sprecher der Deutschen Gesellschaft für Krankenhaushygiene, die seit Jahren dafür kämpft, dass mehr Hygieniker in deutschen Kliniken beschäftigt werden. »Wenn man alles getestet und untersucht und nichts gefunden hat, bleibt als letzte denkbare Möglichkeit die Sabotage eines ehemaligen Mitarbeiters, der sich rächen will.« Stefan Kortym vom Gesundheitsamt Fulda hatte jedoch »keine Anhaltspunkte« dafür, dass jemand absichtlich das Essen mit den Bakterien infiziert haben könnte.

Wenige Tage später gab es eine erste Erklärung. Eine Nachspeise aus Apfelmus und Sahne hatte nach Erkenntnissen des Fuldaer Kreisgesundheitsamts die Salmonellen-Epidemie am Klinikum der Stadt ausgelöst. »Apfelschnee war mit allerhöchster Wahrscheinlichkeit der Auslöser der ersten Erkrankungen unter den Mitarbeitern«, sagte Stefan Kortym Ende Mai. Das Dessert sei Ende April allerdings nur in der Mitarbeiterkantine ausgegeben worden. Etwa 35 Mitarbeiter des Klinikums waren Ende April die ersten, die an Salmonellen erkrankten. »Patienten sind damit nicht in Berührung gekommen«, sagte Kortym. Die Patienten haben sich nach seinen

Angaben wahrscheinlich an einem anderen Lebensmittel mit den Salmonellen infiziert.

Kurz darauf kam es zu einer zweiten Erkrankungswelle. Im diesem Fall steckten die Erreger wohl in einer Salatsauce, außerdem waren zwei an Schonkost-Patienten verteilte Puddingsorten kontaminiert.

Die Staatsanwaltschaft Fulda ermittelte schließlich in acht Fällen wegen fahrlässiger Tötung und in mehr als 270 Fällen wegen fahrlässiger Körperverletzung gegen das Klinikum. »Wir müssen klären, ob ein Verschulden vorliegt«, sagte der Sprecher der Behörde. Dazu blieb aber kaum Zeit, denn im Juli 2007 geriet die größte Klinik Osthessens erneut in die Schlagzeilen. Es wurden erhöhte Werte von Legionellen in Trinkwasserleitungen des Klinikums gemeldet. Keime, die besonders älteren und immungeschwächten Patienten zum Verhängnis werden können, weil sie in der Lage sind, schwere Lungenentzündungen auszulösen. Ihren Namen haben die Legionellen erhalten, als sie erstmals 1976 bei einem Treffen von ehemaligen US-Soldaten (»American Legion«) in Philadelphia auftraten. Von den etwa 4000 Veteranen erkrankten 180, 29 von ihnen starben.

Der Legionellen-Fall in Fulda taugte wieder zum Skandal. Denn schon am 12. Juni 2007 wurden in der Klinik routinemäßig Wasserproben entnommen, am 20. Juni wurde die Klinik von einem externen Labor über die Ergebnisse informiert. Eine Woche später kam es dann – aus anderen Gründen – zu einem Gespräch der Klinikleitung mit dem Kreisgesundheitsamt. Erst bei dieser Gelegenheit teilte das Klinikum lapidar mit, dass Grenzwerte der Keimbelastung überschritten worden seien – ohne den Hinweis, dass es sich dabei um Legionellen handelte. Dies erfuhr das Gesundheitsamt laut Stefan Kortym erst auf Nachfrage zwei Tage später. Dabei liegt die Meldefrist für diese Keime gemäß Trinkwasserverordnung bei 24 Stunden.

Erst danach gab es Konsequenzen. Der Vorstandschef kündigte Mitte Juli 2007 seinen Rücktritt an. Das Gesundheitsamt und das hessische Sozialministerium hatten die Krankenhausleitung zuvor allerdings heftig für ihr mangelhaftes Krisenmanagement und die schleppende Information von Behörden und Öffentlichkeit kritisiert.

Die Keime von San Francisco Der Siegeszug der Antibiotika seit dem Zweiten Weltkrieg hat zwar dazu geführt, dass viele Bakterien effektiv bekämpft werden können, doch einige Keime leisten hartnäckigen Widerstand gegen die Mittel der Mediziner und Mikrobiologen. Sie sind gegen zahlreiche Medikamente resistent geworden – besonders gefürchtet sind solche Erreger in Krankenhäusern. In San Francisco ist kürzlich eine neue Variante des bereits als Problemkeim bekannten Bakteriums Staphylococcus aureus entdeckt worden. Forscher der dortigen University of California um Henry Chambers beschrieben im Januar 2008 die neuartigen Infektionen im Fachblatt *Annals of Internal Medicine*.

Der neue Stamm ähnelt offenbar den als MRSA bezeichneten mehrfach resistenten Staphylokokken sehr, die immer wieder zu lästigen Infektionen in Kliniken führen. Bisher waren vorwiegend homosexuelle Männer von der Ansteckung betroffen. Die Infektion erfolgt jedoch nicht nur über sexuelle Intimkontakte, sondern auch über die Haut, wenn es zu intensiven Berührungen kommt. Besonders besorgt sind die Forscher, weil der Keim, der zu Hautgeschwüren und Lungenentzündungen führen kann, nicht mehr auf Krankenhäuser beschränkt ist. Im Castro-Bezirk von San Francisco, in dem viele Homosexuelle leben, sei bereits einer von 588 Bewohnern mit multiresistenten Staphylokokken infiziert. Der neue, noch gefährlichere Stamm könne hier verheerende Auswirkungen haben. Eine Therapie ist bisher nicht in Sicht. »Dieser neue Stamm ist im Vergleich zu den MRSA-Keimen zusätzlich noch resistent gegen drei weitere Antibiotika«, sagt Henry Chambers.

Dreckspatz im Arztkittel Wie schwer Ärzte im Krankenhaus von ihren Ritualen abzubringen sind, auch wenn sich diese offensichtlich als nachteilig erweisen, zeigt eine historische Anekdote, die – wenn auch verzögert und mit vielen Opfern – half, den Siegeszug der Hygiene zu befördern. Sie trug sich in der Mitte des 19. Jahrhunderts zu, als in vielen Krankenhäusern Europas eine schreckliche Epidemie wütete. Tausende von Frauen auf den Wöchnerinnenstationen starben qualvoll am Kindbettfieber, und Neugeborene wurden oft nach wenigen Tagen zu Halbwaisen. In manchen Spitälern war es so schlimm, dass mehr als ein Drittel der jungen Mütter die ersten Wochen nach der Entbindung nicht überlebte. Am Allgemeinen Krankenhaus zu Wien erlebte in den 1840er Jahren der ungarische Mediziner Ignaz Philipp Semmelweis (1818–1865) in der Geburtshilfe die Qualen der jungen Mütter aus nächster Nähe mit.

Das Wiener Krankenhaus verfügte seinerzeit über zwei geburtshilfliche Abteilungen. Zu der ersten hatten die Medizinstudenten Zutritt, um in der Krankenuntersuchung ausgebildet zu werden, in der zweiten arbeiteten die Hebammen weitgehend ungestört von den angehenden Doktores. Semmelweis fielen bei seinen Patientinnen mit Kindbettfieber erstaunliche Unterschiede auf. Er bemerkte, dass es in der Abteilung, in der auch die Studenten Hand anlegten, deutlich häufiger zu Infektionen mit dem gefährlichen Kindbettfieber kam. Außerdem verliefen die Erkrankungen hier viel schwerer und häufiger tödlich als in der von den Hebammen betreuten Abteilung.

Semmelweis brauchte eine Weile, bis er den nahe liegenden Grund für diesen Unterschied entdeckte. Er kam der Lösung durch einen tragischen Unfall auf die Spur, als im Frühjahr 1848 ein befreundeter Gerichtsmediziner an einer Blutvergiftung starb, nachdem er sich beim Sezieren einer Leiche eine kleine Wunde zugezogen hatte. Das Krankheitsbild des Kollegen und sein schrecklicher Todeskampf erinnerten Semmelweis an die Leiden der Mütter, die im Kindbettfieber starben. Leichenteilchen, die in das Blutsystem gelangten, so schloss Semmelweis – mussten sowohl bei dem Gerichtsmediziner als auch bei den Wöchnerinnen die Krankheits- und Todesursache sein. Ein weiteres Indiz sprach dafür. Die Studenten kamen direkt aus dem Pathologiesaal vom Sezieren der Leichen auf die Wöchnerinnenstation. Und mit ihren »Leichenfingern«, ohne sich die Hände gewaschen zu haben, untersuchten sie die Frauen, die gerade frisch entbunden hatten, und infizierten sie während der Untersuchung.

Um weiteres Leiden durch das »Mordgift« zu verhindern, ordnete Semmelweis sofort regelmäßiges Händewaschen mit anschließender Desinfektion für die Ärzte, Studenten und das Pflegepersonal in seiner Klinik an, was bis dato keineswegs selbstverständlich war. Innerhalb weniger Wochen gelang es ihm auf diese Weise, die Häufigkeit der Krankheits- und Todesfälle auf der Wöchnerinnenstation um fast die Hälfte zu senken.

Diese ebenso lebensrettenden wie kostengünstigen Maßnahmen auf Initiative von Semmelweis blieben einige Zeit umstritten. Semmelweis selbst wurde sogar massiv angefeindet, nachdem er seine Theorie publik gemacht hatte. Schließlich war mit seiner Entdeckung das Eingeständnis verbunden, dass die Frauen nicht an einer unbekannten schicksalhaften Seuche verschieden, sondern durch das medizinische Personal in den Krankenhäusern angesteckt worden waren.

Dem amerikanischen Arzt und Literaten Oliver W. Holmes war es wenige Jahre zuvor ähnlich ergangen. Er hatte 1843 in Boston einen Vortrag gehalten, in dem er forderte, dass Ärzte, die von einer Sektion kamen oder gerade eine Frau mit Kindbettfieber untersucht hatten, nicht sofort im Anschluss daran eine Wöchnerin untersuchen sollten. Sie müssten sich unbedingt die Hände waschen und die Kleider wechseln, bevor sie sich der nächsten Patientin zuwendeten. Holmes erntete für seine Vorschläge wütenden Protest von seinen Kollegen, und erst die durchgreifende Kampagne von Semmelweis führte 1847 zu ersten Erfolgen in der Infektionsbekämpfung durch eine Minimalhygiene der Ärzte.

Doch auch Semmelweis' eindrucksvoll bewiesene Theorie wurde von den eigenen Standesvertretern nicht anerkannt. Der vielen Vorurteile und persönlichen Angriffe überdrüssig, zog sich der Mediziner 1849 in seine Heimatstadt zurück, wo er 1855 Professor für Geburtshilfe wurde. Zwar veröffentlichte er 1861 noch seine Erkenntnisse und Erfahrungen mit dem Kindbettfieber, doch nur wenige Jahre später, 1865, starb er in geistiger Umnachtung. Bis zuletzt hatte Semmelweis das Gefühl, zwar vielen Frauen geholfen zu haben, von seinen Kollegen aber nie richtig verstanden worden zu sein.

Unfreiwillige Versuchskaninchen

Der einsame Kranke Wer krank ist, der leidet und sucht Heilung und Trost. Besonders dann, wenn er im Krankenhaus getrennt von seiner vertrauten Umgebung und seinen Nächsten ist. Die Hoffnungen und Wünsche der Patienten sind deshalb ebenso eindeutig wie einleuchtend. Erstens: Jeder Kranke will individuell und umfassend behandelt werden. Das heißt, dass nicht nur das akute Leiden, sondern auch andere Zipperlein sowie alle Vorlieben und Laster für die Therapie berücksichtigt werden sollten. Nicht zu vergessen die Familiensituation, das soziale Umfeld und das psychische Befinden. Zweitens sollte die Behandlung dem neuesten Stand der Wissenschaft entsprechen. Drittens wünschen sich Kranke eine Therapie, die wirkt, bei der aber keine Nebenwirkungen oder Komplikationen auftreten.

Drei Wünsche, die sich immer mehr zu Paradoxien entwickeln. Dass der letztgenannte Patientenwunsch illusionär ist, lässt sich in aller Kürze abhandeln. Was wirkt, hat auch Nebenwirkungen. Was stark wirkt, hat meistens sogar starke Nebenwirkungen. Berichten Patienten von seltsamen Heilerfolgen außerhalb der Medizin, beruhen diese oft auf Placeboeffekten. Die haben in der Tat kaum Nebenwirkungen.

Der Wunsch nach einer individuellen Therapie gemäß dem neuesten Stand der Wissenschaft birgt gleich mehrere Widersprüche in sich. Denn die Suche nach dem Optimum in der Medizin hat das Verhältnis zwischen Arzt und Patient grundlegend verändert. Es gibt kaum noch den Arzt, der seine Klientel jahrzehntelang medizinisch betreut. Medizin ist inzwischen mehr Dienstleistung als Betreuung, das Vertrauen in den Arzt wird ersetzt durch Vertrauen zu Institutionen. Fachkliniken und Spezialabteilungen sollen Qualität garantieren, nicht mehr einzelne Mediziner – auch wenn alberne Ärzte-Rankings anderes suggerieren.

Die Patienten reagieren auf den Wandel. Der ausgebildete Kranke geht oft nicht mehr zum Hausarzt, sondern gleich zum Spezialisten. Er sucht nicht mehr das Kreiskrankenhaus seiner Umgebung auf, sondern die Fachklinik oder die spezialisierte Abteilung an der Universitätsklinik. Ein dauerhaftes Treueverhältnis zwischen Arzt und Patient wird auf diese Weise erschwert, wenn nicht unmöglich. Der Mediziner in entsprechenden Institutionen kann nicht lebenslanger Familienbegleiter sein, sondern nur noch Teilleistungsexperte, wenn er gebraucht wird. Die Medizin kommt diesem Trend mit ihrer Differenzierung und Verwissenschaftlichung entgegen – mittlerweile gibt es Ärzte für jede Kleinigkeit; manche können sogar nur Ultraschall.

Die zunehmende Spezialisierung verunsichert die Menschen zugleich aber auch. Die Verwissenschaftlichung der Medizin, die fordert, dass alle Verfahren zur Diagnose, Behandlung und Prognose überprüfbar sein sollen, könnte das Vertrauen zwar stärken. Das Gegenteil ist jedoch der Fall. Denn um wissenschaftlich Medizin betreiben zu können, muss verglichen und standardisiert werden – das Individuelle kommt zu kurz, und manche Kranke fühlen sich wie die sprichwörtliche Galle von Zimmer neun. Dies führt zu dem Paradox, dass sich die Patienten im Bestreben nach mehr Qualität immer weniger gut aufgehoben fühlen.

Das ist kein Vorwurf an die Ärzte, sondern ein Dilemma: Der typische Krankenhausarzt, der seine Geräte ausgezeichnet bedienen kann, erfüllt womöglich die Sehnsucht nach dem technischen Optimum – aber nicht den Wunsch nach umfassender Fürsorge. Hier kollidieren die Wunschziele der Kranken. Ein Mediziner kann nicht jede Technik perfekt beherrschen und zugleich der gütige Arzt sein, der alle Lebensumstände des Patienten kennt.

Aus der zunehmenden Spezialisierung und Expertise der Mediziner könnte folgen, dass die Behandlung immer besser wird. Doch selbst die wissenschaftlich bestmögliche Therapie kann den Patientenwunsch nach Umsorgtsein nicht befriedigen. Immer mehr Hilfesuchende erfüllen sich diese Bedürfnisse inzwischen bei anderen Heilsanbietern.

Wie sehr sich das Verhältnis zwischen Arzt und Patient verändert hat, zeigt auch die Diskussion um neue Therapien. In mehreren Arzneimittelklassen wurde in jüngster Zeit herausgefunden, dass Neuerungen nicht immer die besseren Medikamente sind. So bieten Analog-Insuline Diabetikern beispielsweise keinen zusätzlichen Nutzen und erleichtern nicht ihr Leben, sondern belasten das Portemonnaie der Krankenkassen. Mehrere Blutdrucksenker haben den alten einzig voraus, dass sie ein Vielfaches kosten. Bei manchen neueren Psychopharmaka zur Behandlung von Schizophrenie ist der größte Unterschied zu den alten Mitteln ebenfalls der Preis.

Doch je weiter diese Ergebnisse bekannt werden, desto größer wird der Unmut bei Ärzten und Patienten. Ärzte fühlen sich in ihrer Kompetenz angegriffen. Im ersten Abwehrreflex sehen manche Mediziner gleich ihre Profession als freien Beruf in Gefahr. Sie wettern gegen Staatsmedizin und Planwirtschaft, nur weil ihnen pharma-unabhängige Institutionen wie das Cochrane-Zentrum oder das Institut für Qualität und Wirtschaftlichkeit im Gesundheitswesen (IQWIG) gezeigt haben, was nach dem bisherigen Stand der Forschung bewiesen ist und was nicht. Die Patienten hingegen beharren auf ihren Tabletten und Spritzen und weigern sich, sie gegen preisgünstigere, aber ebenso wirksame Präparate einzutauschen. Werden unsinnige Therapien gestrichen, fürchten sie gleich, Opfer einer Zweiklassenmedizin zu sein.

Cochrane-Zentren und das IQWIG haben sich der evidenzbasierten Medizin verschrieben. Nach dieser Methode werden nur die besten Studien herangezogen, um Diagnostik und Therapie zu bewerten. Es ist wichtig, die publizierte Spreu vom Weizen zu trennen, denn in der Heilkunde wird viel Unsinn veröffentlicht. So gelten 60 Prozent der medizinischen Verfahren als nicht wissenschaftlich belegt. Sie sind deshalb nicht zwangsläufig falsch, auch wenn immer mal wieder eine gängige Therapie durchfällt, sobald ihre Wirksamkeit untersucht wird. Und von den fast zwei Millionen medizinischen Fachartikeln, die jährlich weltweit veröffentlicht werden, sind 90 Prozent so mittelmäßig, dass sie nie zitiert, geschweige denn für die Patientenversorgung herangezogen werden.

Nur: Um Studien zu erstellen, müssen Patienten vergleichbar sein. Wer Therapien testen will, hat idealerweise zwei Gruppen mit Tausenden Patienten, die sich in ihren Erkrankungen und Lebensumständen gleichen. In der Wirklichkeit gibt es das nicht. Patienten leben und leiden individuell. Die Gleichmacherei in den Studien bilde ihre Patienten nicht ab, kritisieren deshalb Ärzte die wissenschaftliche Medizin. Das stimmt, doch dieses Dilemma lässt sich nicht auflösen. Denn hochwertige Patientenstudien sind unter den schlechten Möglichkeiten immer noch die beste, um neue medizinische Erkenntnisse zu gewinnen.

Aus den Ansprüchen der Patienten und dem Wandel der Medizin folgt: Die ärztliche Persönlichkeit, die technisch-wissenschaftliche Spitzenleistung und innige Betreuung zusammenführt, gibt es nur noch selten – oder als Chefarzt-Klischee. Ärzte können aber auch im bisweilen hektischen Krankenhausalltag ihren Patienten deutlich machen, wo ihre Stärken und Grenzen liegen, in welchem Umfang sie für Kranke da sein können und wann sie überfordert sind. Die Patienten müssen hingegen verstehen lernen, dass sie von der Medizin weder Qualitätsgarantien für komplette Gesundung noch ein Rundumsorglospaket für alle Lebenslagen erwarten können.

Das Schweigen der Medizinmänner Die jungen Männer hatten knapp 3000 Euro dafür bekommen, dass sie freiwillig an dem Medikamententest teilnahmen. Es war der 13. März 2006, die neuen Arzneien waren ausgiebig in Tierversuchen getestet worden. Acht Probanden waren in London zusammengekommen, zwei bekamen ein Scheinmedikament, die anderen sechs einen neuartigen Antikörper mit dem komplizierten Namen TGN1412, der später einmal zur Behandlung von Leukämie, Rheuma und Multipler Sklerose vorgesehen war. Die Dosis war nur ein Bruchteil der Menge, die den Laboraffen gespritzt und von den Tieren problemlos vertragen worden war.

Nach der Injektion ging alles ganz schnell. Die sechs Männer klagten innerhalb von fünf Minuten, nachdem sie den Wirkstoff verabreicht bekommen hatten, über heftige Kopfschmerzen, starke Hitzewallungen und Fieber. Sie mussten sich übergeben und hatten starke Schmerzen. Einer der Teilnehmer des freiwilligen Medikamentenversuchs sagte später, er habe sich gefühlt, als ob sein ganzer Körper brenne.

Wenige Stunden später stellten die Ärzte im Londoner Northwick Park Krankenhaus multiples Organversagen fest, einige der sechs Probanden mussten künstlich beatmet werden. Zwölf Stunden, nachdem sie den neuen Antikörper einer Würzburger Firma injiziert bekommen hatten, mussten sie auf die Intensivstation des Krankenhauses verlegt werden. Tagelang schwebten die zuvor gesunden Männer in Lebensgefahr. Einer der Betroffenen sagte später gegenüber einem Reporter, erst auf der Intensivstation habe er wirksame Medikamente bekommen. Er lag insgesamt drei Wochen im Koma.

Ärzte haben den Vorteil, dass sie ihre Fehler vergraben können, sagt ein polnisches Sprichwort. In der Medizin führt aber auch der Weg des Fortschritts mitunter über Leichen – oder wie in diesem Fall über Menschen, die zwischenzeitig um ihr Leben kämpften. Denn trotz aller Experimente im Labor und an Affen muss in der Erprobung neuer Behandlungsformen irgendwann der Übergang vom Tier- zum

Menschenversuch erfolgen. Es gibt nie die Gewissheit, dass es trotz aller Vorsichtsmaßnahmen nicht doch zu Zwischenfällen kommt, wenn eine Arznei oder ein neues Operationsverfahren erstmals an Menschen getestet wird.

Dies bestätigten auf traurige Weise die Ereignisse in Großbritannien und Deutschland, die sich 2006 kurz nacheinander zutrugen. In London rangen sechs junge Männer mit dem Tod, nachdem sie im März 2006 an freiwilligen Medikamententests teilgenommen hatten. In Düsseldorf starb am 10. April 2006 – wie erst später bekannt wurde – einer von zwei Patienten, deren angeborene Immunschwäche von Frankfurter Medizinern mittels einer neuartigen Gentherapie behandelt worden war. Dabei wurde versucht, defekte Gene in den Abwehrzellen durch intakte Erbanlagen zu ersetzen.

Beide Zwischenfälle erschütterten das Vertrauen in die Medizin. Beide Ereignisse verstörten, zumal es offenbar keine eindeutigen Schuldigen gab. Denn so fürchterlich die Studien für die Patienten ausgegangen sind: Nach bisheriger Kenntnis ist den Forschern kaum etwas vorzuwerfen. Dem Würzburger Hersteller der in London getesteten Arznei sind bei der Produktion offenbar keine Verunreinigungen unterlaufen. Im Tierversuch waren keine Nebenwirkungen aufgetreten. Erst viel später stellte sich heraus, dass die Experimente mit Affen sich eben doch nicht vorbehaltlos auf Menschen übertragen lassen, weil Details im Immunsystem bei Mensch und Tier anders funktionieren.

Ähnliches galt für die schon als Durchbruch gefeierte Gentherapie in Frankfurt. Noch Anfang April 2006 hatten die Forscher ihren vermeintlichen Erfolg angepriesen. Zurückhaltend zwar – sie wussten schließlich, dass 1999 der 18-jährige Jesse Gelsinger in den USA nach einer Gentherapie gestorben war und mehrere Kinder, die in Paris gentherapeutisch behandelt worden waren, bald darauf an Leukämie erkrankten.

Was den beteiligten Ärzten jedoch vorzuwerfen ist, obwohl sie medizinisch keinen groben Fehler machten: Seit dem 10. April 2006 wussten sie vom Tod des Patienten. Erst zwei Wochen später erwähnte einer der Ärzte beiläufig den Todesfall auf einem Kongress. Wer Pressekonferenzen einberuft, um Erfolge zu verkünden, sollte auch Misserfolge bekannt geben – so schwer das fällt. So blieb das schale Gefühl, dass der Todesfall verheimlicht werden sollte. Dies war und ist unredlich gegenüber einer Öffentlichkeit, die sich getäuscht sieht – und gegenüber den vielen Schwerkranken, die hoffen, dass die Gentherapie helfen könnte, wenn sonst nichts mehr hilft.

Das Schweigen der Ärzte zeugt von einem tief verwurzelten Misstrauen gegenüber den Patienten. Sicher ist es unangenehm, Therapieversagen oder Todesfälle einzugestehen. Kunstfehlerprozesse haben aber gezeigt, dass Patienten durchaus Verständnis dafür haben, wenn es auch in der Medizin zu Nebenwirkungen und Todesfällen kommt. Kein Verständnis haben sie hingegen für die Versuche, Zwischenfälle zu vertuschen oder schönzureden.

Ärzte fürchten offenbar immer noch, Patienten die Wahrheit nicht zumuten zu können. Das zeigt sich daran, dass sie kaum transparent machen, wie Studien die Medizin verbessern und damit zukünftigen Kranken helfen können. Wie hilfreich Studien sein können, hatte schon der niederländische Arzt und Philosoph Johan Baptist van Helmont (1579–1644) erkannt. Er stellte in seinen naturphilosophischen Schriften einige Methoden der Medizin in Frage. Helmont bezweifelte beispielsweise auch den Sinn des Aderlasses, der eine verbreitete medizinische Behandlungsform im 17. Jahrhundert war. Er schlug deshalb eine Untersuchung vor, die fast den heutigen methodischen Qualitätsanforderungen genügt hätte. Denn für diese erste große klinische Studie war eine ausreichend große Teilnehmerzahl vorgesehen, eine zufällige Zuordnung der Probanden in zwei Gruppen und eine halbwegs befriedigende statistische Auswertung. Die Studie hätte in die Medizingeschichte eingehen können. Es ist nicht überliefert, warum es nie zu diesem originellen Experiment kam.

Vielleicht lag es an dem geplanten Versuchsaufbau und an den abschließenden Bewertungskriterien für Erfolg oder Misserfolg des Aderlasses. Helmont wollte nämlich 200 bis 500 »arme Leute« durch Losentscheid in zwei Gruppen aufteilen, um endlich Gewissheit über Nutzen oder Schaden des Aderlasses zu erzielen. Den Mitgliedern der einen Gruppe sollte so viel Blut abgenommen werden, wie es die Befürworter des Aderlasses für therapeutisch sinnvoll hielten. Den Probanden der anderen Gruppe sollte die Prozedur erspart bleiben. Als Maßstab für die Wirksamkeit der Behandlung schlug Helmont einen Vergleich der Anzahl der Begräbnisse vor, die bei beiden Gruppen notwendig wurden. Trotz des ebenso einfachen wie überzeugenden Vorschlags schienen die Befürworter des Aderlasses jedoch nicht zu einer solchen Untersuchung bereit zu sein.

Heute gehen Studien im Krankenhaus meist besser für alle Beteiligten aus, auch wenn die Nebenwirkungen in London groß und in Frankfurt tödlich waren. »Wenn sie nach den üblichen Regularien durchgeführt werden, ist das Risiko sehr gering«, sagt Methodikexperte Gerd Antes. »Man muss sich allerdings bewusst sein, dass jede Therapie eine Gratwanderung zwischen Nutzen und Schaden bedeutet und auch im normalen klinischen Alltag eine Vielzahl von Schädigungen durch Medikamente erfolgt.« Schließlich profitieren Patienten normalerweise sogar von klinischen Studien, an denen sie teilnehmen, denn im Mittel werden sie besser behandelt als bei einer Therapie nach dem üblichen Standard. Falls es bei Studien doch zu Zwischenfällen kommt, liegt das laut Antes weniger an den fehlenden Sicherheitsstandards, sondern eher an der Missachtung dieser Vorschriften.

Antes kritisiert jedoch die häufig noch immer fehlende Transparenz: »Ein Mittel, sie zu verbessern, besteht darin, dass jede klinische Studie öffentlich zugänglich registriert werden muss – und zwar zu Beginn der Studie. So könnten sich Forscher, Ärzte und Patienten über laufende Studien informieren.« Das würde das Verschweigen von Nebenwirkungen und anderer Skandale deutlich erschweren.

Der Streit um die Hormone Ein Beispiel für unkritisches Verschreibungsverhalten vieler Ärzte ist die jahrelange verfrühte und zu langfristige Hormongabe in den Wechseljahren. Die Hormontherapie galt als probates Abwehrmittel aller unangenehmen und zum Teil belastenden Begleiterscheinungen und wurde zugleich zur Vorbeugung genommen gegen brüchige Knochen, Herzinfarkt und welke Haut. Doch mittlerweile sind die Beweise erdrückend, dass der mögliche Schaden größer als der mögliche Nutzen ist. 2002 wurde in den USA eine große Untersuchung mit 16 000 Frauen abgebrochen, weil zu viele Nebenwirkungen unter der Hormonbehandlung aufgetreten waren: mehr Brustkrebs, mehr Schlaganfälle, mehr Herzinfarkte, Thrombosen und Embolien.

Die nationalen Gesundheitsinstitute der USA zogen daraufhin sofort die Notbremse und beendeten die Studie. Sie warnten – wie das Bundesinstitut für Arzneimittel und Medizinprodukte (BfArM) – vor dem langfristigen Gebrauch der Medikamente. Hier zu Lande jedoch verharmlosten viele Gynäkologen, allen voran der Berufsverband der Frauenärzte, die Ergebnisse der US-Studie. Sekundiert vom Hormonhersteller Schering, bestritten sie, dass sich die Ergebnisse der WHI-Studie, die nach der Women's Health Initiative benannt ist, auf Deutschland übertragen ließen. Ohne entsprechende Gegenbeweise liefern zu können, schickten sie abwiegelnde Stellungnahmen in die Praxen.

Das BfArM jedoch ordnete schon wenige Tage später an, dass diese Risiken in den Beipackzetteln aufgeführt sein müssen. Das Bundesinstitut empfahl außerdem, die Behandlung nur bei ausgeprägten Beschwerden und dann so kurz und so niedrig dosiert wie möglich durchzuführen – und »nur nach ausführlicher Aufklärung der Patientin über die bereits im ersten Anwendungsjahr zu erwartenden schwer wiegenden Risiken«.

Im September 2003 bekräftigte die Arzneimittelkommission der Deutschen Ärzteschaft die Aussagen des BfArM und ließ durchblicken, dass bei der Anpreisung der Hormontherapie wohl auch wirtschaftliche Interessen eine Rolle gespielt haben. Womöglich sei die Behandlung mit dem Ziel propagiert worden, »neue Bedürfnisse, Nachfragen und Indikationen zu generieren«, um »einen natürlichen Lebensabschnitt wie die Menopause in eine behandlungsbedürftige Hormonmangelkrankheit umzudeuten«.

Aus Sicht vieler deutscher Frauenärzte scheint die frühe und langfristige Hormongabe in den Wechseljahren bis heute unproblematisch zu sein. Auf Medizinerkongressen wurde diskutiert, ob es nicht an unterlassene Hilfeleistung grenze, einer Frau keine Hormone zu verordnen. Viele Frauen, die heute um die 70 sind, erinnern sich, wie sie seinerzeit zu der Behandlung gedrängt wurden. »Die Tablette abends gehört dazu wie das tägliche Eincremen«, bekam eine heute 73-Jährige von ihrer Frauenärztin zu hören. Dabei hatte sie keine Beschwerden. Als sie sich weigerte, wurde sie gefragt, ob sie später krumm und gebückt laufen wolle. Und so stieg die Zahl der verordneten Hormontagesdosierungen von rund 80 Millionen Mitte der 80er Jahre auf etwa eine Milliarde in den 90er Jahren. In manchen Altersgruppen nahm die Hälfte aller Frauen die Medikamente, insgesamt waren es in Deutschland zu Spitzenzeiten zwischen vier und fünf Millionen.

In vom Berufsverband der Frauenärzte dominierten Zeitschriften werden die Medikamente verteidigt. »Es sollte erläutert werden, dass Hormone keinen Brustkrebs verursachen«, gab etwa Alfred Mueck von der Frauenklinik Tübingen in der Septemberausgabe 2003 des medizinisch unbedeutenden Fachblatts *Frauenarzt* Empfehlungen für die Praxis, allenfalls könnten »vorhandene Krebszellen stimuliert werden«. Als habe es die WHI-Studie und die Million-Women-Studie nicht gegeben, behauptete er: »Bei bis zu vierjähriger Behandlung bleibt ein Risiko unwahrscheinlich, ist jedoch nicht auszuschließen.« Und Herbert Kuhl und Wilhelm Braendle erklärten in einer Stellungnahme der Deutschen-Menopause-Gesellschaft, die offensiv für die Hormongabe eintritt, geradezu kämpferisch: »Keinesfalls gerät unser Weltbild ins Schwanken.« Im Gespräch ereiferte sich Kuhl und sprach von »grauenhafter Panikmache«. Er witterte eine Kampagne zur Kostensenkung. »Hier wird Schrecken verbreitet, dabei ist die Risikozunahme für die einzelne Frau minimal.«

Das sehen viele Fachleute anders. So errechneten Forscher aus Oxford, dass in Großbritannien in den vergangenen zehn Jahren »20 000 zusätzliche Brusttumore« auf die Hormontherapie zurückzuführen seien. Und Eberhard Greiser, langjähriger Leiter des Instituts für Präventionsforschung und Sozialmedizin in Bremen, rechnete anhand der englischen Studie sowie der Krebsregister des Saarlandes, Bremens und Münchens hoch, dass etwa 10 000 der jährlich rund 48 000 Brustkrebsfälle in Deutschland durch die Einnahme von Hormonen in den Wechseljahren bedingt seien.

Medizinische Erkenntnisse verbreiten sich schließlich manchmal auf verschlungenen Pfaden. Manche werden sogar vergessen oder verdrängt. In der Wahrnehmung von Laien und Medizinern steht die Hormonbehandlung von Frauen in den Wechseljahren erst seit 2002 in der Kritik. Damals wurde – wie gerade geschildert – eine amerikanische Studie abgebrochen. Nachfolgende Studien bestätigten dies. 2005 zeigte ein interdisziplinäres Forscherteam im Fachblatt *Journal of Epidemiology and Community Health*, dass die Risiken einer regelmäßigen Hormongabe keineswegs unbekannt waren. Bereits vor Jahrzehnten war schon über sie diskutiert worden.

In ihrem Überblicksartikel gingen die Sozialwissenschaftler, Historiker, Biologen und Mediziner der Frage nach: »Warum wurden jahrzehntelang die Warnungen, die Wechseljahre zu ›behandeln‹, ignoriert und nicht in gesundheitspolitische Maßnahmen umgesetzt?« Denn dass Hormone Krebs verursachen können, wurde schon in den 1930er Jahren erwogen. In den 1960er Jahren kamen erste Vermutungen auf, dass Hormone auch Herz und Kreislauf schädigen und Infarkte, Thrombosen und Embolien auslösen.

Als sich die Datenlage durch die gründlichen Studien der letzten

Zeit besserte, wurden die Ergebnisse aber als völlig neu wahrgenommen. Eine noch wichtigere Rolle bei der Risikoverdrängung habe es gespielt, dass es Pharmafirmen, Ärzten und Forschern in den vergangenen drei Jahrzehnten gelungen sei, die Wechseljahre als »Mangelerkrankung« darzustellen. Frauen wurde vermittelt, dass sie ohne Hormongabe »krank werden, sexuell verkümmern und hässlich altern«. Zudem seien seit 1970 die Angst vor individuellen Gesundheitsgefahren und der Glaube an die Vorsorge gewachsen. Seither dominiere die Ideologie, Gesunde sollten vorbeugend mit hoch wirksamen Pharmaka behandelt werden. Dieses Denken und ihre Beeinflussung durch die Pharmaindustrie beachte die Forschung bis heute zu wenig.

Seit die WHI-Studie im Sommer 2002 bekannt wurde, hat die Menge der verordneten Hormone abgenommen. Der Rückgang beträgt je nach Berechnung zwischen 13 und 20 Prozent. Mittlerweile betragen die Umsatzeinbußen fast die Hälfte der ursprünglichen Einnahmen. Martina Dören, Professorin für Frauengesundheit in Berlin, hat früher selbst die Hormonbehandlung befürwortet. Angesichts der Studien der letzten Jahre ist sie jedoch umgeschwenkt und würde die Präparate nur noch bei sehr starken Beschwerden empfehlen. Dören moniert die schlechte Fortbildung der Ärzte, die auf »Brötchenveranstaltungen« der Pharmaindustrie einseitig informiert würden. Zudem sei der Autoritätsglaube gegenüber »Meinungsbildnern« für die meisten Mediziner immer noch wichtiger als irgendeine Meta-Analyse aus Oxford: »In Deutschland zählt Eminenz, nicht Evidenz«.

Nur wenige Mediziner haben gelernt, Studien kritisch zu lesen. Auch mag es gerade Ärzten nicht leicht fallen, einzugestehen, dass sie ihre Einstellung geändert haben. Sie fürchten, das Vertrauen der Patientinnen zu verlieren. »Die Diskussion hat autistische Züge«, so Dören. »Manche Standesvertreter wollen die Studien einfach nicht zur Kenntnis nehmen. Das grenzt an Wahrnehmungsverweigerung.«

Eberhard Greiser hat nach Bekanntwerden der WHI-Studie mit hunderten Frauen telefoniert. Sein ernüchterndes Fazit: »Massenhaft Fehlverordnungen, wenig kritische Frauenärzte, verunsicherte Frauen.« Aus der renitenten Haltung der Ärzte hat er seine Schlüsse gezogen: »Der Weg führt über die Aufklärung der Frauen.«

Mit Lipobay leiden auf Rezept Der Skandal um den Fettsenker Lipobay weitete sich aus. Die Anwälte der Opfer und Angehörigen überzogen den Pharmakonzern Bayer 2001 mit langwierigen und lukrativen Sammelklagen. Der Kurs der Aktie fiel. Das Gesundheitsministerium warf Bayer schwere Versäumnisse vor – darunter, neue Erkenntnisse über Risiken und Gefahren durch Lipobay zwei Monate lang zurückgehalten zu haben. Das Unternehmen wies alle Vorwürfe zurück und erklärte, es habe den zuständigen Behörden rechtzeitig alle Informationen vorgelegt.

Dieser Streit um die Schuldfrage verdeckte, dass sich aus dem Lipobay-Skandal für die Zukunft nicht viele Konsequenzen ziehen lassen würden. Denn selbst wenn die klinischen Studien, in denen Medikamente getestet werden, von bisher 5000 auf 50 000 oder gar 500 000 Probanden ausgedehnt würden, wäre das keine Garantie für mehr Sicherheit. Dass Nebenwirkungen oder gar Todesfälle auftreten, lässt sich nicht vermeiden, indem man eine größere Zahl Menschen zu Versuchskaninchen macht. Es klingt zynisch, aber die Entwicklung neuer Medikamente und anderer Therapien gelingt manchmal nur um den Preis von Komplikationen – bis hin zu Todesfällen.

Falls es wirklich zu Verzögerungen bei der Meldung der Nebenwirkungen gekommen ist, muss Bayer dies zum Vorwurf gemacht werden. »Studienergebnisse sind aus diversen Gründen oft widersprüchlich«, sagt Gerd Antes vom Cochrane-Zentrum in Freiburg. »Aus den Studien wird dann willkürlich ausgewählt, um falsche

Gewissheiten zu zementieren. Versucht man, alle Fehlerquellen zu berücksichtigen und Daten systematisch anzuschauen, werden solche Irrtümer offengelegt.«

Viele Studien werden aber von den Herstellern in Auftrag gegeben. Deshalb werden viele Untersuchungen auch nie veröffentlicht – sie liefern nicht die erwünschten Ergebnisse. Eine Folge davon ist, dass oft sogar ein zu positives Bild von den Wirkungen und Nebenwirkungen eines Medikaments gezeichnet wird, weil nur die veröffentlichten positiven Ergebnisse einbezogen werden.

Es würde zwar etwas ändern, die Publikationspraxis zu verbessern. Das grundsätzliche Problem einer nie hundertprozentig zu erreichenden Sicherheit der Arzneimittel würde jedoch nicht gelöst werden – andere Behauptungen wären heuchlerisch. Nur will es keiner der Verantwortlichen aussprechen und keiner der Konsumenten und Patienten hören, dass immer ein »Restrisiko Medikament« bestehen wird.

Zigtausende Menschen sterben beispielsweise jährlich weltweit an den Nebenwirkungen von Aspirin. Es sind Nebenwirkungen wie Magen- und Darmblutungen, die seit Jahren bekannt sind – trotzdem werden sie in Kauf genommen, weil der erlebte Nutzen der Substanz als größer eingeschätzt wird. Von der Substanzgruppe der Statine, zu denen Lipobay gehört, weiß man ebenfalls seit ihrer Markteinführung, dass sie zu Muskelschwäche bis hin zum tödlichen Muskelzerfall führen können. Das liegt in der Natur ihres – erwünschten – Wirkmechanismus, so wie die durch Aspirin gewünschte Blutverdünnung eben auch zu gelegentlich tödlichen Blutungen führt. Die nebenwirkungsfreie Arznei ist noch nicht erfunden worden. Dies sich ständig vor Augen zu führen, zerstört allerdings den Glauben an einen risikolosen Fortschritt der Medizin ebenso wie die Hoffnung auf eine Therapie für alle Bedürfnisse. Das allerdings kann Bayer nicht zum Vorwurf gemacht werden.

Weltweit wurden mehr als 40 Todesfälle mit dem Cholesterinsenker Lipobay in Zusammenhang gebracht. Bayer hatte das Mittel vom Markt genommen – »überhastet«, wie der französische Gesundheitsminister Kouchner befand. Das Bundesgesundheitsministerium untersuchte den Vorfall. Gleichzeitig wurde weiter nach Schuldigen gefahndet. Vermeintlich Verantwortliche sind die üblichen Verdächtigen: nachlässige Zulassungsbehörden, profitgierige Pharmafirmen oder sorglose Ärzte. Doch so einfach ist es nicht.

Jeder Todesfall ist einer zu viel, aber man muss die Größenordnung sehen. Sechs Millionen Menschen haben Lipobay eingenommen. Von ihnen ist, statistisch gesehen, jeder hundertfünfzigtausendste gestorben. Einige davon, weil sie – entgegen der Empfehlungen auf dem Beipackzettel – noch andere Fettsenker geschluckt hatten. Keine Kontrolle hätte dieses tödliche Risiko im Promillebereich sicher aufdecken können. Zudem: Welche Medikamente nehmen Patienten noch ein? Kein Arzt kann vorhersagen, wie sich die Wirkstoffe beeinflussen, wenn Patienten täglich ein Dutzend verschiedener Pillen schlucken.

Das Streben nach Gesundheit und die zur sozialen Norm gewordene Pflicht, sich wohl zu fühlen, haben ihren Preis. Viele Menschen wollen die »Pille danach« für jede Lebenslage. Eine Folge davon sind jährlich mindestens 17 000 Todesfälle in Deutschland, die auf Nebenwirkungen zurückzuführen sind. Gerade die übermäßige Anwendung von Cholesterinsenkern ist umstritten. Mehr als die Hälfte aller Deutschen hat angeblich zu hohe Fettwerte – auch durch die Definition von Grenzwerten kann ein Volk krank geredet und über den Umweg der vermehrten Medikamenteneinnahme krank gemacht werden.

Mehr Tote als während des Vietnamkriegs? Der Beginn war äußerst viel versprechend. In den 1970er Jahren gelang es den Chemikern einer amerikanischen Pharmafirma, ein neues Medikament herzustellen, das dem lokalen Betäubungsmittel Procain ähnelte. Doch anders als dieses sollte das als Flecainid bezeichnete Mittel auch noch für einen anderen Einsatzbereich taugen: zur Behandlung von Patienten mit Herzrhythmusstörungen.

Die ersten Laborversuche und Experimente, die an Tieren durchgeführten wurden, verliefen erfolgreich. In der Tat hatte das Medikament antiarrhythmische Eigenschaften. Es schien Aussetzer und Extraschläge des Herzens zweifelsfrei unterdrücken zu können. Andere Firmen entwickelten die ähnlich wirksamen Mittel Encainid und Tocainid, die fortan wie Flecainid als Klasse-I-Antiarrhythmika bezeichnet wurden.

Mehrere Jahre lang wurden diverse Versuche mit den neuen Medikamenten gemacht. Zunächst wurde die Arznei an gesunden Freiwilligen getestet, dann auch an Patienten, die an vorzeitigen Erregungen oder Extrasystolen der Herzkammern litten. Gerade zur Behandlung dieser so genannten Kammerarrhythmien schienen die neuartigen Mittel äußerst geeignet zu sein. Das war von immenser Bedeutung, denn Ende der 1970er Jahre etablierte sich in der medizinischen Fachwelt die Meinung, dass Kammerarrhythmien und der plötzliche Herztod eng miteinander in Verbindung stünden. Etliche Herzspezialisten propagierten daher die vorsorgliche medikamentöse Behandlung von Patienten mit Herzrhythmusstörungen.

Die Behandlung symptomfreier Patienten aus vermeintlichen Vorsorgegründen schien viele Mediziner unmittelbar zu überzeugen. Allein in den USA stieg die Rate der verordneten Klasse-I-Antiarrhythmika im Jahre 1979 auf ungefähr 12 Millionen an. Die beteiligten Pharmafirmen bestätigte das in ihrer Strategie, die klinische Verbreitung der Medikamente weiter zu fördern und massiv dafür zu werben. Dazu wurden weitere Studien beantragt und auch relativ bald von der zentralen Zulassungsbehörde für Medikamente in den USA, der Food and Drug Administration (FDA), bewilligt.

Sehr zum nachträglichen Ärger der FDA, ließ sich die Behörde darauf ein, ein fragwürdiges Kriterium für die Sicherheit der Medikamente zu akzeptieren. Als so genannter Studienendpunkt, das heißt als abschließendes Kriterium für Nutzen oder Schaden des Medikaments, wurde die Verminderung von Kammerarrhythmien zugelassen – und nicht die Sterblichkeit in der Studiengruppe. Wie fragwürdig so genannte Surrogatparameter sind, wie Studienendpunkte bezeichnet werden, die nicht das tatsächliche Befinden widerspiegeln, zeigte sich im der weiteren Karriere der Klasse-I-Antiarrhythmika.

In den 1980er Jahren, als die neuen Medikamente zunehmend flächendeckend eingesetzt wurden, stellte sich nämlich heraus, dass die Antiarrhythmika zwar durchaus unerwünschte Kammererregungen verhindern konnten. In einigen Fällen wurden die irregulären Herzschläge aber durch die Medikamente überhaupt erst ausgelöst. Doch weder Ärzte noch Pharmafirmen nahmen diese Erkenntnis besonders ernst. Sie hielten die gelegentlichen Kammerarrhythmien, die durch die Herzmittel induziert wurden, für sehr seltene Ausnahmen – in jedem Fall würden die Vorteile die Nachteile überwiegen, so die allgemeine Annahme. 1986 wurde Flecainid von der FDA zugelassen; allerdings mit dem Warnhinweis, dass durch das Medikament Kammerarrhythmien ausgelöst werden können, und mit der Empfehlung, die Behandlung auf jene Patienten zu beschränken, bei denen die Vorteile die Nachteile eindeutig überwiegen.

Diese Warnungen schienen jedoch kaum jemanden zu beunruhigen – weder Ärzte noch Vertreter der Pharmaindustrie. Innerhalb von nur zwei Jahren stieg die Verschreibungshäufigkeit von Flecainid um mehr als 50 Prozent auf rund 57 000 Rezepte im Monat. Zwar gab es unter den Ärzten immer wieder skeptische Stimmen, die beklagten, dass keine kontrollierten Doppelblindstudien mit einer Vergleichsgruppe über die Herzmittel vorlagen, wie das normalerweise bei der

Einführung neuer Medikamente üblich ist. Und erst verhältnismäßig spät wurde eine große Multizenterstudie unter Führung der amerikanischen Gesundheitsinstitute NIH begonnen, die untersuchte, ob die Behandlung mit Flecainid, Encainid oder Morizin im Vergleich mit einer Gruppe, die ein Scheinpräparat erhielt, auch die Sterblichkeit verminderte.

Im Juni 1987 wurden in den USA, Kanada und Schweden die ersten Patienten mit Herzbeschwerden in die so genannte CAST-Studie einbezogen. Im April 1989 wurde die Untersuchung jedoch bereits drei Jahre früher als geplant abgebrochen. Denn zwei der drei verwendeten Medikamente zur Rhythmusregulierung erwiesen sich als schädlich. Im Vergleich zur Kontrollgruppe starben mehr als doppelt so viele Menschen, die Flecainid oder Encainid erhielten. Zwar unterdrückten diese Mittel die Kammerarrhythmien tatsächlich. Doch führte dies keineswegs zu weniger Todesfällen – im Gegenteil.

Erstaunlicherweise erregte dieser qualitativ wie quantitativ beträchtliche Medizinskandal relativ wenig Aufsehen in den USA oder anderswo, obwohl er schon für einige Aufregung bei der FDA sorgte. Immerhin ging es um gigantische Dimensionen. Denn etwa 200 000 Patienten in den USA nahmen Ende der 80er Jahre Flecainid oder Encainid ein. Selbst zurückhaltende Berechnungen mussten auf etwa 5000 Todesfälle jährlich kommen, die auf eine Behandlung mit diesen Herzmitteln zurückzuführen waren. Wurden die anderen Klasse-I-Antiarrhythmika mit einbezogen, musste die jährliche Zahl der Toten sogar in die Zehntausende gehen. Hinzu kamen die Todesfälle in den anderen wohlhabenden Ländern, die nie genau berechnet worden waren. Der Journalist Thomas Moore, der 1995 einen packenden Bericht über diesen Skandal schrieb, schätzt, dass weltweit mehr Menschen durch die Behandlung mit Klasse-I-Antiarrhythmika ums Leben gekommen sind als während des Vietnamkriegs.

Die CAST-Studie wurde dennoch in leicht abgewandelter Form

als CAST-II-Studie 1989 weitergeführt. Jetzt wurde nur noch das vermeintlich harmlose Morizin mit einem Scheinpräparat verglichen. Obwohl die Studie noch nicht beendet war, wurde Morizin bereits 1990 von der FDA für Patienten mit »lebensbedrohlichen Rhythmusstörungen« zugelassen. In etlichen Fachzeitschriften wurde Werbung für das »effektive und sichere« Medikament geschaltet.

CAST II ereilte schließlich das gleiche Schicksal wie CAST I: Die Studie wurde vorzeitig beendet, weil eine stark gestiegene Sterblichkeit in der Behandlungsgruppe beobachtet wurde. Mit schon fast an Peinlichkeit grenzender Untertreibung lautete das lapidare Fazit der beteiligten Wissenschaftler, CAST I und CAST II würden zeigen, dass die Unterdrückung von Kammerarrhythmien »nicht mit einer verbesserten Überlebensrate einhergeht«. Auch auf diese Schlussfolgerung hin blieb das Medienecho in den USA erstaunlich gering. Nur wenige Zeitungen berichteten von dem Fall, der sicher in Tausenden »Einzelfällen« zu einem vorzeitigen Herztod geführt hat.

Der illegale Therapiebeginn Seit der Entdeckung der Struktur der DNA-Doppelhelix durch James Watson und Francis Crick im Jahr 1953 haben Wissenschaftler immer wieder die Vision gehabt, defektes Erbmaterial durch gesundes zu ersetzen. Durch den Ersatz kranker Gene, so die optimistische Vorstellung, sollten alle Krankheiten, die auf einzelne Gendefekte zurückzuführen waren, geheilt werden können. In den 1970er Jahren hatte die Genforschung immerhin bereits etliche Fortschritte beim Austausch von Genmaterial bei Bakterien und niederen Pflanzen gemacht. Viele Forscher waren von diesen Erfolgen stimuliert und daher ungeduldig. Sie wollten die Gentherapie endlich auch beim Menschen ausprobieren.

Martin Cline, Professor an der University of California in Los Angeles, war ein Spezialist für die Behandlung der Thalassämie. Bei dieser besonders in den Mittelmeerländern vorkommenden Erkrankung ist die Produktion des roten Blutfarbstoffes gestört. Die Betroffenen ermüden schnell, sind wenig belastbar und werden bereits bei kleineren Anstrengungen kurzatmig. Bei Patienten, die an der schweren Form der Erkrankung leiden, kommt es schon in jungen Jahren zu einer Schädigung des Herzmuskels und zu schweren Infektionen. Viele Patienten sterben, bevor sie das 25. Lebensjahr erreicht haben.

Martin Cline wollte die Krankheit endlich wirkungsvoll heilen können – und setzte sich bei diesem Versuch über alle juristischen Regeln, Standesvorschriften und medizinischen Selbstverpflichtungen hinweg. Er behandelte im Juli 1980 zwei Patienten mit einer Gentherapie gegen Thalassämie, ohne eine offizielle Genehmigung dafür zu haben. Das war nicht etwa eine lässliche Sünde im Dienste der Patienten, für die jedermann Verständnis haben müsste. Hier ging es um eine bisher wenig untersuchte Behandlungsform, von der niemand wusste, wie die Patienten darauf reagieren würden und welche Risiken damit verbunden waren.

Cline führte seinen beiden menschlichen Versuchskaninchen die Gene zu, die für die Herstellung des roten Blutfarbstoffes notwendig sind. Cline hatte zwar eine Genehmigung für dieses Vorgehen bei seiner Universität beantragt, doch die Antwort ließ auf sich warten. Zu ungewiss war der Ausgang des Experiments. Außerdem musste er bei diversen israelischen und italienischen Behörden um Erlaubnis nachsuchen, da seine Patienten aus diesen beiden Ländern stammten. Cline entnahm seinen Patienten Knochenmarkzellen und gab anschließend die Gene zur Produktion des Blutfarbstoffs hinzu. Dann spritzte er seinen Patienten die genveränderten Zellen in die Blutbahn.

Die Antwort der Gutachter kam einen Tag, nachdem Cline seine Experimente vorgenommen hatte. Der Antrag auf eine Gentherapie beim Menschen wurde abgelehnt. Als Clines eigenmächtiges Handeln wenig später bekannt wurde, waren die Öffentlichkeit wie auch die meisten Forscher entrüstet. In der Presse wurde eine erbitterte Auseinandersetzung um die nicht genehmigte Therapie geführt. Die Laien waren von dem nicht genehmigten »Menschenexperiment« schlicht entsetzt, die wissenschaftlichen Kollegen fürchteten vor allem, dass Cline mit seinem rücksichtslosen Vorgehen wertvollen Kredit für die neue Behandlungsmethode verspielt hatte. Die Gentherapie würde jetzt um Jahre zurückgeworfen werden. Wie konnte man den Gentherapeuten in Zukunft trauen, wenn sie ohne offizielle Genehmigung Versuche am Menschen vornahmen? Schließlich waren sich selbst die meisten Forscher darüber einig, dass es zu früh dafür war und zuvor noch etliche Tierversuche notwendig gewesen wären.

Für manche Wissenschaftler war Martin Cline allerdings kein skrupelloser Forscher, sondern in erster Linie ein Märtyrer, der die eigene Karriere aufs Spiel gesetzt hatte, um seinen Patienten zu helfen und den medizinischen Fortschritt zu beschleunigen. Sie bewunderten insgeheim den Mut des kalifornischen Arztes, die neue Therapie in einer so frühen Phase anzuwenden. Immerhin hatte Cline nach Bekanntwerden des Skandals seinen Posten als Laborleiter räumen müssen.

Ob Cline mit seiner experimentellen Therapie den Patienten geholfen oder geschadet hat, bleibt bis heute offen. Er selbst hat sie nie wieder gesehen. Sie starben wenige Jahre nach dem Versuch in Kalifornien, was aber in etwa auch ihrer durch die Krankheit begrenzten Lebenserwartung ohne die Behandlung entsprochen hat. Eine unmittelbare Schädigung durch das Experiment trugen sie offenbar nicht davon.

Tödliche Behandlung Im Herbst 1999 starb der 18-jährige Jesse Gelsinger in den USA nach einer Gentherapie. Der Schüler aus Tucson, Arizona, litt an einem seltenen Enzymdefekt in der Leber. Er war allerdings nicht sehr schwer krank und konnte durch die Einnahme von Medikamenten und die Einhaltung einer speziellen Diät ein nahezu beschwerdefreies Leben führen – bis er sich freiwillig der Behandlung durch den Gentherapeuten James Wilson in Philadelphia unterzog. Wilson war in den 1990er Jahren weltweit der führende Experte auf dem Gebiet der Gentherapie. Er hatte ein eigenes Zentrum für diese neuartige Behandlungsform aufgebaut.

Jesse Gelsinger hatte sich freiwillig zu dem Therapieversuch gemeldet. Aus Tucson, Arizona, nahm er den Weg nach Philadelphia auf sich. Bei der Gentherapie werden Gene, die helfen oder heilen sollen, in Körperzellen des Kranken übertragen. Dies kann durch Viren, physikalisch oder biochemisch erfolgen, und das Ziel ist es, mit dem gesunden Gen die Störung der Zellen des erkrankten Gewebes zu beheben.

Theoretisch klingt das einleuchtend und einfach. Ganz so einfach war es jedoch nicht. Versuche mit Schnupfenviren brachten keine überzeugenden Ergebnisse, und die Bedenken über mögliche Gefahren für Unbeteiligte ließen sich bis heute nicht vollständig ausräumen. Das war aber nicht der einzige Grund, weshalb die Gentherapie von Beginn an mit Argwohn betrachtet wurde. Die ganze Methode stand unter keinem guten Stern.

Die erste Gentherapie war 1980 in Kalifornien ohne Genehmigung vorgenommen worden. Als das eigenmächtige Handeln des Arztes Martin Cline bekannt wurde, gab es massive Kritik in der Öffentlichkeit, auch wenn der Mediziner mit seiner Behandlung den beiden Patienten zwar nicht genützt, allem Anschein nach aber auch nicht geschadet hatte. Wertvoller Kredit für die neue Therapiemethode war verspielt worden.

Zehn Jahre später, im September 1990, wurde die erste offiziell genehmigte Gentherapie begonnen. Bei der gentherapeutischen Behandlung der vierjährigen Ashanti DeSilva, die an einer angeborenen Immunschwäche litt, wurden dem kleinen Mädchen gentechnisch veränderte Abwehrzellen in die Blutbahn gespritzt. Die Krankheit ist so selten, dass Kritiker meinen, es gebe mehr Wissenschaftler, die sich damit beschäftigen, als Patienten, die daran leiden. Jedenfalls bekamen Ashanti und eine andere Patientin, Cindy Cutshall, zusätzlich zu der Gentherapie auch noch die herkömmliche Behandlung verabreicht. Nach vier Jahren kamen die Forscher zu dem Ergebnis, dass die neuartige Therapieform nicht zu einer Heilung geführt hatte und der Zustand der beiden Mädchen unverändert war.

Auch andere Gentherapieversuche schlugen fehl, dennoch wurden bis zum Sommer 2008 weltweit in mehr als 1300 Studien mehr als 10000 Menschen auf diese Weise behandelt. Den Forschern erschien die Idee, ein defektes durch ein gesundes Gen austauschen zu können, zu verlockend. Doch bislang konnte kein Mensch nachweislich durch eine Gentherapie geheilt werden. In Paris erkrankten zwei von neun Kindern, die gentherapeutisch behandelt wurden, innerhalb weniger Jahre an Leukämie. Und Jesse Gelsinger starb sogar an den Folgen der Behandlung.

Paul Gelsinger kam im Spätherbst 2001 nach Deutschland, um vom Tod seines Sohnes zu berichten. Von dessen Krankheit und davon, dass Jesse 10 Dollar auf dem Konto hatte, als er mit 18 Jahren starb. Jesse Gelsinger, geboren am 18. Juli 1981, litt an einer seltenen Stoffwechselkrankheit der Leber. Bereits mit drei Jahren musste er als Notfall in die Kinderklinik eingeliefert werden, weil er plötzlich bewusstlos geworden war. Mit zehn Jahren fiel er wieder kurzzeitig ins Koma. Seine Leber konnte bestimmte Nahrungsmittelbestandteile nicht abbauen, weil ein Enzym bei ihm defekt war. Wenn er sich falsch ernährte, stiegen die Stickstoffverbindungen und das Ammoniak in Jesses Blut auf das Fünffache des Normalwerts an. Ihm wurde zunächst übel, er bekam Bauchschmerzen, dann wurde er bewusstlos.

Als Teenager hatte Jesse sein Leiden einigermaßen im Griff. Er hielt sich an eine Diät und nahm bis zu 20 Tabletten täglich ein. Das ermöglichte ihm ein halbwegs normales Leben – er hatte eine Freundin, ein Motorrad und einen Job im Supermarkt. Vater Paul zeigt die Dias: Jesse auf der Geländemaschine, Jesse beim Sport, Jesse vor der Schule.

In der Weihnachtszeit 1998 ging es ihm jedoch wieder schlechter. Jesse krümmte sich eines Nachmittags auf dem Boden, als der Vater nach Hause kam. Er musste sich übergeben, fiel schließlich ins Koma. Zwei Tage lang war er nicht bei Bewusstsein, dann erholte er sich langsam wieder. Eine Woche später ging er bereits wieder zur Schule, doch der Zwischenfall war ein Signal für ihn. »Jetzt war Jesse klar, dass er gegen die Krankheit kämpfen wollte«, erinnerte sich der Vater.

Im Frühjahr 1999 hörten Vater und Sohn zum ersten Mal von den Gentherapiestudien in Philadelphia. Das defekte Gen in Jesses Leber konnte durch ein intaktes ersetzt werden, so die Theorie. Dann würde nach Vorstellung der Ärzte auch das defekte Enzym, das die Stickstoffverbindungen nicht abbauen konnte, wieder richtig arbeiten. Der verantwortliche Arzt in Philadelphia war nicht irgendein Mediziner, sondern Jim Wilson, der Star der Gentherapeuten.

Paul Gelsinger macht sich bis heute Vorwürfe, dass er so euphorisch auf Wilsons neue Behandlungsmethode reagiert hatte. Dass er daran glaubte, dass sie Jesse helfen würde. Er fuhr nicht mal mit nach Philadelphia, als am 13. September 1999 die erste Injektion bei seinem Sohn vorgenommen wurde, für so harmlos hielt er sie.

Eine Woche später, zur nachträglichen Kontrolluntersuchung des Lebergewebes, die von den Ärzten als einziges – aber minimales Risiko – angegeben wurde, wollte er nachkommen. Am Abend der Injektion telefonierten Vater und Sohn noch. »Jesse war müde, aber guter Dinge. Er sagte Good-bye. Es war das Letzte, was er zu mir sagte«, erinnerte sich Paul Gelsinger.

Am zweiten Tag, nachdem Milliarden Viren, die als Fähren für die Gene dienen, im Bereich der Leber in Jesses Blut gespritzt worden waren, verschlechterte sich der Zustand des Jungen dramatisch. Sein

Immunsystem wurde mit der enormen Virenmenge nicht fertig. Jesse fiel ins Koma, seine Organe und die Blutgerinnung versagten.

Paul Gelsinger fuhr sofort zu seinem Sohn, doch der war bereits so geschwächt, dass er ihn nicht mehr erkannte. Andere Familienmitglieder wurden durch Hurricane Floyd aufgehalten, der in diesen Tagen über Philadelphia tobte. Am Morgen des 17. September 1999 war dann der Großteil der Familie in Jesses Krankenzimmer versammelt. »Der Priester sagte, dass Jesse ein Held sei, dann wurden die Maschinen, die ihn am Leben erhielten, abgeschaltet.«

Anfangs unterstützte Paul Gelsinger die Forscher in der Aufklärung des Todesfalls. Doch im Dezember 1999 zeigte sich, dass Wilson nicht aufklären, sondern vertuschen wollte. Etliche Auflagen zum Schutz der Patienten hatte er missachtet. Er hatte nicht genügend Vorversuche unternommen und bedenkliche Blutwerte bei mehreren Patienten nicht beachtet oder keine Konsequenzen daraus gezogen.

Besonders schwerwiegend waren die Ergebnisse aus den Tierversuchen, die einfach ignoriert oder übergangen worden waren. Alle Affen, denen der gleiche Viren-Gen-Cocktail wie Jesse injiziert worden war, starben an der »therapeutischen« Mischung. Nachuntersuchungen ergaben außerdem, dass dies nicht die einzigen Versäumnisse waren. Bei den bisherigen Gentherapiestudien in Wilsons Verantwortungsbereich waren mehr als 800 Nebenwirkungen aufgetreten, die verschwiegen wurden.

Jesses Gentherapie hätte nie genehmigt und nie durchgeführt werden dürfen. Paul Gelsinger hat Anklage gegen die beteiligten Wissenschaftler erhoben, als ihm das Ausmaß an Täuschungen und Fälschungen klar wurde. Vom Staatsanwalt und den Ermittlungen hatte er nichts mehr gehört.

Paul Gelsinger ist weitgehend frei davon, einzelnen Wissenschaftlern kriminelle Energie zu unterstellen, auch wenn er sich von ihnen betrogen fühlt und herausgefunden hat, dass Wilson 30 Prozent Aktienanteile an jener Firma hielt, die am meisten von dem Forschungsprojekt profitierte. »Geld und Ehrgeiz – so simpel sind die Gründe für Jesses Tod«, glaubt Gelsinger. »Dabei haben nicht nur Einzelne, sondern das System hat versagt. Jim Wilson und sein Team waren Teil des Systems.«

Ethik-Kommissionen gehörten ebenfalls zum System. Sie begleiteten die zweifelhaften Gentherapie-Studien in Philadelphia. Mitglied einer Ethik-Kommission war der bekannte Bioethiker Arthur Caplan. Er hatte das Team um Jim Wilson beraten. Nach Jesses Tod hat Caplan Paul Gelsinger zufolge zu ihm gesagt, die nachfolgende Kontroverse sei »gut für die Sache der Ethik«, und die Bioethiker würden »vom Skandal profitieren«.

Noch rücksichtsloser war, was Caplan zu dem Todesfall in Philadelphia bei einer internen Anhörung geäußert haben soll. Paul Gelsinger gibt das so wieder: »Es ist nicht nur traurig, dass Jesse Gelsinger starb, es gab niemals eine Chance, dass irgendjemand von diesen Experimenten profitieren würde. Dies waren Sicherheitstests. Als solche sind sie per definitionem nicht therapeutisch. Wenn ich dir das verabreichen würde, würden wir ausprobieren, ob du ebenfalls sterben würdest oder nicht.«

Damit gab einer der an der Gentherapie beteiligten Ethiker zu, dass Jesse Gelsinger an einem Menschenversuch gestorben ist, bei dem ein Behandlungserfolg von vornherein ausgeschlossen war. So hat zumindest Paul Gelsinger diese Äußerung verstanden. Seine Verbitterung hält sich in Grenzen. Bei ihm überwiegen Trauer, Ratlosigkeit und eine tiefe Skepsis gegenüber der Wissenschaft.

Die letzte Spritze ins Knie Wenige Stunden, nachdem Jolee Mohr eine Spritze ins Knie verabreicht wurde, die ihr Besserung bringen sollte, wurde ihr übel und sie bekam Fieber. Wenige Tage darauf hatten sich die Beschwerden so verschlimmert, dass sie in eine

Klinik musste. Drei Wochen später war die 36-Jährige aus Taylorville im US-Bundesstaat Illinois tot. Im September 2007 hat ein Ausschuss der amerikanischen Gesundheitsinstitute die Erkenntnisse zu dem Todesfall vom 24. Juli des Jahres zusammengetragen. Die Ergebnisse sind nicht nur für die Angehörigen wichtig, sondern für eine ganze Forschungsrichtung. Jolee Mohr war die Spritze ins Knie im Rahmen einer Gentherapie verabreicht worden.

Die Patientin litt an chronischem Gelenkrheuma, konnte aber dennoch ihrer Arbeit nachgehen, berichtete ihr Ehemann vor dem Untersuchungsausschuss. Anfang Juli 2007 wurden ihr an der University of Chicago Gene gespritzt, die den Körper anregen sollten, die Entzündung im Gelenk einzudämmen. Zudem sollten die Gene aus der Spritze TNF-alpha – einen wichtigen Signalstoff bei chronischem Rheuma – blockieren. Um die Erbgutbestandteile in den Körper zu bringen, wurden Viren als Genfähren benutzt. »Die Patientin starb an einer Histoplasmose-Pilzinfektion und inneren Blutungen«, sagte der Pathologe John Hart vor dem Ausschuss. Zudem habe die Autopsie eine schwere Blutvergiftung ergeben, die bei Patienten mit unterdrücktem Immunsystem häufiger auftreten würde.

Fraglich ist, ob Jolee Mohr überhaupt an der Studie hätte teilnehmen sollen. Einerseits war sie durch ihr chronisches Gelenkrheuma im Alltag offenbar wenig eingeschränkt. Zudem nahm sie bereits Mittel ein, die das Immunsystem unterdrückten und TNF-alpha blockierten – also auf einen ähnlichen Wirkmechanismus abzielten wie die Gentherapie. »Wir müssen genauer auf die umfassende Aufklärung der Patienten achten«, sagte Arthur Nienhuis, Präsident der amerikanischen Gesellschaft für Gentherapie, nach dem tragischen Fall.

Auch wenn der Tod von Jolee Mohr nicht zweifelsfrei auf die Gentherapie zurückzuführen war, geriet die Behandlungsform erneut in die Kritik.

Gefährliches Versteckspiel Am 30. September 1982 starben sechs Menschen in Chicago nach der Einnahme von Acetaminophen. Das Medikament war mit Blausäure verunreinigt. Im März 2006 erlitten erneut sechs Menschen schwere Nebenwirkungen während eines Medikamententests in London. In Chicago war es durch menschliches Versagen zu der tödlichen Blausäurebeimischung gekommen. Das Mittel in London befand sich im Test, es war noch nicht auf dem Markt. »Es wäre gut, wenn wir uns nicht nur über solche Unfälle empören, sondern auch die Nebenwirkungen von Medikamenten stärker beachten, die längst großflächig in Gebrauch sind«, sagt Jerry Avorn von der Harvard-University. »Diese Nebenwirkungen können Tausende Patienten krank machen oder umbringen.« Pharmakologe Avorn hat Erfahrungen damit, wie in Pharmastudien gefährliche Nebenwirkungen zwar entdeckt werden, die brisanten Daten aber unter Verschluss bleiben. Im November 2006 hat er im Fachblatt *New England Journal of Medicine* darüber berichtet.

Beispiel Aprotinin. Das als Trasylol bekannte Mittel von Bayer sollte die Blutungsneigung und andere Komplikationen nach Herzoperationen vermindern. Seit 1993 war es zugelassen, seitdem gibt es Ärzte, die das Mittel nicht für sicher halten. Es dauerte jedoch bis zum Frühjahr 2006, bis der Verdacht erhärtet wurde. In einer großen Untersuchung mit mehr als 4000 Teilnehmern stellte sich heraus, dass bei Patienten gehäuft Nierenversagen, Herzinfarkte und Schlaganfälle auftraten, wenn sie nach einem Eingriff an den Herzkranzarterien Aprotinin bekamen.

Beispiel Rofecoxib. Das von Merck unter dem Namen Vioxx vertriebene Schmerzmittel wurde am 30. September 2004 vom Markt genommen. Das Unternehmen musste zugeben, dass Vioxx das Risiko für Herzinfarkte und Schlaganfälle verdoppelte. Zu diesem Zeitpunkt war das Medikament aber bereits fünf Jahre im Handel. 20 Millionen Menschen hatten es schon eingenommen.

Vioxx, Lipobay – die Zwischenfälle häufen sich. In letzter Zeit sind immer wieder Medikamente in die Kritik geraten, die schon Jahre auf dem Markt waren. Das liegt auch daran, wie Medikamente zugelassen werden. »Klinische Tests sind ausgerichtet auf den Wirksamkeitsnachweis von Medikamenten – und nicht auf die Erfassung von Nebenwirkungen«, sagt Gerd Antes. »Studien mit wenigen hundert Patienten können schwere Nebenwirkungen nicht erfassen, wenn diese nur bei einem von zehntausend Patienten vorkommen. Trotzdem kann das fatale Auswirkungen in der Praxis haben, wenn Millionen Menschen die Arzneimittel nehmen.« Hier gibt es erheblichen Verbesserungsbedarf in den Anwendungsbeobachtungen, das heißt für Studien nach der Einführung des Medikaments.

Manchmal werden schwere Nebenwirkungen erst zufällig in einer Studie oder durch gehäufte Zwischenfälle erkannt, nachdem ein Mittel schon jahrelang in Gebrauch ist. »Das komplette Sicherheitsprofil eines Medikaments kennt man zum Zeitpunkt der Zulassung selten«, sagt William Hiatt von der US-Kontrollbehörde FDA. Im Fall von Aprotinin und anderen Arzneien, die sich später als gefährlich herausstellten, wussten die Firmen aber längst von den Risiken, bevor ihr Produkt in die Kritik geriet. Bayer habe, so Avorn, eine private Forschungsfirma engagiert, um eine große Studie zur Verträglichkeit und den Nebenwirkungen von Aprotinin zu erstellen. Die Ergebnisse ähnelten denen, die das Medikament im Frühjahr 2006 in die Schlagzeilen brachten – mehr Nierenschäden, mehr Herzinfarkte, mehr Todesfälle.

Merck hatte zwar öffentlich immer wieder geleugnet, dass Vioxx das Risiko für Infarkte steigern würde. Dennoch wurden zwei Studien in Auftrag gegeben, um den möglichen Zusammenhang zu untersuchen. Beide Studien bestätigten das erhöhte Risiko. Die Daten der ersten Studie, an der auch Jerry Avorn beteiligt war, wurden verworfen und die Untersuchungsmethode kritisiert, die das Unternehmen anfangs noch akzeptiert hatte. Die zweite Studie wurde von derselben Firma erstellt, die auch Aprotinin untersucht hatte – diese

Ergebnisse wurden aber erst veröffentlicht, als das Medikament nicht mehr auf dem Markt war.

Merck selbst gibt hingegen an, die Sicherheit von Vioxx in weitaus größerem Umfang untersucht zu haben. »In regelmäßigen Abständen führten wir gepoolte Analysen der Daten aus unseren klinischen Studien durch und veröffentlichten deren Ergebnisse«, sagt Philip Huang, Senior Director von Merck in den USA. »Vor September 2004 zeigten die Ergebnisse dieser gepoolten Analysen, die mehr als 30 randomisierte klinische Studien umfassten, keine signifikanten Unterschiede im Hinblick auf schwerwiegende kardiovaskuläre Ereignisse zwischen Vioxx und einem Placebo beziehungsweise zwischen Vioxx und einem Antirheumatikum.« Merck habe demnach die Entscheidung, Vioxx vom Markt zu nehmen, innerhalb einer Woche getroffen, nachdem die vorläufigen Ergebnisse einer dieser drei Placebo-kontrollierten klinischen Studien bekannt geworden waren. Zudem habe das Unternehmen Zulassungsbehörden und medizinische Fachkreise nach Aussage von Philip Huang über die Ergebnisse aller dieser Studien informiert und entsprechende Maßnahmen getroffen.

Das Risiko, dass gefährliche Nebenwirkungen verschwiegen werden, lässt sich kaum vermindern. Pharmafirmen müssen über ihre Medikamentenstudien keine Rechenschaft ablegen. Niemand kann sie zwingen, Ergebnisse zu veröffentlichen, die nachteilig für die eigenen Produkte ausfallen. »Es kommt immer wieder vor, dass Firmen sagen, dass sie ganz andere Daten haben, sie aber nicht herausrücken«, sagt Peter Sawicki. Er leitet das Institut für Qualität und Wirtschaftlichkeit im Gesundheitswesen, das bewertet, welche Therapien nützlich und sinnvoll sind.

Obwohl in Industrieländern etwa zehn Prozent des Bruttosozialprodukts in das Gesundheitswesen fließen, ist anscheinend kein Geld für unabhängige Anwendungsbeobachtungen vorhanden. Das sind Studien, die überprüfen, wie sicher bereits zugelassene Medikamente in der Praxis wirklich sind. So sind Ärzte wie Patienten weiter auf pharmafinanzierte Studien angewiesen – und wenn diese überhaupt veröffentlicht werden, sind die Daten oft verzerrt und einseitig. Werden die Studien nicht veröffentlicht, zeigen sich die Nebenwirkungen spätestens im Großversuch an den Patienten.

Jähes Ende eines Hoffnungsträgers Die Entscheidung fiel an einem Samstag im Dezember 2006 innerhalb von wenigen Stunden. Morgens um 7 Uhr wurde John LaMattina, Forschungsleiter des Pharmaunternehmens Pfizer, über die Zwischenfälle mit Torcetrapib informiert. In der Testphase des damals wohl aussichtsreichsten Medikaments des Konzerns waren etliche Probanden gestorben, andere hatten über schwere Nebenwirkungen geklagt. LaMattina informierte den Vorstand des Unternehmens. Der beschloss, alle Tests mit dem potenziellen Blockbuster sofort zu stoppen. Samstagnachmittag verkündete Jeffrey Kindler, Vorstandsvorsitzender des weltweit größten Arzneimittelherstellers, dass Pfizer »im Interesse der Patientensicherheit« die Studien zu Torcetrapib einstellen würde.

Das Mittel, auf das Pfizer so viele Hoffnungen gesetzt hatte, gehört zur neuen Wirkstoffklasse der Cetrapibe. Das sind Fettsenker. Torcetrapib hemmt ein Eiweiß im Cholesterinstoffwechsel. Dadurch verdoppelt sich die Konzentration des »guten« HDL-Cholesterins im Blut, wie Tests 2004 zeigten. Ärzte wissen seit langem, dass Patienten mit hohem HDL-Spiegel seltener Herzinfarkte bekommen. Im Gegensatz dazu ist das Risiko für Gefäßverkalkung und Infarkt erhöht, wenn das »schlechte« LDL-Cholesterin im Blut ansteigt. »Das Mittel war ausgesprochen attraktiv und hätte eine Lücke geschlossen«, sagt der Heidelberger Pharmakologe Ulrich Schwabe, Mitglied der Arzneimittelkommission der Deutschen Ärzteschaft.

Bevor ein Medikament auf den Markt kommt, muss es verschiedene Testphasen durchlaufen. Zunächst werden die Verträglichkeit und die geeignete Dosis erforscht. Diese Studien finden allerdings mit nur wenigen Dutzend Patienten statt, so dass Nebenwirkungen nicht immer entdeckt werden. Torcetrapib wurde in Phase III der klinischen Studie getestet, dabei geht es um den Wirkungsnachweis an mehreren Tausend Patienten. Verläuft dieser Test erfolgreich, steht einer Zulassung nichts mehr im Weg.

Pfizer testete in der Illuminate-Studie die Arznei an 15 000 freiwilligen Probanden, von denen die Hälfte den Wirkstoff, die andere Hälfte ein Scheinmedikament bekam. Um die Zuverlässigkeit des Mittels zu prüfen, wurde die Studie nicht nur an vielen Teilnehmern, sondern auch über einen langen Zeitraum, nämlich von 2004 bis 2009, geplant. Unabhängige Wissenschaftler, darunter viele Statistiker, haben den Verlauf überwacht. Am Ersten eines jeden Monats erstatteten sie Pfizer Bericht. Am 1. Dezember 2006 mussten sie dem Unternehmen mitteilen, dass mittlerweile 82 Studienteilnehmer gestorben waren, die das Mittel eingenommen hatten. In der Placebo-Vergleichsgruppe starben 51 Probanden. Sämtliche Teilnehmer waren älter, litten an Diabetes oder Herzkreislauferkrankungen, so dass ihr Risiko für Infarkte erhöht und vorauszusehen war, dass in beiden Gruppen Menschen sterben würden. 31 Todesfälle mehr in der Behandlungsgruppe sind aber ein deutlicher Unterschied, der sich vermutlich nur durch den Einfluss des Medikaments erklären lässt. »Ein neues Wirkungsprinzip bringt immer neue Risiken mit sich«, sagt Schwabe. »Vioxx und die entsprechende Wirkungsgruppe haben wir anfangs auch hoch gelobt.«

Torcetrapib war bereits 2005 in die Schlagzeilen geraten. Der Harvard-Pharmakologe Jerry Avorn hatte im *New England Journal of Medicine* kritisiert, dass Pfizer das neue Medikament nur in Kombination mit dem hauseigenen Cholesterinsenker Atorvastatin testen und vermarkten wollte – und dass dieses Vorgehen auch noch von der US-Zulassungsbehörde FDA genehmigt wurde. Atorvastatin ist in Deutschland unter dem Namen Sortis auf dem Markt (in den meisten anderen Ländern als Lipitor) und mit etwa zehn Milliarden Dollar Jahresumsatz das derzeit erfolgreichste Medikament der Welt. Vermutlich wäre nach einer erfolgreichen Teststudie nur die fixe Kombination Torcetrapib mit Atorvastatin zugelassen worden. »Es kann nicht sein, dass Marketingabteilungen die Forschungsrichtung vorgeben«, sagt Avorn. »Die Bedürfnisse von Ärzten und Patienten werden womöglich nicht optimal berücksichtigt.« Auch die Arzneimittelkommission der Deutschen Ärzteschaft kritisierte das Verhalten Pfizers und der FDA.

Pfizer hat zwar Milliardenverluste durch Entwicklungskosten und Gewinnausfälle. Eines muss das Unternehmen jedoch nicht befürchten: Da Torcetrapib noch nicht zugelassen war, kommen – anders als bei Vioxx von Merck oder Lipobay von Bayer – keine Schadensersatzklagen auf den Konzern zu. Die Probanden hatten unterschrieben, dass sie sich freiwillig dem Medikamententest unterziehen und mögliche Risiken in Kauf nehmen.

Gießener Experimente Eine Einwilligung gab es nicht. Trotzdem sollen Narkoseärzte am Universitätsklinikum Gießen Medikamente an Patienten getestet haben. Die fragwürdigen Studien seien während Operationen unter Narkose erfolgt und reichten bis zum Ende der 80er Jahre zurück, teilte die Gießener Staatsanwaltschaft im Juni 2004 mit. Sie ermittelte gegen den damals 64-jährigen Chefarzt der Abteilung für Anästhesie sowie gegen zehn weitere Mediziner, von denen einige mittlerweile an anderen Kliniken tätig waren.

In Zusammenhang mit den nicht genehmigten Studien sei es zu zwei Todesfällen gekommen – wobei die Kausalität nicht abschließend geklärt werden konnte. Es könnte auch sein, dass die Patienten gestorben sind, ohne dass dies etwas mit den Versuchen der Narkoseärzte zu tun gehabt habe. Denn die in den Testreihen verwendeten Medikamente seien keineswegs in der Mehrzahl gefährlich gewesen. »Manchmal wurde nur die Dosierung etwas verändert oder eine Kombination mit anderen Mitteln ausprobiert«, erklärte ein Vertreter der Staatsanwaltschaft. In einem Fall sei etwa untersucht worden, in welcher von zwei verschiedenen Molekülformen ein häufig verwendetes Narkosepräparat wirksamer und besser verträglich gewesen sei. Ein Arzt, der ungenannt bleiben wollte, vertrat die Ansicht, dass Patienten niemals in Gefahr gewesen wären.

Im Zentrum der Vorwürfe stand der Ärztliche Direktor der Abteilung für Anästhesiologie, Intensivmedizin und Schmerztherapie am Universitätsklinikum Gießen. Nach Auskunft der Staatsanwaltschaft seien unter seiner Leitung wiederholt Patienten Medikamente ohne Absprache gegeben worden. Sofern es sich nicht um einen Notfall handelt, muss jedoch vor jedem medizinischen Eingriff das Einverständnis des Patienten eingeholt werden. Dies wurde bei den Gießener Experimenten unterlassen.

Auch wenn die Präparate selbst nicht immer schädlich gewesen seien, so die Staatsanwaltschaft, könne es sich dabei in einigen Fällen um Körperverletzung handeln. Denn um bestimmte Narkosemittel zuzuführen oder die Wirkungen der Arznei zu ermessen, mussten gelegentlich Katheter gelegt werden, die für die Operation selbst nicht erforderlich gewesen wären. So besteht der Verdacht, dass in einem Fall ein Katheter bis in die rechte Herzkammer vorgeschoben wurde, um den Druck der Lungenarterie zu bestimmen, ohne dass dies der Eingriff verlangt hätte.

Ins Rollen gekommen war die Anästhesie-Affäre durch Aussagen ehemaliger ärztlicher Mitarbeiter, die der Staatsanwaltschaft von Komplikationen bei Operationen und unerlaubten Testreihen unter Leitung des Chefarztes berichteten. Gegen den Mediziner wurde zudem wegen Abrechnungsbetrugs in Millionenhöhe ermittelt. Ein Forschungsschwerpunkt der Anästhesie-Abteilung ist laut eigenem

Internetauftritt »Qualitätssicherung in Anästhesie und Intensivmedizin«.

Nebenwirkung Tod Es geht um Blutverdünner aus Schweinedarm, Panschereien in einer chinesischen Fabrik und um mindestens 19 ungeklärte Todesfälle allein in den USA. Zudem wurden dort 800 schwere allergische Schocks gemeldet, nachdem Patienten ein Heparin der Firma Baxter gespritzt bekommen hatten. In Deutschland haben Kontrollbehörden im März 2008 mehr als 80 allergische Reaktionen nach der Einnahme des Gerinnungshemmers der Firma Rotexmedica registriert, drei in einer Klinik in Passau, weitere 80 in diversen Dialysezentren. »Bisher gab es hier keine Toten durch Heparin«, sagt Ulrich Hagemann vom Bundesinstitut für Arzneimittel und Medizinprodukte. »Das kann sich jedoch ändern, wenn Kliniken jetzt ihre ungeklärten Todesfälle der letzten Zeit durchgehen.«

Bis zu 20 Prozent der Baxter-Heparine wiesen gefährliche Mängel auf. »Wir wissen aber nicht, ob die Verunreinigungen zufällig oder absichtlich erfolgt sind«, sagt Janet Woodcock von der amerikanischen Arzneimittelbehörde FDA. In den USA traten seit Anfang Februar 2008 erste Zwischenfälle auf, nachdem Patienten Heparin bekommen hatten. In Deutschland musste die Firma Rotexmedica aus dem schleswig-holsteinischen Trittau ihr Heparin, das bundesweit Verwendung findet, zurückziehen. Baxter bezieht seinen Heparin-Rohstoff aus dem südchinesischen Changzhou. In dieser Region sind mehr als 30 Firmen ansässig, die Heparine rund um den Globus verkaufen. »Baxter vertreibt zwar keine Heparine in der EU«, sagt Hagemann. »Das Bindeglied zu uns ist aber, dass diese Firma aus Changzhou auch Heparine herstellt, die nach Deutschland, Österreich und Frankreich geliefert werden.«

Was die heftigen Zwischenfälle genau ausgelöst hat – bei allergischem Schock kommt es zu Atemnot, Herzrasen und einem Blutdruckabfall, der bis zum Tod führen kann –, wissen die für Arzneimittelsicherheit zuständigen Behörden weder in den USA noch in Deutschland. Heparin hemmt die Blutgerinnung und wird bei einem Gefäßverschluss eingesetzt wie nach Operationen, um eine Thrombose zu verhindern. Da die Substanz synthetisch schwer herzustellen ist, wird sie aus der Schleimhaut von Schweinedärmen und -lungen gewonnen. »Das sind Abfälle industrieller Tierverwertung – da wird alles bis zum letzten Huf verwendet«, sagt Hagemann, der beim Bundesinstitut die Abteilung für Arzneimittelkontrolle leitet.

Beruhigend für Patienten, die Blutverdünner brauchen, ist immerhin, dass bisher nur die so genannten unfraktionierten Heparine betroffen waren. Diese Untergruppe macht zwei Prozent aller Heparine aus und wird nur gegeben, wenn bereits ein Gefäßverschluss eingetreten ist. Heparine zur Verhinderung von Gerinnseln, die nach Operationen in das Unterhautfett an Bauch oder Bein gespritzt werden und die sich Patienten zu Hause manchmal selbst spritzen müssen, gelten weiter als unbedenklich.

In den USA werden der Kontrollbehörde FDA Vorwürfe gemacht, dass sie die Baxter-Heparine zugelassen hat, obwohl sie zuvor nicht die Sicherheits- und Herstellungsstandards der Zulieferfirma in China überprüft hat. »Das war gegen unsere eigenen Vorgaben«, gibt ein FDA-Sprecher zu. In Deutschland soll das Bundesinstitut überprüfen, welche hiesigen Firmen von chinesischen Tier- und Arzneimittelfabriken Heparine bezogen haben. »Das ist nicht so einfach, Adressen in China sind ja nicht leicht nachzuvollziehen«, sagt Hagemann. Die Anfrage wurde am 25. Februar 2008 gestartet. »Die Ereignisse haben sich ein bisschen überschlagen. Wir erwarten jeden Tag die Antworten«, sagte Hagemann seinerzeit.

Die FDA gab ein paar unbefriedigende Antworten kurze Zeit später. Im April 2008 führte die amerikanische Kontrollbehörde die Verunreinigungen des Blutverdünners Heparin auf zwölf Herstellerfirmen in China zurück. Noch wissen die Behörden allerdings wenig über die Hintergründe. Viele Indizien sprechen dafür, dass es sich eher um eine kriminelle Tat als um eine zufällige Verunreinigung gehandelt hat. Auslöser der Todesfälle und Nebenwirkungen sei eine Substanz gewesen, die dem Rohheparin zugesetzt worden war, so die FDA. »Alle verunreinigten Rohheparinchargen stammten aus China, von wo aus etwa 70 Prozent des Marktes abgedeckt werden«, teilte die FDA mit. Während FDA-Direktorin Janet Woodcock sicher war, die Quelle der Verschmutzung in der südchinesischen Region um Changzou lokalisiert zu haben, bestritten chinesische Offizielle den Zusammenhang.

Letzte Hoffnung Wunderpille Ist es eine Verzweiflungstat, Geldmacherei – oder der Anfang eines medizinischen Märchens? Wahrscheinlich trifft alles zu. Andererseits klingt die Geschichte fast zu schön, um wahr zu sein. Ein einfaches Arzneimittel, noch dazu preiswert, erweist sich plötzlich in wissenschaftlichen Versuchen als wirksam gegen Krebs. Dichloracetat (DCA), so heißt die Substanz, nimmt den Krebszellen ihre Unsterblichkeit und ihr ungebremstes Wachstum und hungert auf diese Weise den Tumor aus. Da das Mittel seit Jahren bei seltenen Stoffwechselstörungen – so genannten mitochondrialen Krankheiten – eingesetzt wird, wissen die Ärzte, dass es ziemlich zuverlässig und sicher wirkt. Zudem hält keine Firma ein Patent auf das Medikament, so dass die Herstellungskosten vergleichsweise gering ausfallen.

Ein entscheidender Schönheitsfehler trübt allerdings die Erfolgsgeschichte vom unscheinbaren Medikament, das plötzlich zum Hoffnungsträger für Millionen Schwerkranke werden könnte: Bisher ist nicht sicher, ob das Medikament Menschen mit Krebs überhaupt hilft. Deshalb ist es auch noch von keiner Arzneimittelbehörde der

Welt für die Behandlung von Tumoren zugelassen worden. Die Ergebnisse der Laborversuche waren dennoch beeindruckend. Forscher um Evangelos Michelakis von der University of Alberta im kanadischen Edmonton haben im Januar 2007 im Fachblatt *Cancer Cell* zeigen können, dass DCA Lungenkrebs bei Ratten innerhalb von einer Woche zum Stillstand brachte. Nach drei Monaten hatte sich die Größe der Tumore mehr als halbiert.

Auch in anderen Laborversuchen zeigte sich diese Wirkung des bisher verkannten Mittels. Wurde DCA auf Körpergewebe im Reagenzglas gegeben, das aus Lungenkrebs-, Brustkrebs- oder Hirntumorzellen bestand, tötete die Substanz gezielt die entarteten Zellen ab, während sie gesundes Gewebe nicht attackierte. »Gäbe es eine Wunderpille, es wäre wohl so etwas wie Dichloracetat«, schrieb die Zeitschrift *Newsweek* daraufhin euphorisch. In der Entwicklung von Medikamenten sind allerdings eine Reihe von Experimenten an Zellen, Gewebe und mit Tieren notwendig, bevor eine Substanz in kontrollierten Studien an Menschen getestet und danach eventuell zugelassen werden kann.

Andere Forscher horchten auf, als sie von den Ergebnissen aus Kanada erfuhren. Sie begannen mit weiteren Untersuchungen der Substanz, und die Gruppe von Evangelos Michelakis selbst plante bereits erste klinische Tests. Doch vielen Patienten geht das nicht schnell genug. Ein Krebskranker, der womöglich nur noch wenige Monate zu leben hat, kann nicht darauf warten, bis in einigen Jahren die klinischen Studien beendet sind und das Medikament zugelassen ist, argumentieren die Betroffenen. Sie fordern das Medikament jetzt sofort für sich – ohne langwierige Zulassungsverfahren.

Jim Tassano aus Sonora in Kalifornien wollte beispielsweise seinem sterbenskranken Tanzlehrer helfen. Er bestellte deshalb die Inhaltsstoffe von DCA bei einer Firma für Chemikalienbedarf und stellte das Mittel zusammen mit einem Chemiker selbst her. »Es kann so viel Gutes für viele Leute tun«, sagt Tassano. Er möchte andere

Kranke von seinen Experimenten für den Eigenbedarf profitieren lassen. Auf seiner Website thedcasite.com bot er Informationen über DCA an und richtete ein reges Austauschforum für Patienten ein. Auf seiner zweiten Website konnte man DCA kaufen (buydca.com).

Angeblich haben Hunderte Patienten bei Tassano das Mittel bestellt, sagte er dem Fachmagazin *Nature*. Da DCA nicht für die Therapie gegen Krebs zugelassen ist, bot Tassano das Medikament »zur veterinären Verwendung« an. Er handelte damit in einer gesetzlichen Grauzone; die amerikanische Zulassungsbehörde FDA prüfte, ob es zulässig ist, dass an Menschen ein Medikament verkauft wird, das als Tierarznei deklariert ist. Unterdessen konnte man auf thedcasite.com verfolgen, wie Betroffene die ungeprüfte Therapie am eigenen Leib erlebten.

»Das erinnert an die frühe Phase der Aids-Bewegung«, sagt Armin Schafberger von der Deutschen Aidshilfe. Die Forderung, dass Todkranke Zugang zu Medikamenten haben sollten, die noch nicht zugelassen sind, ist spätestens durch HIV-Aktivisten zu Beginn der neunziger Jahre bekannt geworden. Schwerkranke wollen oftmals alle Möglichkeiten ausschöpfen, die eine Chance auf Heilung bieten – und seien sie noch so vage. »Damals gab es aber auch noch keine erfolgversprechende Aids-Therapie«, sagt Schafberger. »Heute steht der Sicherheitsaspekt im Vordergrund, deswegen sind wir skeptisch gegenüber der ungeprüften Anwendung von Medikamenten.« Wenn es keine andere Therapie gebe, sei die Situation natürlich eine andere.

Evangelos Michelakis ist nicht glücklich über die Entwicklung, die seine Experimente ausgelöst haben. »Unsere Anstrengungen werden zunichte gemacht«, sagt der Wissenschaftler. »Das geht in die falsche Richtung.« Niemand wisse, ob das Mittel wirklich hilft und nicht womöglich sogar mehr schadet als nutzt. In einer Studie aus dem Jahr 2006 hatte DCA bei Menschen zu Nervenschäden geführt. Die Untersuchung musste aus diesem Grund vorzeitig beendet werden.

Eine Patientin mit fortgeschrittenem Brustkrebs beschrieb auf thedcasite.com denn auch, dass sie sich »extrem müde« fühle und Juckreiz am ganzen Körper spüre, seit sie DCA einnimmt. »Hat jemand Erfahrung mit Übelkeit und Zittern unter diesem Medikament – oder auch mit Schmerzen, dort wo der Krebs ist?«, fragte sie auf Tassanos Website.

Wenn Krebspatienten auf eigene Faust DCA einnehmen, gibt es keine zuverlässige Kontrollgruppe, die zum Vergleich ein Scheinmedikament erhält. Deshalb können weder Nebenwirkungen der Therapie erkannt werden, noch ist es möglich zu bestimmen, ob etwaige Verbesserungen der Beschwerden wirklich auf das Medikament zurückgehen. »Im Spätstadium von Krebs ist jedes Versprechen auf Heilung unseriös«, sagt Claudia Wiesemann, Präsidentin der Akademie für Ethik in der Medizin. Die Ethikerin von der Universität Göttingen hält es nur dann für vertretbar, das nicht zugelassene Mittel zu nehmen, »wenn es keine andere heilende Behandlungsmöglichkeit gibt und die Krankheit tödlich verläuft«.

Bei so vielen offenen Fragen und der möglichen Gefährdung von Patienten wurde Jim Tassano denn auch untersagt, das Mittel Marke Eigenbau herstellen und vertreiben zu lassen. »Ich bin enttäuscht, aber nicht überrascht«, sagt der PR-Manager aus Sonora in Kalifornien. Im Sommer 2007 bekam er Besuch von Mitarbeitern der Food and Drug Administration (FDA). Die US-Zulassungsbehörde für Arzneimittel untersagte Tassano, seine Website www.buydca.com weiter zu betreiben.

Patienten reagierten wütend auf das FDA-Verbot. »Natürlich mussten sie es untersagen«, schrieb eine »Sandra« auf der Homepage www.thedcasite.com, auf der Tassano über DCA berichtet. »Wir haben schließlich gezeigt, dass es ein wirksames Medikament gegen Krebs ist, und diese Konkurrenz zur Pharmaindustrie will natürlich niemand.« Andere ergingen sich nicht in Verschwörungstheorien, sondern dankten Tassano dafür, dass er ihnen das Mittel zugänglich gemacht und damit »wahre Menschlichkeit bewiesen« hatte. Ärzte reagierten hingegen erleichtert auf das Verbot. »Die FDA handelt richtig«, sagte Krebsexperte Chi Van Dang von der Johns Hopkins Universität in Baltimore. »Krebskranke müssen vor solchen Angeboten geschützt werden.« Erste klinische Studien an Patienten würden demnächst beginnen.

Die Wahrscheinlichkeit auf einen Durchbruch in der Krebsbehandlung ist statistisch gesehen sehr gering. Tumorexperten schätzen, dass 95 Prozent der Medikamente, die in klinischen Studien zur Tumortherapie eingesetzt werden, später keine Zulassung bekommen. In sorgfältigen Tests erwiesen sich die anfangs als Hoffnungsträger betrachteten Medikamente dann oft als unwirksam – oder sie verschlechterten Lebensqualität und -erwartung der Krebskranken zusätzlich. »Mice tell lies – Tierversuche sagen gar nichts aus«, sagt Claudia Wiesemann.

Das Anliegen, Zugang zu Arzneimitteln zu bekommen, auch wenn diese noch nicht zugelassen und am Menschen bisher nur unzureichend geprüft worden sind, ist für Ethiker verständlich. Es steht jedoch im Widerspruch dazu, wie in der medizinischen Forschung seriöse Ergebnisse darüber erhoben werden, ob eine neue Therapie wirkt oder nicht.

In den USA gibt es zwar auch Betroffene, die jetzt ein DCA-Register aufbauen und auswerten wollen, welchen Patienten mit welchem Krebs das Mittel geholfen hat. So wollen sie objektivere und wissenschaftlich zuverlässigere Ergebnisse erhalten. »Ich würde solchen Daten aus Patienteninitiativen aber nicht trauen«, sagt Peter Jacobson, Ethiker an der University of Michigan in Ann Arbor.

Die Schwerkranken seien in ihrer Lage zwischen Hoffnung und Verzweiflung schließlich so darauf fixiert, eine erfolgreiche Behandlung zu finden, dass die Studien nicht zuverlässig sein könnten, argumentiert Jacobson. Langfristig würde mehr Patienten geholfen, wenn Patienten keinen Zugang zu Arzneimitteln bekommen, die noch nicht zugelassen sind. Stattdessen sollten die Ergebnisse klinischer Tests abgewartet werden. Nur so kann verlässlich bestimmt werden, ob eine Substanz hilft oder schadet. »Es bleibt ein gefährliches Lotteriespiel, ein nicht zugelassenes Medikament zu nehmen«, sagt Wiesemann. »Besonders riskant ist es, wenn das Mittel parallel zu anderen Therapien genommen wird.«

Selbsthilfegruppen im Sog der Industrie Sie meinen es gut, wollen das Beste für sich und die anderen Kranken, die von dem gleichen Leiden betroffen sind. Millionen Menschen mit Behinderungen und chronischen Erkrankungen haben sich zu diesem Zweck in Selbsthilfegruppen und Verbänden zusammengeschlossen. Pharma- und Medizinprodukte-Hersteller haben auch Interesse an diesen Gruppen. Sie wollen ihre Waren verkaufen und versuchen, Akteure im Gesundheitswesen für sich und ihre Erzeugnisse zu gewinnen – zunehmend ist dabei ihr Ziel, auch die Organisationen der gesundheitlichen Selbsthilfe zu beeinflussen. Von den Ersatzkassen und ihren Verbänden ist im Frühjahr 2008 eine aufschlussreiche Broschüre unter dem Titel »Ungleiche Partner – Patientenselbsthilfe und Wirtschaftsunternehmen im Gesundheitssektor« veröffentlicht worden. Sie zeigt die vielfältigen Versuche der Einflussnahme anhand zahlreicher Beispiele auf.

»Wer sich in das Getümmel der vielfältigen Interessen, Informationen und Akteure begibt, braucht Zeit, Ressourcen und mehr als reines Ehrenamt«, schreiben die Verfasser der Broschüre. »Die Landes- und Bundesverbände wie auch die lokalen Selbsthilfegruppen bestreiten ihre Etats über Mitgliedsbeiträge, über öffentliche Zuschüsse und Projektmittel, über die Selbsthilfeförderung der Krankenkassen. Auch Spenden und Sponsoring von Unternehmen spielen zunehmend eine Rolle – vor allem aus der pharmazeutischen und medizintechnischen Industrie.« Allerdings steht die Glaubwürdigkeit der gesundheitlichen Selbsthilfe auf dem Spiel, wenn Beziehungen zu Wirtschaftsunternehmen undurchschaubar werden und der Verdacht aufkommt, dass Selbsthilfegruppen einseitig Medikamente oder andere Therapien empfehlen und damit zu U-Booten der Pharmaindustrie werden.

Dafür gab es bisher einige Beispiele. Gruppenabende mit Firmenvertretern oder Patientenkongresse mit Fachvorträgen werden für Selbsthilfegruppen organisiert. Viele Gruppen versuchen auch, sich eine eigene Medienöffentlichkeit zu schaffen und bringen Mitgliederzeitschriften heraus, richten elektronische Newsletter und Internetseiten mit Chats und Patientenforen ein. Berichtet wird hier über klinische Studien, neue Therapiekonzepte und technische Hilfen für Patienten – ein ideales Ziel für Pharmaunternehmen, die einige Homepages von Selbsthilfegruppen sogar mit ihren Logos verzieren dürfen. Mit Kampagnen oder einem »Welttag« zum Krankheitsbild versuchen Selbsthilfeorganisationen, möglichst viele Menschen auf sich und ihre Anliegen aufmerksam zu machen. Professionelle Publikationen und Aktionstage wirken seriös und wecken Vertrauen. Die Bedeutung der Organisationen und möglicherweise auch ihre Mitgliederzahlen steigen, deshalb sind Außendarstellungen wichtig. Damit wächst allerdings auch das Interesse der Industrie an derartigen Organisationen.

In der Broschüre »Ungleiche Partner« wird folgender Fall berichtet. So war am 21. Mai 2007 in der Verdener *Aller-Zeitung* zu lesen: »Neues Medikament bei MS. Die Deutsche Multiple Sklerose Gesellschaft (DMSG) lädt zu einer Informationsveranstaltung am Mittwoch, 30. Mai, ab 19 Uhr in den Niedersachsenhof ein. Dr. Ilka Rath, Fachärztin für Neurologie und Psychiatrie in Rotenburg/Wümme, wird über das jetzt in Deutschland zugelassene Medikament Tysabri (Wirkstoff Natalizumab) und über dessen Einsatzmöglichkeiten und Wirkungsweise referieren. Da die Veranstaltung von der

Firma Biogen Idec GmbH unter anderem mit einem kleinen Imbiss unterstützt wird, ist eine telefonische Anmeldung bei der MS-Kontaktgruppe Verden/Achim bis zum Freitag, 25. Mai unbedingt erforderlich.« Es ist mehr als fraglich, ob es sich bei dem Treffen um eine objektive Informationsveranstaltung handelt, wenn der Handelsname des Präparates in der Presse genannt wird und die Herstellerfirma einen Imbiss im Hotel finanziert. Ist ausgeschlossen, dass die Namen, Adressen und Telefonnummern der Teilnehmer von der Pharmafirma eingesehen werden können?

Eine weitere Variante der Marketingstrategie besteht darin, Gruppen, die nach einem Medikament benannt sind und nicht nach einer Erkrankung, zu gründen oder zu unterstützen. Sie werden nicht selten von Ärzten initiiert, die mit der Industrie in Kontakt sind. So gibt es beispielsweise die Selbsthilfegruppe für Marcumarpatienten. Marcumar ist ein Medikament, das die Blutgerinnung hemmt. Auf diese Weise prägt sich gleich der Name des Präparats im Gedächtnis der Betroffenen ein.

Die Pharmaindustrie versucht auf verschiedene Weise, mit Selbsthilfegruppen zu kooperieren. So unterstützt sie beispielsweise auch Patienten mit einer seltenen Form von Darmkrebs, die mit GIST abgekürzt wird. 2003 wurde »Das Lebenshaus e. V.« gegründet. Bald darauf konnte der Verein Informationstage und Ärztefortbildungen organisieren. Er schuf ein GIST-Netzwerk und eigene Medien. Laut Eigendarstellung sind »Initiativ-Sponsoren« die Dr. C. Soldan GmbH aus Nürnberg sowie Novartis Oncology. Als »Projekt-Sponsor« wird außerdem Pfizer Deutschland genannt. Die Unternehmen »haben sich bereit erklärt, zu fördern ohne zu fordern«, ist auf der Lebenshaus-Homepage zu lesen.

Novartis produziert für diese Patientengruppe ein neues Anti-Krebsmittel unter dem Handelsnamen Glivec. Pfizer und Bristol-Myers Squibb entwickelten ähnliche Präparate. Die Gruppe der GIST-Patienten ist zwar klein, doch in Zukunft sollen der Industrie zufolge viele Tumorerkrankungen mit den teuren Medikamenten behandelt werden. Das Lebenshaus stellt Glivec als »Erfolgsgeschichte« dar. »Auf der Lebenshaus-Seite im Internet fehlt, was andere Quellen ansprechen: Nebenwirkungen des Medikaments, Kritik an GIPAP-Programm und Preispolitik der Hersteller«, schreiben die Macher der Broschüre »Ungleiche Partner«. Aus Sicht der Bundesarbeitsgemeinschaft Selbsthilfe sind Vereine wie »Lebenshaus« keine Selbsthilfeorganisationen im eigentlichen Sinn.

Neuerdings werden die Zuwendungen an Selbsthilfegruppen von einigen Pharmafirmen offen gelegt. Die größten Geldbeträge kursieren demnach dort, wo Lobbyarbeit alltäglich ist, nämlich auf EU-Ebene. Das Budget des Europäischen Patientenforums wurde im Jahr 2006 hauptsächlich von großen Pharmafirmen bestritten, und zwar mit 295 000 Euro. Ähnliches gilt für die Europäische Koalition von Krebspatienten.

Als erster Arzneihersteller veröffentlichte die Roche Pharma AG Ende 2006 im Internet eine Übersicht ihrer Spenden an deutsche Patientengruppen. Demnach zahlte Roche 2006 insgesamt 230 000 Euro an 18 Adressaten. Die höchsten Beträge seien an die Brustkrebs-Selbsthilfeorganisation Mamazone (60 000 Euro) geflossen, an die Stiftung PATH (40 000) und die Deutsche Leukämie- und Lymphomhilfe (30 000). Im Februar 2007 zog GlaxoSmithKline (GSK) nach. Das Unternehmen listet auf seiner Website 35 Organisationen auf, die 326 000 Euro im Jahr 2006 erhielten. Anders als Roche beziffert GSK auch, welchen Anteil am Gesamtbudget eines unterstützten Verbandes seine Geldspritze jeweils ausgemacht habe. So erfährt man, dass jene 32 000 Euro, die GSK dem Netzwerk Osteoporose zuwendete, ein Viertel des Vereinsetats 2006 abgedeckt hätten. Mehr Geld, exakt 41 771,50 Euro, gab GSK der Deutschen Atemwegsliga – der Anteil am Budget habe mit 3,6 % jedoch verhältnismäßig niedriger gelegen.

Die Gruppe »Mamazone«, die sich im Untertitel »Frauen und

Forschung gegen Brustkrebs« nennt, hat auf ihrer Homepage eine Zeitlang den Jahresbericht 2004 dargestellt. Er bilanzierte Erträge von knapp 187 000 Euro. Haupteinnahmequelle waren die »Spenden forschender Arzneimittelhersteller« (58 800 Euro) und »Spenden anderer Wirtschaftsunternehmen« (53 985 Euro). Roche zufolge hat der Pharmakonzern 60 000 Euro im Jahr 2006 an Mamazone überwiesen. Außerdem zahlte Roche 2006 und 2007 jeweils 40 000 Euro an die von Mamazone initiierte Stiftung PATH, die mit verschiedenen Kliniken eine Tumorgewebebank für Forschungszwecke betreibt. »Insgesamt zeichnet die Mamazone-Homepage das Bild der mündigen und pharmafähigen Patientin, die auf Forschung hofft, als Pionierin daran teilnimmt und sich möglichst ungehindert über Diagnosen und Therapien informieren will«, steht in der Broschüre »Ungleiche Partner«. Das liest sich erst mal gut. Auf dem Spiel steht jedoch bei einer solchen Industrienähe die Glaubwürdigkeit der Selbsthilfegruppen als unabhängige Ansprechpartner für Patienten, die in Bedrängnis sind. Werden ungeprüft und einseitig Medikamente propagiert, ist das eher eine Gefahr als eine Hilfe für die Patienten.

Das Medikament als Risiko

Zwischen Heilung, Geschäft und Gefahr Ende der achtziger Jahre war AIDS im öffentlichen Bewusstsein angekommen, und Infizierte machten aus ihrer Unzufriedenheit keinen Hehl mehr. Unter dem Motto »Act now« forderten sie schnelleren Zugang zu Medikamenten und veranstalteten 1993 sogar Sitzblockaden vor der US-Arzneizulassungsbehörde FDA. Neue Mittel sollten schneller auf den Markt kommen, verlangten sie. Insbesondere Schwerkranke müssten rascher Zugang zu Pharmaka bekommen, auch wenn die Substanzen noch nicht alle Tests durchlaufen hätten. »Eure Langsamkeit bringt uns um«, warfen Schwerkranke den Arzneimittelbehörden vor.

15 Jahre später ist zumindest eine Hauptforderung der Aids-Aktivisten erfüllt. Die FDA gehört mittlerweile zu denjenigen Arzneimittelbehörden, die weltweit am schnellsten Medikamente auf den Markt lassen. Das deutsche Pendant der FDA, das Bundesinstitut für Arzneimittel und Medizinprodukte (BfArM), »steht schon auf Platz eins in Europa, was die Geschwindigkeit der Zulassungen angeht«, sagt Wolfgang Becker-Brüser vom kritischen *Arznei-Telegramm*.

Wenn neue Medikamente schneller auf den Markt kommen, muss das nicht immer im Sinne der Patienten sein. »Zum Zeitpunkt der Zulassung ist die Abwägung zwischen Wirksamkeit und Sicherheit nicht möglich«, sagt Wolf-Dieter Ludwig, Vorsitzender der Arzneimittelkommission der Deutschen Ärzteschaft (AkdÄ). Ludwigs Maximalforderung wäre es, vor der Zulassung alle Sicherheitsbedenken auszuräumen – »aber das ist unrealistisch«.

»Arzneimittel zu geben ist ein Hochrisikoprozess«, sagt Daniel Grandt vom Klinikum Saarbrücken, der 1995 den ersten Kongress über Patientensicherheit bei medikamentöser Therapie mit initiierte. »Das unterschätzen Ärzte wie Patienten oft.« Dabei ist es selbst für Mediziner schwer, den Überblick über die etwa 20000 verschreibungspflichtigen Arzneimittel mit mehr als 1800 Wirkstoffen zu behalten, die es allein in Deutschland gibt. Nehmen Patienten mehrere Medikamente, können Ärzte kaum durchschauen, welche Wechselwirkungen drohen und welche Patienten besonders gefährdet sind, Nebenwirkungen zu erleiden.

Das hat Folgen – täglich in Kliniken und Arztpraxen. Auch wenn es keine genauen Zahlen gibt, sind schwere Arzneimittelnebenwirkungen viel häufiger, als bisher angenommen wurde. Die Pharmakologen Kathleen Giacomini aus San Francisco und Michael Hayden von der University of British Columbia vermuteten 2007 im Fachblatt *Nature*, dass allein in den USA jährlich etwa zwei Millionen Menschen schwere Nebenwirkungen nach der Einnahme von Medikamenten erleiden. 100000 Patienten sterben daran sogar. Demnach wären schwere Arzneimittelfolgen die vierthäufigste Todesursache in den USA – dicht nach Krebs, Herzleiden und Schlaganfall.

Für Deutschland sind die Zahlen schwer zu ermitteln. Abgesicherte Erhebungen gibt es nicht, und sie waren auch lange Zeit von Ärzten nicht erwünscht. Über Ursachen und mögliche Vermeidungsstrategien wurde kaum geforscht. »Gerade darin besteht der Skandal«, bemängelt Bruno Müller-Oerlinghausen, langjähriger Vorsitzender der AkdÄ.

Überträgt man Studien aus Ländern wie den USA, Großbritannien oder Norwegen auf Deutschland, wären das hier zu Lande nach zurückhaltenden Schätzungen jährlich etwa 17000 Todesfälle aufgrund falsch verordneter, falsch dosierter oder nicht vertragener Medikamente. Andere Analysen kommen sogar auf mehr als 50000 Todesfälle durch Arznei-Nebenwirkungen.

Seit 1998 sind in den USA 19 Medikamente wegen schwerer Nebenwirkungen vom Markt genommen worden. Seither wurden die Mittel immer schneller zugelassen, Nachkontrollen waren offenbar zu lax. Manche Mittel wurden jahrelang verschrieben und von Millionen Menschen geschluckt. Terfenadin etwa wurde 1985 zur Behandlung von Allergien zugelassen – erst 1998 nahm man es vom Markt. Analysen zeigten, dass das Mittel Herzrhythmusstörungen auslösen konnte. Der Fettsenker Lipobay kam 1997 auf den Markt und wurde erst vier Jahre später zurückgezogen, nachdem Patienten gestorben waren. Das Schmerzmittel Vioxx wurde 1999 bis 2004 von Millionen Menschen verwendet, bis herauskam, dass es das Risiko für Herzinfarkt und Schlaganfall fast verdoppelte.

»Es fehlt an besseren Anwendungsbeobachtungen, wenn die Mittel einmal auf dem Markt sind«, sagt Gerd Antes vom Cochrane-Zentrum in Freiburg, das die Qualität medizinischer Studien bewertet. Entsprechende Untersuchungen werden zum großen Teil von der Pharmaindustrie beauftragt, sind methodisch oft minderwertig und werden deshalb als »Marketingstudien« verhöhnt, die einzig dazu dienen, neue Medikamente bei Ärzten anzupreisen. »Hier muss öffentlich mehr investiert werden«, fordert Antes. »Die untersuchten Kollektive müssen größer sein, und das Datenmaterial muss seriöser ausgewertet werden.« Dann ließen sich zukünftig womöglich einige der schlimmsten Arzneimittelskandale vermeiden.

Wolf-Dieter Ludwig von der Arzneimittelkommission kritisiert, dass zu selten Zulassungen mit Auflagen vergeben würden. Das bedeutet etwa, dass die Zulassung nach einem Jahr nur dann verlängert wird, wenn bis dahin eine gründliche Studie ergeben hat, dass bestimmte Patienten nicht stärker gefährdet sind. »In den USA ist zudem neuerdings vorgeschrieben, dass ein schwarzes Dreieck auf neuen Medikamenten die begrenzte Erfahrung mit dem Mittel signalisiert«, sagt Ludwig. In Deutschland gibt es solche Bestrebungen zwar auch, sie werden von den Zulassungsbehörden aber nicht umgesetzt.

Die Bedingungen für mehr Sicherheit in der Arzneibranche sind nicht gerade günstig. Die Pharmaindustrie hat in vielen Ländern zumindest indirekt Einfluss darauf, wie Medikamente zugelassen und kontrolliert werden. Das BfArM bezieht einen großen Teil seines Budgets aus Gebühren, die Firmen für die Zulassung neuer Medikamente entrichten. Ein neuer Gesetzentwurf vom Dezember 2006 sah sogar eine noch engere Vernetzung von Industrie und Zulassungsbehörden vor. Die Bundesregierung plante eine Deutsche Arzneimittel- und Medizinprodukte-Agentur (Dama), die noch stärker von der Pharmaindustrie finanziert werden sollte. Ziel war es, die derzeitige Zulassungsfrist von de facto etwa 500 Tagen für ein neues Medikament auf die Hälfte der Zeit zu reduzieren, was die Gefahr für Zwischenfälle weiter erhöht hätte. Soweit kam es dann doch nicht.

»Das ist eine gefährliche Tendenz, ich sehe nur negative Aspekte«, sagt Michael Kochen, Präsident der Deutschen Gesellschaft für Allgemeinmedizin. »Wenn die Industrie die Zulassung ihrer eigenen Medikamente beschleunigt und bezahlt, ist kaum noch eine staatliche Regulierung möglich, die den Verbraucher schützt.« Zudem würden Medien und Interessengruppen schon dafür sorgen, dass ein Mittel schneller auf den Markt kommt, wenn es wirklich dringend nötig sein sollte, glaubt Kochen. In den meisten Fällen käme es für die Verbraucher nicht darauf an, ob ein Medikament einen Monat früher oder später zugelassen werde, findet auch Wolfgang Becker-Brüser: »Das ist nur für die Industrie von Interesse. Bei der begrenzten Patentlaufzeit kann jeder Monat, den ein Mittel eher auf dem Markt ist, Millionen bringen.«

Becker-Brüser hält es zudem für einen »grundsätzlichen Webfehler«, wenn dieselbe Institution – teilweise sogar dieselben Personen –, die ein Mittel zulassen, es auch wieder vom Markt nehmen sollen. »Wenn man gute Gründe hatte, für etwas zu sein, fällt es sehr schwer, sich später einzugestehen, dass man daneben lag.« Zudem zeige das Beispiel USA, dass der Einfluss der Industrie Fehler beschleunigen könne. »Natürlich muss zwischen Fortschrittsfeindlichkeit und Patientenschutz abgewogen werden«, sagt Gerd Antes. »Aber wenn die Zulassung zu schnell geht, wächst das Risiko für einen fatalen Fehlgriff.«

Die Forderung der Aids-Aktivisten und der öffentliche Druck, Medikamente früher zuzulassen, trugen dazu bei, dass Pharmafirmen die Zulassungsbehörde immer stärker mitfinanzierten. »Die Unternehmen entwarfen Pläne, wonach die Firmen Gehälter von Mitarbeitern der Arzneimittelbehörde bezahlten, die Zulassungsanträge derselben Firmen zu begutachten hatten«, kritisiert der Harvard-Pharmakologe Jerry Avorn.

Therapie aus Ratlosigkeit Ärzte schwören auf diese Medikamente. Pharmafirmen preisen sie in ihren Broschüren an. Patienten schlucken sie. Die Rede ist von atypischen Neuroleptika, einer Gruppe Psychopharmaka, die seit den 1990er Jahren auf dem Markt ist. 2006 zeigte eine Studie amerikanischer Ärzte im *New England Journal of Medicine* jedoch, dass die Medikamente kaum wirksamer sind als Placebos und überdies mit schweren Nebenwirkungen einhergehen.

Mehr als die Hälfte der Alzheimer-Patienten leidet an Wahnvorstellungen oder Aggressionen. Sie werden deshalb mit Psychopharmaka behandelt. Als Mittel der Wahl gelten atypische Neuroleptika. Die Mediziner um Jeffrey Lieberman aus New York hatten 421 Alzheimer-Kranke untersucht. Ein Teil der Patienten nahm für neun Monate Olanzapin, Quetiapin oder Risperidon, die anderen bekamen Placebos.

Wegen schwerer Nebenwirkungen, etwa Verwirrung, Schlaflosigkeit und Parkinson-ähnlicher Symptome, setzten zwischen 18 und

24 Prozent der Patienten die Medikamente vorzeitig ab. Auch der Behandlungserfolg war bescheiden. Der psychische Zustand und die Schwere der Störungen verbesserten sich – je nach Medikament – bei 26 bis 32 Prozent der Patienten. Allerdings ging es auch 21 Prozent der Alzheimer-Kranken, die Placebos erhielten, im Verlauf der Studie deutlich besser. Der Vorteil durch die Behandlung war daher so gering, dass er nicht mal statistisch aussagekräftig ist. »Ärzte sollten die Mittel nur den Patienten geben, die keine Nebenwirkungen bekommen und bei denen wirklich Vorteile zu erkennen sind«, schreiben die Autoren.

»Dass die Mittel so häufig bei Alzheimer eingesetzt werden, spiegelt die Ratlosigkeit in diesem Bereich wider«, sagt Wolfgang Maier, Sprecher des Kompetenznetz Demenzen. »Es gab schon zuvor Berichte, die auf Nebenwirkungen hinwiesen.« Leider gebe es aber keine Alternative, die Verhaltensprobleme bei Alzheimer besser in den Griff zu bekommen. Vergangenes Jahr hatte eine Vergleichsstudie bereits gezeigt, dass atypische Neuroleptika in der Behandlung der Schizophrenie herkömmlichen Psychopharmaka nicht überlegen sind, aber bis zu zehnmal so viel kosten.

Auch für andere Psychopharmaka gab es immer wieder unbefriedigende Ergebnisse. Eine große amerikanische Studie legt den Schluss nahe, dass neue Psychopharmaka zur Behandlung einer Schizophrenie den seit 50 Jahren bewährten Mittel nicht überlegen sind. Im *New England Journal of Medicine* behaupteten die Autoren im September 2005, dass Antipsychotika der neuen Generation nicht nur nicht besser wirken, sondern auch ähnlich häufig mit schweren Nebenwirkungen einhergehen.

»Ärzte und Patienten haben jetzt genügend Informationen, um Behandlungsmöglichkeiten vergleichen zu können«, sagt Thomas Insel, Direktor der Abteilung für mentale Gesundheit der US-Gesundheitsbehörde NIH. »Es ist die größte, längste und unabhängigste Studie zur Erforschung der Therapie bei Schizophrenie.« Fast 1500

Patienten aus 57 amerikanischen Krankenhäusern gingen in die Untersuchung ein. Nach dem Zufallsprinzip wurden sie fünf Gruppen zugeteilt und bekamen für 18 Monate entweder den Klassiker Perphenazin (Trilafon) oder die neuartigen Psychopharmaka Olanzapin (Zyprexa), Quetiapin (Seroquel), Risperidon (Risperdal) sowie Ziprasidon (Geodon/Zeldox).

In den USA leiden etwa 3,2 Millionen Menschen an Schizophrenie. In Deutschland sind bis zu 800 000 von der Geisteskrankheit betroffen. Psychopharmaka können helfen, Halluzinationen, Wahnvorstellungen, Denkstörungen und andere Symptome der Erkrankung so stark zu lindern, dass Patienten ambulant behandelt werden können. Seit den 1950er Jahren gibt es Medikamente gegen Schizophrenie. Sie blockieren Dopamin-Rezeptoren im Gehirn. Das Dopamin, das an den zellulären Antennen andockt, moduliert aber auch die Motorik. Wird die Zirkulation dieser Botensubstanz von Psychopharmaka gehemmt, kommt es zu Parkinson-ähnlichen Symptomen wie Steifheit und Zittern. Die seit den 1990er Jahren verfügbaren Antipsychotika versprachen eine bessere Effektivität und weniger Nebenwirkungen, denn sie beeinflussen Dopamin-Rezeptoren und auch die Übertragung von Serotonin und Noradrenalin nicht so stark.

Die neuartigen Psychopharmaka wurden zwar schon oft getestet – meist jedoch im Auftrag der Hersteller, um die Zulassung zur Akutbehandlung zu erlangen. Deswegen erstreckten sich diese Studien nur über ein, zwei Monate, schlossen wenige Patienten ein und verglichen oft nur eine Arznei mit Placebo. So blieb bisher verborgen, was die neue Studie offenbart: Ob alt oder neu – 74 Prozent der Patienten setzten die Psychopharmaka wegen Nebenwirkungen oder zu geringer Wirksamkeit vorzeitig ab. Lediglich das zur neuen Pharmakagruppe gehörende Olanzapin schnitt mit einer Abbrecherquote von 64 Prozent besser ab.

Olanzapin linderte schizophrene Beschwerden zwar etwas wirksamer als die anderen vier Medikamente. Dafür ging es mit stärkeren Nebenwirkungen einher: Stoffwechselveränderungen und Cholesterinanstieg, die das Risiko für Diabetes und Arterienverkalkung erhöhen, waren unter Olanzapin ausgeprägter. Unter allen Psychopharmaka kam es zur Gewichtszunahme. »Die Ergebnisse kann man als entmutigend bezeichnen«, schreibt der Psychiater Robert Freedman in einem begleitenden Kommentar im *New England Journal of Medicine*.

Anders als erwartet, traten auch Parkinson-ähnliche Bewegungsstörungen – um sie zu vermindern, wurden die neuartigen Pharmaka entwickelt – unter den neuen Neuroleptika nicht seltener auf. »In der Bilanz haben die neueren Arzneimittel in dieser Studie keinen Vorteil gegenüber den alten erbracht«, lautet die Schlussfolgerung der Autoren.

Wolfgang Maier, Professor für Psychiatrie an der Universität Bonn, sieht das anders. »Zwar füllt die Studie eine große Lücke, denn die lange Beobachtungszeit gibt den Alltag vieler Patienten wieder«, so Maier. »Andererseits erhöhen Neuroleptika der neuen Generation Denkleistung und Lebenszufriedenheit der Patienten, so dass diese beruflich und sozial besser integriert werden.« Dieser Umstand werde durch das Kriterium Abbruch der Einnahme nicht erfasst – zudem bedeutete »Abbruch« in dieser Studie meist lediglich den Wechsel von einem Neuroleptikum zum anderen.

Die Autoren blieben in ihrem Fazit denn auch zurückhaltend: »Wie Ärzte, Patienten, Angehörige und Politiker den Zielkonflikt zwischen Wirksamkeit, Nebenwirkungen und Preisen bewerten, wird darüber entscheiden, welche Psychopharmaka in Zukunft wie oft verschrieben werden.«

Hier zeichnet sich bisher jedoch keine Trendwende ab. Patienten, aber auch Ärzte reagierten enttäuscht, als sie im Februar 2008 erfahren mussten, dass die Wirkung jener Antidepressiva, die in der Fachsprache SSRI heißen und millionenfach verschrieben werden, kaum stärker ist als die von Zuckerpillen. Dies legte zumindest eine

Studie im Fachblatt *PLOS Medicine* nahe. Allein der prominenteste Vertreter Prozac – in Deutschland Fluctin genannt – ist weltweit von 40 Millionen Menschen geschluckt worden.

»Patienten ging es zwar besser, wenn sie Antidepressiva nahmen«, sagt Irving Kirsch von der britischen Universität Hull, der die Studie geleitet hat. »Es ging ihnen aber auch besser, wenn sie Scheinmedikamente bekamen. Der Unterschied zwischen beiden Gruppen war nicht sehr groß.« Immerhin sei ein positives Ergebnis seiner Analyse, dass es Depressiven auch ohne Pharmakotherapie besser gehen könne, findet Kirsch.

Mit Kollegen aus Nordamerika hat der Forscher alle Daten ausgewertet, die bei der US-Arzneimittelbehörde FDA eingereicht worden waren, um zwischen 1987 und 1999 die Zulassung für vier bekannte Antidepressiva zu bekommen. Die Wissenschaftler bezogen in ihre Meta-Analyse auch nicht publizierte Studien ein. Das erhöht die Qualität der Auswertung, denn der Stand der Wissenschaft beruht oft auf verzerrten Grundlagen. Studien mit positivem Ausgang werden häufiger veröffentlicht. Untersuchungen mit negativem Ergebnis werden von Arzneiherstellern und Forschern oft nicht publiziert.

Kirsch und sein Team entdeckten in ihrer Analyse, dass sich die Stimmung der Probanden durch Antidepressiva kaum verbesserte. Bei leichter wie bei schwerer Depression fand sich kaum ein Unterschied zur Behandlung mit Placebo. In der kleinen Gruppe der sehr schwer Depressiven war die Wirkung zwar etwas stärker, aber immer noch gering ausgeprägt. »Man kann nicht voraussagen, welches Mittel wem hilft und muss daher oft das Gießkannenprinzip anwenden«, sagt Wolfgang Maier vom Vorstand der Deutschen Gesellschaft für Psychiatrie. »Eine Meta-Analyse wie diese kann Vorteile im Einzelfall schon mal einebnen.«

»Eine solche Zusammenschau der verfügbaren Daten ist das einzige Mittel, um mehr Klarheit zu bekommen«, sagt Gerd Antes vom Deutschen Cochrane-Zentrum. »Lässt sich bei einer derartigen

Analyse nicht zeigen, dass Medikamente besser als Placebo sind, sollte man den Gebrauch der Mittel überdenken.«

Nach Schätzungen der Ärzte leiden fünf bis zehn Prozent der Bevölkerung an einer Depression – vier bis acht Millionen Menschen in Deutschland. Diese Angaben werden jedoch bezweifelt, weil sich etwa in den USA die Zahl der angeblich Kranken in den 90er Jahren nahezu vervierfachte, als neue Antidepressiva aggressiv beworben wurden. Kritik wurde auch laut, als jüngst unter der Therapie mit Antidepressiva die Rate der Suizide anstieg.

»Sieht man unsere Ergebnisse, gibt es wenig Gründe, diese Antidepressiva zu verordnen«, sagt Kirsch. Der britische Psychiater Tim Kendall empfiehlt, künftig nicht mehr allein Studien von Pharmafirmen zu vertrauen. Britische Behörden überprüfen derzeit ihre Empfehlungen für Antidepressiva. »Aus der Abwägung von Vorteilen und Nachteilen wurden die Mittel damals zugelassen«, sagt Psychiater Maier.

Vager Verdacht Diesmal wollten sie alles richtig machen. Die amerikanische Zulassungsbehörde FDA wollte um jeden Preis den Eindruck vermeiden, zu spät zu handeln und die Gesundheit von Millionen Patienten zu gefährden. Immerhin ging es um zwei Medikamente, die weltweit Verkaufsschlager sind. Die von dem Pharmakonzern AstraZeneca hergestellten Magenmittel Prilosec (Omeprazol) und Nexium (Esomeprazol) sind äußerst populär bei Sodbrennen und saurem Magen. Sie werden auch in Krankenhäusern häufig verordnet. Seit Sommer 2007 stehen die beiden Arznei-Bestseller jedoch unter Verdacht, das Risiko für Herzleiden zu erhöhen. Die FDA teilte mit, die Sicherheit der Medikamente überprüfen zu wollen.

Die bisherigen Verdachtsmomente gegen die Säureblocker waren allerdings wenig hieb- und stichfest. Sie könnten sich sogar als haltlos erweisen. Die FDA müsste sich dann des übereilten Aktionismus bezichtigen lassen. Zur Vorgeschichte: Im Mai 2007 schickte AstraZeneca der FDA neue Daten über Langzeitbeobachtungen an Patienten mit Reflux – ihnen läuft Magensäure zurück in die Speiseröhre. Ein Teil der Probanden nahm Prilosec oder Nexium ein, der andere Teil wurde operiert. Die Studie mit Prilosec lief 14 Jahre lang, für die Untersuchung zu Nexium waren fünf Jahre vorgesehen. In beiden Studien fanden sich Hinweise auf ein erhöhtes Risiko für Herzerkrankungen.

In die Untersuchungen wurden jedoch zu wenig Patienten eingeschlossen, und auch sonst waren sie von mäßiger Qualität. So ist in den Studien nicht ausgeführt, welche Herzleiden auftraten und wie sie dokumentiert wurden. Zudem waren die Patienten in der chirurgischen Vergleichsgruppe jünger als diejenigen in der Medikamentengruppe. Damit hatte die Gruppe, die Magenmittel bekam, von vornherein ein größeres Risiko für Herzerkrankungen. Zudem gibt es mehrere Studien über kürzere Zeit, in denen sogar weniger Herzprobleme bei Patienten auftraten, die Magenmittel nahmen. Die FDA teilt denn auch auf ihrer Homepage mit, »dass die beobachteten Unterschiede im kardiovaskulären Risiko nicht auf einem wirklichen Effekt beruhen«. Eine Bewertung will die Behörde in Kürze vorlegen. Dass sie die Medikamente prüfe, »bedeutet nicht, dass Ärzte die Mittel nicht mehr verschreiben sollen«. Dem stimmt auch Hersteller AstraZeneca zu: »Patienten brauchen nichts an ihrer Medikation zu ändern«.

Das vorsichtige Vorgehen der FDA aufgrund eines so vagen Verdachts ist als Reaktion auf die massive Kritik zu werten, der sich die Behörde zuletzt ausgesetzt sah. Der FDA wurde vorgeworfen, die Öffentlichkeit viel zu lange über Risiken des Diabetes-Mittels Avandia im Unklaren gelassen zu haben. Es gab Studien, die vermuten ließen, dass Avandia das Risiko für Herzinfarkte erhöhe. Die FDA stufte die Studien noch im Mai 2007 als unzuverlässig ein, bis ein Gremium am

30. Juli des Jahres feststellte, dass die Gesundheit der Bürger in der Tat gefährdet sei. »Wir wissen nicht, ob es nach unserer Analyse der Magenmittel auch so ausgeht«, sagt Paul Seligman von der FDA.

Dass Mitteln, die schon Jahre im Gebrauch sind, immer wieder neue Risiken zugeschrieben werden – siehe Vioxx oder Lipobay – hat mit der schlechten Überwachung der Medikamente auf dem Markt zu tun. Studien, wie Mittel wirken und welche Nebenwirkungen auftreten, liegen fast vollständig in Händen der Pharmaindustrie. Oftmals sind sie, wie auch im Fall von Nexium und Prilosec, von geringer Qualität. Unabhängige Studien gibt es wenige, da die Firmen kaum Interesse daran und die Zulassungsbehörden kein Geld dafür haben. »Der Mangel an aussagekräftigen Studien führt Behörden zum wiederholten Mal in die missliche Situation, sich monatelang mit schlechten Datenquellen beschäftigen zu müssen«, sagt Gerd Antes vom Cochrane-Zentrum Freiburg. »Das Ergebnis wird zwangsläufig auf wackeligen Füßen stehen.«

Contergan und die Folgen Wer 2007 den ARD-Spielfilm zum Contergan-Skandal gesehen hat, der bleibt nicht unberührt vom Schicksal der Geschädigten und ihrer Familien. Das Leid der Betroffenen geht nahe – auch weil sich sofort die Frage aufdrängt, ob so etwas heute wieder passieren könnte. Vielleicht sogar mit einem Mittel, das – wie Contergan damals – buchstäblich in aller Munde ist. Deshalb verstört eine Sequenz des Films besonders: Wir wissen nicht, wie das Medikament wirkt, sagt in einer Szene ein Forscher der Herstellerfirma vor Gericht. Das gelte doch für alle Arzneimittel, fügt er fast entschuldigend hinzu. Für den Wissenschaftler ist das selbstverständlich. Die anderen Anwesenden sind ob der ungeheuerlichen Aussage irritiert. Dabei trifft, was der Forscher im Film sagt, auch heute noch zu.

Im Jahr 1961 kam es zu einer unerklärlichen Häufung von Fehlbildungen bei Neugeborenen in Deutschland. Auffällig viele Kinder kamen mit verstümmelten Armen oder Beinen zur Welt, manchen fehlten die Ohren oder die Zwischenglieder der Gliedmaßen waren verkürzt. Der Kinderarzt Widukind Lenz machte am 18. November 1961 während einer Fortbildung in Düsseldorf darauf aufmerksam, dass möglicherweise ein Zusammenhang zwischen den Fehlbildungen und der Einnahme des Schlafmittels Thalidomid (»Contergan«) während der Schwangerschaft bestehen könnte.

Kaum war Lenz' Vermutung bekannt geworden, meldeten sich hunderte von Müttern, die Kinder mit schweren Fehlbildungen zur Welt gebracht hatten. Alle folgenden Befragungen und Nachforschungen ergaben, dass die Mütter das Beruhigungs- und Schlafmittel »Contergan« eingenommen hatten, während sie schwanger waren. Das Medikament galt als besonders nebenwirkungsarm, deshalb wurde es auch von etlichen Medizinern bedenkenlos Schwangeren empfohlen.

Am 1. Oktober 1957 war Thalidomid in Deutschland auf den Markt gekommen. In Tierversuchen und auch bei einer Testreihe an mehr als 300 Patienten waren keine nennenswerten Nebenwirkungen beobachtet worden. Von 1957 bis 1961 wurde das Mittel an schätzungsweise 5 Millionen Menschen verkauft, allein in Deutschland wurde es von etwa 70 000 Patienten regelmäßig verwendet. Bei der Herstellerfirma Chemie Grünenthal gingen kaum Klagen über Nebenwirkungen ein.

Als 1961 einige Patienten über Kribbelgefühle bei längerfristiger regelmäßiger Einnahme berichteten, veranlasste die Firma unmittelbar, dass das bisher frei verkäufliche »Contergan« nur noch auf Rezept bezogen werden konnte. Die Ärzte verordneten es trotzdem weiter, weil sie es – etwa im Vergleich zu ähnlich wirksamen Mitteln wie den bis heute gebräuchlichen Barbituraten – weiterhin für harmlos hielten.

Nach weiteren Ermittlungen wurden insgesamt 2625 Kinder mit Fehlbildungen durch Contergan in Deutschland registriert. Im Mai 1968 begann in Aachen der Contergan-Prozess wegen fahrlässiger Tötung. Das Gericht sah Thalidomid zwar als Verursacher für die körperlichen Schädigungen an, ein Urteil fällte es jedoch nicht. Im Dezember 1970 wurde der Prozess – gegen Zahlung von Entschädigungen an die Opfer – eingestellt. In der Folge kam es allerdings zu einer Neuregelung der Sorgfaltspflichten für die Arzneimittelhersteller, die fortan ihre Medikamente vor der Vermarktung gründlich in klinischen und tierexperimentellen Studien prüfen lassen mussten. Um eine weiterführende Entschädigung kämpfen die Contergan-Opfer allerdings bis heute. Viele von ihnen müssen mit weniger als 500 Euro im Monat auskommen.

Arzneigabe ist ein Hochrisikoprozess. Was wirkt, hat Nebenwirkungen. Wie etwas wirkt und welche Folgen auftreten können, ist auch heute, 50 Jahre, nachdem Contergan auf den Markt kam, bei vielen Medikamenten unbekannt. Noch unklarer ist häufig, welche Wechselwirkungen Arzneimittel mit anderen Mitteln eingehen und was Pharmaka, die an jungen, gesunden, erwachsenen Männern getestet wurden, im Körper von Kindern, Alten, Schwangeren oder Schwerkranken auslösen können.

Aus diesen Gründen ist es umso wichtiger, Zulassung und Anwendung von Medikamenten streng zu kontrollieren. Nur so können Risiken verringert werden – auszuschließen sind sie nie. Die Überwachung und Beurteilung neuer wie zugelassener Medikamente weist jedoch immer noch gravierende Schwachstellen auf. 50 Jahre nach der Contergan-Tragödie ist dies der eigentliche Skandal, denn nationale wie internationale Behörden bewilligen die Marktzulassung von Medikamenten noch immer auf Grundlage der Papiere und Daten, die ihnen die Pharmaunternehmen selbst vorlegen. Kritische und unabhängige Arzneimittelforschung findet kaum statt.

Daher verwundert es kaum, dass fast alle Arzneimittelskandale der jüngsten Zeit Medikamente betrafen, die längst auf dem Markt waren – manche als Verkaufsschlager. Das Herzmittel Trasylol wurde über Jahrzehnte angewendet. Immer wieder gab es Hinweise auf schwere Nebenwirkungen. Doch erst im Herbst 2007 wurde der Verkauf gestoppt. Das Schmerz- und Rheumamittel Vioxx war mehr als fünf Jahre auf dem Markt, bevor es 2004 zurückgenommen wurde, weil sich Herzinfarkte und Schlaganfälle häuften. Der Fettsenker Lipobay wurde von 1997 an weltweit von sechs Millionen Menschen genommen, bis Bayer das Mittel 2001 zurückzog, weil vermehrt Todesfälle nach Nierenversagen und Muskelschäden auftraten. Unabhängige Forschung hätte diese Risiken erkennen können. Warnhinweise gab es genug – sogar in Studien der Pharmaindustrie.

Man kann Pharmafirmen nicht vorwerfen, dass sie ihren Profit maximieren wollen. Nur sollten Politiker und Genehmigungsbehörden den Herstellern nicht in solchem Umfang die Bewertung ihrer eigenen Produkte überlassen. Pharmafirmen testen die Medikamente im Labor, geben Untersuchungen an Patienten in Auftrag und erstellen abschließend die Studien, welche die Grundlage für die Zulassung bilden. Dass in dieser langen Entwicklungsphase eine ebenso enge wie voreingenommene Beziehung zum eigenen Produkt entsteht, ist nahe liegend. Die Folge sind beschönigende Bewertungen, selbst wenn keine Täuschungen und Vertuschungen im Spiel sind, für die es jedoch auch genügend Beispiele gibt. Würde man die Praxis der Arzneimittelzulassung auf die Schule übertragen, hieße das, dass Eltern die Zeugnisse für ihre eigenen Kinder schreiben dürften.

Lösungsansätze gibt es: In Großbritannien und den USA zeigt ein schwarzes Dreieck auf Verpackungen an, dass ein Medikament neu zugelassen wurde. In Italien geht ein Teil der Pharmaeinnahmen in die unabhängige Erforschung möglicher Nebenwirkungen. Warum ist dies in Deutschland nicht möglich? Wie tauglich Medikamente in der Praxis wirklich sind, muss stärker erforscht und kontrolliert werden. Der Anteil dieser Forschung liegt jedoch bei weniger als zehn Prozent. Die Pharmaindustrie hat an solchen Studien wenig Interesse – wenn doch, sind die Erhebungen meist von fragwürdiger Qualität.

Nur ein Promille der etwa 270 Milliarden Euro, die jährlich im Gesundheitswesen aufgewendet werden, würden ausreichen, um die wenigen wirklich neuen Arzneimittel, die jedes Jahr auf den Markt kommen, unabhängig zu testen. Man muss dieses Geld nur ausgeben wollen – bisher ist der politische Impuls nicht zu erkennen.

Die gefährlichen Nebenwirkungen von Vioxx Wenn zutreffen sollte, dass der Pharmakonzern Merck schon im Sommer 2000 wusste, wie gefährlich das im eigenen Haus hergestellte Schmerzmittel Vioxx ist, droht sich der Skandal um die im September 2004 vom Markt genommene Arznei erheblich auszuweiten. Bereits 2006 lagen in den USA mehr als 10000 Klagen auf Schadenersatz vor. Im ersten Gerichtsverfahren in dieser Sache, das im Sommer 2005 im texanischen Angleton stattfand, sprach eine Jury der Witwe eines mutmaßlichen Vioxx-Opfers 253 Millionen Dollar zu. Seitdem folgten etliche weitere Verfahren gegen Merck.

Die Herausgeber des wichtigsten medizinischen Fachblatts, des *New England Journal of Medicine*, warfen der Pharmafirma Merck im Dezember 2005 vor, die Risiken durch das Schmerzmittel Vioxx in einer entscheidenden Studie schon frühzeitig heruntergespielt zu haben. Dem Fachblatt wurde ein entsprechendes internes Memorandum zugeleitet. Die Zeitschrift veröffentlichte daraufhin auf ihrer Internetseite die »schweren Bedenken« gegen eine Untersuchung, die 2000 im eigenen Magazin erschienen war. Demnach sind drei Herzinfarkte bei Patienten, die Vioxx einnahmen, seinerzeit verschwiegen worden. Die entsprechenden Daten wurden angeblich von der Diskette gelöscht – wenige Tage bevor die Forscher den Artikel bei der Fachzeitschrift einreichten. Mindestens zwei der Autoren hätten davon gewusst. Fast alle Autoren standen auf der Honorarliste von Merck.

Pikant: Die drei zusätzlichen Fälle hätten das Herzinfarktrisiko durch Vioxx so hoch erscheinen lassen, dass der statistische Grenzwert für eine zufällige Häufung überschritten worden wäre. Das Mittel hätte kaum seinen Siegeszug in den Apotheken antreten können – allein 2003 brachte der Schmerzkiller noch einen Umsatz von 2,5 Milliarden Dollar ein.

Die Studien aus dem Jahr 2000 und dem Vorjahr begründeten erst den Ruf von Vioxx und ähnlichen Medikamenten als neue »Super-Aspirine«. Die Mittel sollten Schmerz- und Rheumakranken die Nebenwirkungen im Magen-Darmtrakt ersparen, die mit konventionellen Schmerzmitteln oft einhergehen.

Der Streit über mögliche Versäumnisse des Pharmakonzerns Merck im Skandal um das Schmerzmittel Vioxx zog sich hin. Im Februar 2006 verteidigten im *New England Journal of Medicine* der Pharmaindustrie nahe stehende Autoren ihren umstrittenen Artikel aus dem Jahr 2000. Gleichzeitig bekräftigten die Herausgeber des Magazins ihre »schweren Bedenken« gegenüber der seinerzeit im eigenen Blatt publizierten Untersuchung. Im Dezember 2005 hatten sich die Herausgeber schon einmal zu diesem ungewöhnlichen Schritt entschlossen.

Fragwürdig erscheint die Argumentation von Merck, dass die Infarktdaten nicht in den Artikel aufgenommen wurden, weil man ein »vorher festgelegtes Datum« berücksichtigt habe, bis zu dem Nebenwirkungen erfasst werden sollten. Dieses Datum hat jedoch, wie die Herausgeber der Fachzeitschrift nachweisen, einen Monat vor Ablauf der Frist gelegen, in der Nebenwirkungen im Magen-Darm-Bereich registriert wurden. Dies verzerre die Ergebnisse und habe Vioxx vorteilhafter erscheinen lassen.

Riskante Stimulanzien Das Zappelphilipp-Medikament Ritalin und andere Stimulanzien stehen immer wieder in der Kritik. Womöglich können sie in seltenen Fällen Herzrhythmusstörungen und Schlaganfälle auslösen, hieß es beispielsweise im Februar 2006. Eine von der amerikanischen Arzneimittelzulassungsbehörde FDA eingesetzte Kommission kam daher zu dem Schluss, dass Stimulanzien künftig in den USA mit einem eindeutigen Warnhinweis versehen werden sollten.

Die Experten hatten Tausende medizinische Akten ausgewertet. Dabei stießen sie auf 25 Todesfälle unter Kindern und Jugendlichen, die Stimulanzien – darunter Ritalin – eingenommen hatten. Nach vorläufigen Analysen verdoppeln Stimulanzien das Risiko für Herzrhythmusstörungen. Kommissionsmitglied Thomas Fleming sagte, die Medikamente könnten für das Herz schädlicher sein als Vioxx, das wegen tödlicher Nebenwirkungen 2004 vom Markt genommen wurde. Steven Nissen, der in der Kommission ebenfalls für den Warnhinweis stimmte, sagte: »Ich möchte, dass die Hand des Arztes zukünftig etwas zittert, bevor er Rezepte für Stimulanzien ausstellt.«

Denn die unter dem Namen Ritalin bekannte Substanz Methylphenidat wird von mehr als vier Millionen Menschen weltweit genommen, um Hyperaktivität und Aufmerksamkeitsdefizite zu behandeln. Seit Jahren gibt es eine Debatte darüber, ob das Mittel zu häufig verschrieben wird. Hier zu Lande nehmen nach Auskunft der Deutschen Gesellschaft für Sozialpädiatrie und Jugendmedizin 50 000 bis 100 000 Kinder das Medikament, Tendenz steigend.

Ohne Rücksicht auf Nebenwirkungen Auf schlechte Nachrichten aus der Pharmabranche reagiert die Börse am schnellsten. So war es bei Vioxx, so war es bei anderen Arzneimittelskandalen. So war es auch im Januar 2006, als dem altbekannten Bayer-Medikament Trasylol im renommierten *New England Journal of Medicine* plötzlich erhebliche Nebenwirkungen zugeschrieben wurden. Mehr Todesfälle, mehr Herzinfarkte, mehr Schlaganfälle und mehr Nierenversagen als bei vergleichbaren Präparaten würden auf Trasylol zurückgehen, berichteten Mediziner um Dennis Mangano. Die Bayer-Aktie verlor an dem Donnerstag, als der Artikel erschien, 1,4 Prozent und war damit der Dax-Verlierer des Tages.

Unter Ärzten und Apothekern war die Irritation groß. »Trasylol war bisher ein Standardmedikament in der Herzchirurgie«, sagt Christoph Wiesenack, Oberarzt für Anästhesie an der Universitätsklinik Regensburg. »Unter Narkoseärzten galt sogar: Trasylol – und der Patient fühlt sich wohl.« Denn das Mittel verringerte effizient den Blutverlust und machte Transfusionen seltener. Jetzt fragen sich Mediziner: Wie oft kamen ähnlich gelagerte Fälle vor? Kann es sein, dass es Dutzende Studien gab, in denen getestet wurde, wie wirksam und sicher Trasylol ist, ohne dass Risiken auffielen? Wie ist es möglich, dass offenbar kein Arzt Nebenwirkungen einer Arznei bemerkte, die schon hunderttausendfach gegeben wurde?

Das Bundesinstitut für Arzneimittel und Medizinprodukte (BfArM) prüfte die in der Studie erhobenen Vorwürfe. »Der Zug ist in Fahrt«, sagte Ulrich Hagemann, der beim BfArM die Abteilung für Arzneimittelsicherheit leitet. »Wir sind uns mit anderen europäischen Arzneimittelbehörden einig, dass viele Fragen dringend geklärt werden müssen.«

Der Wirkstoff Aprotinin wurde bereits 1959 als Trasylol von Bayer für Erkrankungen der Bauchspeicheldrüse auf den Markt gebracht. Seit 1993 ist das aus Rinderlungen gewonnene Mittel in den USA für Herzoperationen zugelassen, um Blutverluste zu verringern. Seit 1999 gilt die Indikation in Deutschland. »Vom verknacksten Großzeh bis zur Schizophrenie hat man Trasylol in der Therapie schon alles zugetraut«, sagt Wulf Dietrich. Der Anästhesie-Professor am Deutschen Herzzentrum München gilt als Experte für das Mittel.

Aprotinin hält das Gerinnungssystem in Balance und senkt die Blutungsneigung. »Wenn man genau wüsste, wie es wirkt, würde man viele Preise bekommen«, sagt Dietrich.

Trotz unklarem Wirkmechanismus im Detail: Das Mittel galt bisher als unbedenklich. Am Herzzentrum München haben es, so Dietrich, 95 Prozent der operierten Patienten bekommen. Auch jetzt gebe es »keinen Grund, Aprotinin jemandem vorzuenthalten«. Das sei aber seine persönliche Meinung, betont der Experte. Das Herzzentrum sei – wie andere Kliniken auch – aus juristischen Gründen derzeit zurückhaltend mit dem Medikament. An der Universitätsklinik Freiburg habe man schon vor Monaten nach Ersatz gesucht, sagt Friedhelm Beyersdorf. »Trasylol ist zu teuer«, so der Chef der Herzchirurgie. »Es kostet zehnmal so viel wie vergleichbare Medikamente – gerüchteweise war auch immer wieder von Komplikationen die Rede.«

In Dutzenden Untersuchungen – zumeist von Bayer initiiert – wurden indes kaum Risiken dokumentiert. »Das ist das Problem«, sagt Bruno Müller-Oerlinghausen, Vorsitzender der Arzneimittelkommission der deutschen Ärzteschaft, »die meisten Studien sind von Firmen gesponsert und haben nur den Zweck, dass eine Substanz zugelassen wird.« Vergleichende Studien aus der Praxis würden hingegen fehlen. Es brauche öffentlich geförderte, große, industrieunabhängige Studien, fordert Müller-Oerlinghausen.

»Zu viele Medikamente sind in die klinische Praxis eingeführt worden, bei denen man lebensbedrohliche Nebenwirkungen erst erkannt hat, nachdem viele Patienten behandelt wurden«, schrieb Gus Vlahakes aus Harvard im *New England Journal of Medicine*. »Es mangelt an Geld und politischem Willen«, beklagt Müller-Oerlinghausen. »Jede Studie an Gen-Mäusen wird gefördert – aber die Entscheidung, Medikamente von Anfang an sicher zu testen, fällt nicht.« Dabei gebe es eine lange Liste vergleichbarer Skandale. Das Schmerzmittel Vioxx, bestimmte Herzmittel gegen Rhythmusstörungen, Kortison zur Behandlung des Schädel-Hirn-Traumas – immer seien die Medikamente schon Jahre in der Anwendung, bevor ihre schädliche Wirkung bekannt werde. »Und dann fragen sich die Ärzte überrascht, wie das möglich sein konnte«, ärgert sich Müller-Oerlinghausen.

Dabei wissen Mediziner längst, dass viele kleine Studien nicht die gleiche Erkenntnis bringen wie eine große. »Man kann seltenere Nebenwirkungen nicht in Studien erkennen, die nur ein paar hundert Teilnehmer einschließen«, sagt Gerd Antes vom Deutschen Cochrane-Zentrum. »Dafür braucht es größere Kollektive.« Cochrane-Zentren bewerten die Qualität klinischer Studien. Die Größe klinischer Untersuchungen, die in deutschsprachigen Fachmagazinen publiziert werden, liege bei durchschnittlich weniger als 100 Teilnehmern, hat Antes Team kürzlich festgestellt. »Zudem werden in den meisten Studien weniger als 50 Prozent der in Frage kommenden Teilnehmer eingeschlossen«, sagt Antes. »Es ist eine Auswahl der Gesündesten unter den Kranken – und das entspricht nicht dem klinischen Alltag.«

Zu kleine Studien, zu einseitige Patientenauswahl – diese Verzerrung hat wohl dazu beigetragen, dass die Schwächen von Aprotinin so lange verborgen blieben. Bayer teilt denn auch mit: »Trasylol ist bei ordnungsgemäßer Anwendung ein sicheres und wirksames Medikament.« Zudem sei es »weltweit an fast 6500 Patienten« geprüft worden. Aber eben nicht in einer großen Studie.

Dennis Mangano und sein Team haben immerhin fast 4400 Bypass-Patienten in ihre Untersuchung aufgenommen. Ein Teil bekam Aprotinin (Trasylol), zudem wurden Aminocapronsäure und Tranexamsäure untersucht. Im Vergleich zu Kontrollen konnten zwar alle drei den Blutverlust senken. Unter Aprotinin kam es aber häufiger zu Todesfällen (2,8 zu 1,3 Prozent), Herzinfarkten (20,4 zu 13,2 Prozent), Schlaganfällen (4,5 zu 1,6 Prozent) und Nierenversagen (5,5 zu 1,8 Prozent). Fazit der Autoren: Aprotinin erhöhe das Risiko für Nierenversagen so sehr, dass 11 000 Patienten weniger jährlich an die Dialyse müssten, wenn Aprotinin durch andere Mittel ersetzt würde.

Beim BfArM ist man skeptisch, ob das die optimale Lösung wäre. Trotzdem bleiben Fragen, etwa, ob die beiden anderen Medikamente wirklich besser seien. »Es ist völlig offen, ob Patienten sicherer sind, wenn jetzt in allen Kliniken Trasylol abgesetzt wird«, sagt Hagemann und spricht das Dilemma der klinischen Forschung an: »Denn Aminocapronsäure ist in Deutschland nicht auf dem Markt, und Tranexamsäure vergleichsweise wenig erforscht.«

Wenn aus Schutz ein Schaden wird Arzneien wie Acetylsalicylsäure (Aspirin) und Ibuprofen gelten als wahre Alleskönner. Sie helfen gegen Fieber und Rheuma, lindern Schmerzen und Entzündungen. Wegen ihrer Blut verdünnenden Eigenschaften werden sie auch zur Vorbeugung von Herzinfarkt und Schlaganfall verwendet. In jüngster Zeit hat sich jedoch gezeigt, dass sie sogar das Risiko senken können, an bösartigen Tumoren wie etwa Dickdarmkrebs zu erkranken.

Umso überraschender waren die Ergebnisse einer großen Studie, die im Juni 2005 in der Zeitschrift des Nationalen Krebsinstituts der USA erschienen ist. Krebsforscher um Sarah Marshall von der University of Southern California in Los Angeles zeigten, dass die langjährige und regelmäßige Einnahme der Schmerzmittel Acetylsalicylsäure und Ibuprofen mit einem erhöhten Brustkrebsrisiko einhergeht. Unter den Namen Aspirin, ASS und Advil gehören die frei verkäuflichen Arzneimittel weltweit zu den Pharma-Bestsellern.

Die Onkologen aus Kalifornien hatten 115000 Frauen untersucht, von denen 40000 regelmäßig Schmerzmittel einnahmen. Eigentlich hatten die Ärzte gehofft, mit ihrer Studie den schützenden Effekt dieser Mittel besser belegen zu können. 1995, zu Beginn der Untersuchung, waren die Frauen gesund. Nach einem sechsjährigen Beobachtungszeitraum wurde bis zum Jahr 2001 bei fast 2400 Frauen die Diagnose Brustkrebs gestellt. Die regelmäßige Einnahme von Schmerzmitteln einmal in der Woche ging noch nicht mit einem erhöhten Krebsrisiko einher. Nahmen die Frauen jedoch täglich Ibuprofen über einen Zeitraum von mehr als fünf Jahren ein, hatten sie ein erhöhtes Brustkrebsrisiko. Die tägliche Aspirineinnahme über mehr als fünf Jahre erhöhte hingegen das Risiko nur für eine Brustkrebsuntergruppe, bei der die Tumoren keine Östrogenrezeptoren ausbilden.

Mit einer Zunahme des Brustkrebsrisikos hatten Krebsmediziner nicht gerechnet. »Man hätte eher das Gegenteil erwartet«, sagt Christoph Rochlitz, Professor für Onkologie am Universitätsspital Basel. Denn Medikamente wie Aspirin und Ibuprofen blockieren im Körper die Cyclooxygenase-Enzyme, die zur Herstellung von Prostaglandinen nötig sind. Bei Schmerzen und Entzündungen werden Prostaglandine vermehrt ausgeschüttet. Erhöhte Konzentrationen an Cyclooxygenase regen die Gefäßneubildung, die Östrogensynthese und das Zellwachstum an – alles Prozesse, die zur Entstehung von Brustkrebs beitragen können. Wenn Schmerzmittel die Cyclooxygenase-Enzyme hemmen, so die bisherige Theorie, würde auf diese Weise auch das Krebsrisiko vermindert.

»Die Studie zeigt, dass Schmerzmittel nicht über einen so langen Zeitraum täglich genommen werden sollten, wenn keine klare Indikation dafür besteht«, sagt Onkologe Rochlitz. Wie Aspirin und Ibuprofen Krebs auslösen könnten, sei zwar noch unklar. Nach dem Skandal um Vioxx, das ein spezifischer Hemmstoff eines der beiden Cyclooxygenase-Enzyme ist, stünden diese Schmerzmittel aber unter besonders strenger Beobachtung.

Offensichtlich ist es stark vom Krebstyp abhängig, ob Schmerzmittel vor Tumoren schützen oder sie fördern. In der kalifornischen Studie trugen sie zwar zu nur 24 zusätzlichen Brustkrebsfällen bei. Hochgerechnet auf die häufige Anwendung von Schmerzmitteln würde dies jedoch weitaus höhere Fallzahlen in der Bevölkerung bedeuten. In Deutschland erkranken etwa 48 000 Frauen jährlich neu an Brustkrebs.

Weit verbreitete Schmerzmittel wie Ibuprofen und Diclofenac können aber offenbar auch das Risiko für andere Erkrankungen wie einen Herzinfarkt deutlich erhöhen. In der bisher größten Studie dieser Art haben zwei britische Epidemiologinnen aus Nottingham 9200 Patienten mit Herzinfarkt untersucht, die sie mit mehr als 86 000 Probanden ohne Infarkt verglichen. Wie die Forscherinnen im *British Medical Journal* im Juni 2005 berichten, stieg das Infarktrisiko um 24 Prozent, wenn Patienten regelmäßig Ibuprofen einnahmen, und sogar um 55 Prozent bei regelmäßiger Einnahme von Diclofenac. Die Autorinnen fanden auch ein um 32 Prozent erhöhtes Infarktrisiko bei Patienten, die Rofecoxib schluckten.

Die Forscherinnen haben ermittelt, dass Ibuprofen und Diclofenac in der Altersgruppe über 65 jeweils einen zusätzlichen Infarkt unter 500 bis 1000 Patienten verursachen, welche die Mittel einnehmen.

Seit dem Skandal um Vioxx sind die Schmerzmittel in die Kritik geraten. Die britischen Autorinnen folgern aus ihrer Studie, dass die Wirkung aller Schmerzmittel auf Herz und Kreislauf nochmals geprüft werden sollte.

Crash-Test nicht bestanden Es ist eine Bruchlandung für die Intensivmedizin: Nach seriösen Hochrechnungen sind mehr als 10 000 Menschen in den vergangenen 30 Jahren an einer falschen Behandlung gestorben – allein 1000 bis 2000 von ihnen in Deutschland. Denn eine der gebräuchlichsten Therapien für Schwerverletzte hat sich nicht nur als nicht nützlich, sondern sogar als schädlich erwiesen. Wie Ärzte im Oktober 2004 in der Fachzeitschrift *Lancet* berichteten, war das Sterberisiko für Unfallopfer mit Schädel-Hirn-Verletzungen größer, wenn sie mit Kortikoiden behandelt wurden, als wenn sie ein Scheinpräparat bekamen. Kortikoide sind Steroidhormone wie Cortison.

Für die so genannte Crash-Studie haben Dutzende Wissenschaftler weltweit zusammengearbeitet, um eine wichtige Frage der Intensivmedizin zu klären. Schließlich sind Verkehrsunfälle die vierthäufigste Todesursache in Industrieländern. Und die bedrohlichste Komplikation dabei besteht in Schädel-Hirn-Verletzungen. Insgesamt wurden 10008 Patienten mit Schädel-Hirn-Trauma aus 48 Ländern in die Studie einbezogen. Die Ärzte wollten wissen, ob die routinemäßige Gabe von Kortikoiden Unfallopfern hilft und ihre Überlebenschancen erhöht.

Einleuchtend wäre dies. Schließlich wirken Kortikoide entzündungshemmend und dichten Blutgefäße ab. Beides kann nützlich sein, um die Verletzungsfolgen zu lindern. Denn bei einer Schädel-Hirn-Verletzung droht nicht nur Gefahr durch die Quetschung wichtiger Nervenbahnen oder Hirnareale. Ebenso lebensbedrohend kann das Hirnödem sein, bei dem in Folge des Traumas die grauen Zellen oder das dazwischen liegende Gewebe anschwellen. Da sich das Gehirn im Schädel aber nur begrenzt ausdehnen kann, sind wichtige Nervenstrukturen bedroht. In etlichen Fällen kommt es zum Tod, weil das Atem- oder Kreislaufzentrum eingeklemmt wird.

Kortikoide müssten eigentlich den Hirndruck senken, indem sie verhindern, dass die grauen Zellen anschwellen, so die Annahme. »Diese Schlussfolgerung beruht aber auf unzureichenden Daten und falschen Analogien«, sagt Stefan Sauerland von der Universitätsklinik Köln, der einen begleitenden Kommentar zur Crash-Studie in *Lancet* verfasst hat. »Weil Kortikoide die Standardmedikamente bei Rückenmarksverletzungen sowie bei Hirntumoren sind, dachte man, sie helfen auch beim Schädel-Hirn-Trauma.« Doch entsprechende frühere Studien wurden an zu wenigen Patienten vorgenommen und waren deshalb nicht aussagekräftig. »Man hat an die Wirkung dieser Behandlung geglaubt, ohne es genau zu wissen«, so Sauerland.

Die jetzigen Ergebnisse überraschen allerdings selbst Skeptiker. »Im schlimmsten Fall ging man davon aus, dass die Behandlung weder schadet noch nützt«, sagt Sauerland. Doch innerhalb der ersten beiden Wochen nach dem Unfall starben nach einer Kortikoid-Behandlung 159 Patienten mehr als in der Placebo-Gruppe.

Umgerechnet in absolute Risiken bedeutet dies, dass nach einem Schädel-Hirn-Trauma zwei Prozent mehr Todesfälle auftreten, wenn Kortikoide gegeben werden – für ein Medikament, das helfen soll, eine desaströse Bilanz. Sauerland geht davon aus, dass selbst bei vorsichtigen Berechnungen mehr als 10000 Todesopfer auf die falsche Behandlung zurückzuführen sind. »Die Gründe für die erhöhte Sterblichkeit durch Kortikoide konnte die Studie zwar nicht aufdecken«, räumt Sauerland ein, doch an dem Fazit sei nicht zu rütteln: »Diese Therapie ist bei dieser Indikation endgültig erledigt.«

Die Behandlung von Unfallopfern mit Kopfverletzungen befand sich in den vergangenen Jahren in einer Art Grauzone. Die Therapie wurde in Deutschland recht unterschiedlich gehandhabt, nachdem kleinere Untersuchungen keinen oder nur einen geringen Nutzen erbracht hatten. »Wir setzen Kortikoide bei Schädel-Hirn-Trauma schon seit mindestens zehn Jahren nicht mehr routinemäßig ein«, sagt Waltraud Kleist von der Universität Greifswald, die auch an der Studie teilgenommen hat. Andernorts werden die entzündungshemmenden Medikamente allerdings immer noch verwendet.

Umfragen Ende der 90er Jahre ergaben, dass damals noch 30 bis 40 Prozent der Patienten die gefährliche Arznei erhielten. In diversen Leitlinien werden Kortikoide bei diesem Krankheitsbild zwar seit etwa fünf Jahren nicht mehr empfohlen. »Nach zurückhaltenden Schätzungen muss man aber davon ausgehen, dass in Deutschland immer noch bei 15 bis 20 Prozent der Schädel-Hirn-Verletzten Kortikoide zum Einsatz kommen«, sagt Stefan Sauerland.

Neben dieser ungerechtfertigten therapeutischen Vielfalt gibt es noch ein anderes Problem, auf das Gerd Antes vom Deutschen

Cochrane-Zentrum in Freiburg hinweist: »Um die Auswirkungen einer falschen Therapie abschätzen zu können, muss man wissen, wie oft sie angewendet wird.« Das klingt banal. »Doch diese Zahlen zu erhalten, ist in Deutschland äußerst schwierig«, so Antes. Deswegen wird wohl nie genau zu ermitteln sein, wie viele Todesfälle hier zu Lande tatsächlich auf die in Misskredit geratene Behandlung zurückzuführen sind.

Offenbar besteht auch wenig Bereitschaft, etwas an diesen strukturellen Problemen ändern zu wollen. Während Länder wie Tschechien oder Belgien mit Hunderten und Großbritannien mit mehr als tausend Patienten an der Untersuchung teilnahmen, kamen geradenmal 27 aus Deutschland – weniger als aus Uganda oder Albanien.

Medizin ohne Grenzen

Lobbyarbeit vor Patientenschutz Ärzte helfen, heilen, lindern. Sie opfern sich in Nachtdiensten auf, manche machen Hausbesuche und die meisten verdienen längst nicht mehr das, was ihnen der Sozialneid nachsagt. Seit Jahrzehnten genießen Mediziner das höchste Sozialprestige. Einerseits. Andererseits sind Ärzte in Bestechungsskandale verwickelt. Sie gelten als leichte Opfer für die Versuchungen der Pharmaindustrie. Es gibt kaum eine Form der Vorteilsnahme, die Medizinern nicht zugetraut wird. Neuerdings stehen sie in dem Ruf, immer mehr überflüssige, aber lukrative »individuelle Gesundheitsleistungen« anzubieten.

Nun haben zwar gesetzliche Regelungen und Selbstverpflichtungen die ärgsten Auswüchse im Verhältnis zwischen Ärzten und Arzneimittelherstellern gekappt. Dafür ist die verdeckte Manipulation umso massiver. Sie ist, weil eben verdeckt, nicht geeignet, einen öffentlichen Aufschrei zu provozieren. Vielen Medizinern ist sie selbst oft nicht einmal bewusst. Ihre Wirkung ist umso durchschlagender. Es ist paradox: Der erfolgreiche Kampf gegen die dreistesten Versuche der Einflussnahme im Gesundheitswesen hat dazu geführt, dass die zahlreichen Interessengruppen die Medizin fester im Griff haben als zu Zeiten der offenen Kungelei.

Die Mechanismen sind vielfältig. Die Pharmaindustrie steckt bis zu 40 Prozent ihres Gewinns in das Marketing. Bekannt sind die Versuche der Arzneimittelhersteller, das Verschreibungsverhalten von Ärzten durch Vertreterbesuche in Kliniken und Praxen zu steuern. Zudem werden Computerprogramme eingesetzt, die bestimmte Medikamente immer als erste anzeigen. Fortbildungsveranstaltungen werden mit dem Ziel finanziert, Ärzte auf die Verschreibung der eigenen Produkte einzustimmen. Klinische Studien und so genannte Anwendungsbeobachtungen, wenn die Mittel bereits zugelassen sind, werden ebenfalls für die Vermarktung der Produkte genutzt.

In einem ausufernden Arzneimittelmarkt entwickeln Pharmafirmen immer mehr Me-too-Produkte. Echte Neuerungen sind selten. Allerdings wird selten zugegeben, dass es sich dabei um Nachahmerpräparate handelt. Die Daten werden so lange geschüttelt, bis sich ein statistischer Nebeneffekt herausrechnen lässt. Mit entsprechender Werbung lässt sich jede Scheininnovation als Neuigkeit verkaufen, auf die Ärzte wie Patienten angeblich schon lange gewartet haben.

Zudem liegt die Fortbildung der Ärzte weitgehend in den Händen der Pharmaindustrie. Sie organisiert und bezahlt Kongressbesuche. Zu den großen amerikanischen Jahrestreffen medizinischer Fachgesellschaften kommen 20 000 bis 30 000 Mediziner. Würden die Teilnehmer wegbleiben, die den Besuch von den Pharmafirmen finanziert bekommen, verliefen sich auf den Tagungen nur noch 200 bis 300 Teilnehmer. Auf vielen Kongressen werden Mediziner von Chefärzten fortgebildet, die ihr Vortragshonorar von der Industrie beziehen. Für Überblicksreferate, in denen bestimmte Behandlungsmethoden hervorgehoben werden, zahlen Firmen schon mal 3000 Euro. Die gern gesehenen Redner auf gesponserten Fortbildungsveranstaltungen sind häufig nebenbei Chefredakteure von Fachzeitschriften, die diesen Namen nicht verdienen. Viele deutschsprachige Magazine der medizinischen Unterdisziplinen sind eher berufspolitische Kampfblätter als wissenschaftliche Fortbildungsmedien. Dort wird für umstrittene Therapien geworben und mit methodisch fragwürdigen Daten gegen hochwertige Studien polemisiert.

Ärzten fällt oft gar nicht mehr auf, wie befangen und gefangen sie in diesen Interessenkonflikten sind. Zuletzt passierte es der angesehenen Fachzeitschrift *Journal of the American Medical Association* gleich dreimal, dass Autoren die Angabe »vergaßen«, dass sie von mehreren Pharmafirmen Honorare bezogen. Das habe doch nichts mit ihrem Artikel zu tun, entgegneten sie, obwohl die Firmen die Mittel herstellten, die in der Studie getestet wurden.

Der Einfluss der Industrie macht eine unabhängige Bewertung neuer Arzneimittel fast unmöglich. So stieg die Summe, die die amerikanische Zulassungsbehörde FDA von der Industrie bekam, von 8,9 Millionen Dollar 1993 auf 232,1 Millionen Dollar im Jahr 2004. Betrug der Industrieanteil am Budget im ersten Jahr nur knapp sieben Prozent, macht er mittlerweile 40 Prozent aus, wie das *New England Journal of Medicine* 2007 berichtete. Die ursprüngliche Regelung sah 1993 sogar vor, dass mit dem Geld aus der Industrie keine Studien finanziert werden sollten, in denen Nebenwirkungen nach der Zulassung untersucht wurden. Dies ist genau die Phase, in der sich Komplikationen häufen.

Eine weitere – stark kritisierte – Veränderung innerhalb der FDA bestand darin, Mitarbeiter, die zuvor in der Abteilung für Medikamentensicherheit mit der Überwachung von Nebenwirkungen beschäftigt waren, nun damit zu beauftragen, Medikamente schneller zuzulassen. Jerry Avorn berichtet, dass ein Mitarbeiter der FDA, der wiederholt auf die Gefahr schwerer Arzneimittelnebenwirkungen hingewiesen hatte, von Vorgesetzten ermahnt worden sei, daran zu denken, wer Hauptkunde der Agentur sei. »Das ist seltsam«, habe der FDA-Mitarbeiter entgegnet, »ich dachte, unsere Kunden seien die Bürger unseres Landes.«

In den USA wie in Deutschland muss die Politik entscheiden, ob Pharmafirmen so stark in die Zulassung einbezogen bleiben. Die Pharmaindustrie wünscht sich die schnellere Zulassung von Medikamenten. Jeder Monat, den ein Arzneimittel früher auf den Markt kommt, bedeutet zusätzlichen Gewinn.

Kranke können sich den Einflüssen der Industrie ebenfalls

schwer entziehen. Viele Selbsthilfegruppen werden von der Pharmaindustrie finanziert. Auch wenn sich deshalb der einzelne Kranke nicht gleich in einen Pharma-Referenten verwandelt, sind viele Patientenorganisationen ein Sprachrohr von Firmeninteressen.

Man kann der Pharmaindustrie nicht vorwerfen, dass sie Geld verdienen will. Nur muss mit öffentlichen Mitteln eingegriffen werden, wo wichtige Untersuchungen fehlen oder mit verzerrten Daten schlechte Medizin propagiert wird. In der Chirurgie werden beispielsweise viel zu wenig Studien finanziert. Die Pharmaindustrie verdient an Operationen wenig. Manchmal wissen Ärzte nicht mal genau, ob es für Patienten schonender ist, den Bauch längs oder quer aufzuschneiden. Dem nachzugehen, lohnt sich aber. Wenn durch abgesicherte Verfahren der Heilungsprozess verbessert und die Liegedauer verkürzt wird, kann die Solidargemeinschaft viel sparen.

Zudem wird immer noch die medizinische Mär akzeptiert, dass der technische Fortschritt zwangsläufig mehr kosten muss. Wieso wird Ärzten dieser Mythos geglaubt, während Kommunikationsbranche und Unterhaltungsindustrie permanent das Gegenteil beweisen?

Die Kosten im Gesundheitswesen werden steigen, solange es so viele einflussreiche Gruppen gibt, die ein Interesse daran haben. Doch es gibt Lichtblicke. Die Bemühungen der evidenzbasierten Medizin zeigen erste Erfolge. Diese Art Medizin zieht methodisch hochwertige Studien und nicht Pharmabroschüren heran, um den Patientennutzen eines Verfahrens zu bewerten. Sie findet in der Heilkunde immer mehr Anhänger.

Das Leid bestimmt den Preis Man muss fast so blind sein wie im Endstadium der Krankheit, um die es hier geht, um nicht zu bemerken, wie Patienten, Gesetzgeber und Ärzte hinters Licht geführt werden. Dabei klingt die Geschichte fast zu dreist, um wahr zu sein. Sie zeigt, welche absurden Blüten das deutsche Gesundheitswesen erlaubt und auf welch lukrative Geschäftsmodelle Pharmafirmen kommen können, wenn man sie lässt.

Die einfache Variante der Geschichte geht so: Durch Zufall entdeckte ein amerikanischer Augenarzt im Jahr 2000, dass die bewährte Krebsarznei Avastin nicht nur gegen Tumore, sondern auch gegen ein häufiges Augenleiden hilft. Das Mittel, das ursprünglich zur Therapie von Darmkrebs entwickelt wurde, bekamen deshalb – in niedrigerer Dosis – auch Augenkranke verabreicht. Das Medikament half, Patienten waren zufrieden, Ärzte auch. In Windeseile sprach sich die neue Behandlungsform herum, sodass mittlerweile mindestens 100 000 Menschen weltweit Avastin ins Auge gespritzt bekommen haben. Etwa 25 Euro kostete eine Behandlung. Eine Zulassung als Augenheilmittel beantragte der Hersteller allerdings nicht – und das sollte sich später auszahlen.

Die Herstellerfirma von Avastin, nennen wir sie zunächst Novartis, veränderte die Chemie des Wirkstoffs minimal. Das reichte, um das Mittel fortan Lucentis zu nennen. Da niemand in Deutschland vorschreiben kann, wie teuer Medikamente sein dürfen, setzte die Firma den Preis des neuen Mittels, das eigentlich das alte ist, auf 1500 Euro fest – für eine Einzeldosis. Zehn Injektionen, so die Einschätzung von Augenärzten, sind nötig, um das Leiden zu stoppen oder sogar ein besseres Sehen zu ermöglichen.

Die Zulassung für Lucentis wurde sofort beantragt, um mit dem neuen alten Mittel die Augenkrankheit behandeln zu können, die schon mit Avastin kuriert werden konnte. Da Lucentis so wirkt wie Avastin, half es ähnlich gut gegen das Augenleiden. Seit Januar 2007 ist Lucentis in Deutschland für die Therapie zugelassen, und seitdem darf Avastin nun offiziell nicht mehr »off-label«, wie eine Verwendung ohne Zulassung heißt, gegeben werden. Die Pharmafirma verdient nun mit der Lucentis-Therapie 60-mal so viel pro Behandlung wie zuvor mit Avastin.

Das Augenleiden, um das es geht, bezeichnen Ärzte als altersabhängige Makuladegeneration (AMD). Dabei wird der Bereich des schärfsten Sehens in der Netzhaut zerstört. Das Blickfeld der Betroffenen ist in der Mitte verschwommen, nur an den Rändern ist etwas zu erkennen. Die Krankheit entsteht, weil Blutgefäße sich bilden, wo sie nicht hingehören, und hinter der Netzhaut einwachsen.

In den Glaskörper gespritzt, verhindern Lucentis wie Avastin, dass sich neue Adern bilden. Beide Substanzen sind Antikörper gegen einen Wachstumsfaktor für Blutgefäße, der VEGF abgekürzt wird. VEGF stimuliert das Gefäßwachstum und lässt Arterien aussprossen. Experten schätzen, dass 480 000 Menschen in Deutschland von AMD betroffen sein könnten. Hochgerechnet würde die Lucentis-Therapie die Krankenkassen bis zu sieben Milliarden Euro jährlich kosten – und alle Budgets sprengen. Derzeit geben die gesetzlichen Kassen 25 Milliarden Euro im Jahr für alle Arzneimittel zusammen aus.

»Es ist ein riesiger Skandal, dass eine solche Preistreiberei durch Absprachen zwischen den Firmen möglich ist«, sagt Wolf-Dieter Ludwig, Vorsitzender der Arzneimittelkommission der Deutschen Ärzteschaft. »Es muss Strukturen geben, die den Vergleich der beiden Mittel erzwingen – aber die Lobbyarbeit der Pharmaindustrie steht dem wohl entgegen.« In Italien sind Pharmaunternehmen dazu verpflichtet, fünf Prozent ihrer Marketingausgaben in einen unabhängigen Fonds zu geben, der damit sinnvolle Arzneimittelstudien initiiert.

Ein Vergleich von Avastin und Lucentis wäre dringend nötig. »Es ist fraglich, ob die minimale Molekülveränderung wirklich etwas bewirkt«, sagt Ludwig. Diese chemische Abwandlung sei »mit lächerlich wenig Aufwand möglich«, sagt Bernd Mühlbauer, Direktor der

Pharmakologie am Klinikum Bremen-Mitte. »Im Labor bekommt man das in 14 Tagen hin.« Zudem sei es möglich, dass Avastin nicht nur günstiger, sondern auch besser ist. Schließlich verfügt es über zwei Bindungsstellen zur VEGF-Blockade – Lucentis besitzt nur eine. Selbst wenn beide Mittel ähnlich wirken, könnte Avastin besser für die Patienten sein. Es wirkt länger, deshalb ist die lästige Spritze ins Auge seltener nötig.

Mühlbauer hat von Novartis-Mitarbeitern erfahren, wie der Preis für Lucentis kalkuliert wurde. Darmkrebs mithilfe von Avastin ein Jahr länger überleben zu können, verursache – wegen der höheren Dosis und häufigeren Anwendung – etwa 60 000 Euro Therapiekosten. Wie viel ist ein Jahr besseres Sehen wert? Ein Viertel? »So ist man auf etwa 15 000 Euro pro Jahr gekommen«, sagt Mühlbauer. Geteilt durch zehn Injektionen komme man auf etwa 1500 Euro pro Spritze.

»Zuerst wird geschaut, wie viel Angst ein Leiden erzeugt – das bestimmt dann den Preis für die Therapie«, sagt Till Spiro, Vorsitzender der Kassenärztlichen Vereinigung Bremen. Im Deutschen Ärzteblatt kritisierte er das Verhalten von Novartis als »Luc(ifer) entis«. »Novartis war schlecht beraten, darauf zu beharren, dass nur Lucentis verschrieben werden darf«, sagt Spiro heute. »Wie leicht wäre es für das Unternehmen gewesen, eine Vergleichsstudie anzustoßen.« So sei der Imageverlust unter Ärzten und in der Öffentlichkeit kaum abzuschätzen. Auf die Frage nach einem möglichen Vorteil von Lucentis gegenüber Avastin werden Behauptungen aufgestellt, die nicht in Vergleichsstudien überprüft worden sind. Auf die Frage nach einer Vergleichsstudie heißt es, diese sei »nicht gleichbedeutend mit einer Zulassungsstudie«.

In den USA hat sich der Hersteller von Lucentis bereits selbst geschadet. Das Pharmaunternehmen wollte Apotheken, die Avastin an Augenärzte abgegeben hatten, nicht mehr beliefern. »Es gab Listen im Netz, welche Präparate von Novartis man gegen günstigere austauschen kann«, sagt Pharmakologe Mühlbauer. »Wäre das befolgt worden, vom Weltumsatz der Firma wären vielleicht 30 Prozent übrig geblieben.«

Politische Abhilfe ist nicht in Sicht. Das deutsche Gesundheitssystem zeigt seine absurde Seite. Niemand kann einer Pharmafirma vorschreiben, Arzneien billiger zu machen. Ebenso wenig kann der Hersteller verpflichtet werden, eine Zulassung für Avastin zu beantragen und die preisgünstigere Alternative anzubieten. Diese steht Ärzten seit der Zulassung von Lucentis nur noch bedingt offen.

»Über den Einfluss der Gesundheitsindustrie auf Ärzte ist eine breite innerärztliche wie auch gesellschaftliche Diskussion in Deutschland überfällig«, sagt Medizinprofessor Winfried Kahlke aus Hamburg. »In den USA haben das American Board of Internal Medicine und das Institute of Medicine einen Verhaltenskodex zur Lösung der weit verbreiteten Interessenkonflikte veröffentlicht. Mit einem großen Teil der Milliardengewinne wird bei Ärzten in Praxis, Klinik und Forschung intensive Lobbyarbeit betrieben – und offenbar auch in der Politik.«

Pharmakologe Mühlbauer plant eine Vergleichsstudie beider Mittel und hat sich schon mit Avastin-Vorräten eingedeckt, um einer möglichen Blockade der Firma zu entgehen. »Wir wollen endlich wissen, was die bessere Arznei ist«, erregt sich Mühlbauer. »Wir sind keine Erfüllungsgehilfen der Kassen oder der Politik, sondern machen das für die Patienten.« Diese Fürsorgepflicht hätte eigentlich der Gesetzgeber. »Die Situation ist unverändert«, sagt Ina Klaus vom Gesundheitsministerium. »Wir können das Mittel nicht zulassen. Es gibt aber keine Regel, die untersagt, dass Avastin weiter verordnet wird.« Zudem würden einige Kassen die Kosten für Avastin erstatten.

Die Geschichte ist jedoch etwas komplizierter. Die Firma, die Avastin wie Lucentis entwickelt hat und beide Patente hält, heißt Genentech und ist eine Tochter von Roche, die wiederum zu mehr als 30 Prozent Novartis gehört. Roche hat die Testung und Vermarktung von Avastin übernommen, Novartis die von Lucentis.

Till Spiro gewinnt der Lucentis-Affäre mittlerweile eine gute Seite ab: »Ärzte und Politiker sind viel misstrauischer gegenüber den Machenschaften der Pharmafirmen geworden«, sagt der Mediziner.

Offenbar gilt das auch für Juristen, denn das Düsseldorfer Sozialgericht hat im Juli 2008 Novartis das Geschäft mit Lucentis deutlich erschwert. Das Pharma-Unternehmen hatte Augenärzte verklagt, die sich vertraglich gegenüber Krankenkassen verpflichtet hatten, überwiegend Avastin zu verschreiben. Nach Auffassung von Novartis wäre das einem Boykott von Lucentis gleichgekommen. Dies sah das Gericht in Düsseldorf anders. Da der Vertrag das Verschreiben von Lucentis nicht verhindere, sei er zulässig, so die Begründung. Zwar sehe das Gesundheitsrecht vor, dass ein Medikament ohne Zulassung nur verordnet werden darf, wenn es kein wirksames zugelassenes Mittel gibt: »Bei Mehrkosten von 1,4 Milliarden Euro für die gesetzliche Krankenversicherung spielt aber auch deren Stabilität eine große Rolle«, so das Gericht.

»Das ist eine erfreuliche Entscheidung«, sagt Wolf-Dieter Ludwig, Vorsitzender der Arzneimittelkommission der deutschen Ärzteschaft, zu der Stellungnahme des Gerichts. »Bei so teuren Substanzen und so vielen Patienten gibt es kaum eine andere Möglichkeit, um das Gesundheitswesen vor dem Kollaps zu bewahren.« Ebenso wichtig sei aber die Forderung, beide Medikamente endlich in seriösen wissenschaftlichen Studien zu vergleichen.

»Der Gerichtsentscheid ist sehr gut«, sagt auch Pharmakologe Bernd Mühlbauer. »Das ist ein Meilenstein für die Therapiefreiheit der Ärzte – gegen die wirtschaftlichen Interessen der Hersteller.« Mühlbauer fängt an, wozu eigentlich die Industrie verpflichtet wäre. Er vergleicht in einer Studie, wie Avastin und Lucentis gegen das Augenleiden helfen. Ergebnisse gibt es frühestens im Herbst 2009. »So etwas von den Pharmafirmen einzufordern, wäre die Sache des Gesetzgebers«, sagt Ludwig.

Vorauseilende Zensur Wer die Augustausgabe 2006 der *Zeitschrift für Allgemeinmedizin* (*ZFA*) aufmerksam durchsah, konnte irritiert sein. Im Inhaltsverzeichnis war auf Seite 332 ein Artikel von Michael Kochen und Wilhelm Niebling angekündigt. Die Professoren für Allgemeinmedizin aus Göttingen und Freiburg skizzierten demnach »Wirksamkeitsunterschiede bei Protonenpumpenhemmern: Informationen zur rationalen Arzneitherapie in der ärztlichen Praxis« – ein Überblick für Hausärzte, wie sie sinnvoll Medikamente verordnen, die bei Magengeschwüren und Sodbrennen helfen.

Auf Seite 332 im Heft fand sich jedoch kein Text über Magenmittel. Stattdessen wurde dort geworben für ein Buch des Thieme-Verlags, der die *ZFA* neben anderen Fachmagazinen herausgibt. Verwunderlich war auch, dass die Augustausgabe der *ZFA* erst am 10. September 2006 bei den Abonnenten eintraf. Normalerweise hätte sie Mitte August erscheinen müssen. Ferdinand Gerlach, Leiter der Allgemeinmedizin an der Universität Frankfurt, hakte nach – wie andere Leser auch –, warum der Artikel fehle, auf den er »schon ganz gespannt gewesen« sei. Das Heft enthalte den Beitrag über Magenmittel nicht, beschied ihm seinerzeit Volker Niem, Programmplaner bei Thieme. Die Ankündigung sei »ein bedauerlicher Fehler«.

Hinter dem bedauerlichen Fehler verbarg sich allerdings mehr als ein redaktioneller Irrtum. »Das ist ein einmaliger Vorgang«, sagt Michael Kochen, Erstautor des vermissten Textes und Präsident der Deutschen Gesellschaft für Allgemeinmedizin und Familienmedizin (DEGAM). »Der Thieme-Verlag hat auf Druck der Industrie die Augustauflage eingestampft. Der Verlag befürchtete wohl, sein Anzeigengeschäft zu gefährden.« Man sei viel von der Pharmaindustrie gewohnt und kenne ihren Einfluss auf Fachmagazine, so Kochen, »aber das ist vorauseilende Zensur des Verlages«.

Kochen ist Mitherausgeber des anzeigenfreien und pharmakritischen *Arzneitelegramms*. Niebling ist Mitglied der Arzneimittelkommission der Deutschen Ärzteschaft, die sich – anders als viele medizinische Fachgesellschaften – dem Druck der Industrie weitgehend entzieht. Die »Informationen zur rationalen Arzneitherapie in der ärztlichen Praxis« von Kochen und Niebling waren als mehrteilige Serie angelegt, die vermitteln sollte, wie Patienten optimal und kostengünstig behandelt werden. Im Juli 2006 war der erste Beitrag über Bluthochdruck-Therapie erschienen. Für August waren die Magenmittel geplant. Weitere Beiträge über typische Hausarzt-Themen sollten folgen. Um zahlreiche Mediziner zu erreichen, war eine gleichzeitige Publikation in der *ZFA* und in *Der Hausarzt* vorgesehen. Die *ZFA* erscheint im Stuttgarter Thieme-Verlag in 2500 Exemplaren und kommt ohne Anzeigen aus, weil die DEGAM dem Verlag eine hohe fünfstellige Summe zahlt, damit ihren Mitgliedern die Zeitschrift zugestellt wird. *Der Hausarzt* wird vom Münchner Verlag Med Komm herausgegeben, der zum wissenschaftlichen Springer-Verlag gehört. *Der Hausarzt* hat eine Auflage von etwa 45 000 Heften und ist bestückt mit Anzeigen der Pharmabranche.

Im Juli-Beitrag über Blutdrucksenker bewerteten die Autoren besonders die Sartane. Diese neue, teure Gruppe von Medikamenten wurde von der Pharmaindustrie mit viel PR-Aufwand in den Markt gedrückt. Immer wieder behaupteten die Hersteller, diese Mittel seien besser als herkömmliche Produkte. Kochen und Niebling verglichen sie mit ACE-Hemmern, die preiswerter sind. Ihr Fazit: Sartane sind älteren Mitteln zur Therapie von Hochdruck »nicht überlegen«. Die Medikamente »können nur dann empfohlen werden, wenn ACE-Hemmer nicht vertragen werden«, was bei acht Prozent der Patienten der Fall sei. Von diesen Ausnahmen abgesehen, so die Autoren, »erscheint die primäre Verordnung eines Sartans wegen der unzureichenden wissenschaftlichen Datenlage und der höheren Kosten nicht gerechtfertigt«.

Mitte Juli wurde der Artikel in beiden Blättern veröffentlicht. Einige Pharmafirmen reagierten umgehend. Am 19. Juli 2006 schrieb Christiane Funken, Leiterin Medico-Marketing bei Takeda Pharma in Aachen an Thieme; das Schreiben wurde an Kochen weitergeleitet. Takeda stellt Sartane her, die im Beitrag nicht so gut wegkommen. »Generell ist anzumerken, dass der Artikel nicht die Anforderungen an eine objektive wissenschaftliche Publikation erfüllt«, monierte Funken, zudem seien »relevante Leitlinien und Empfehlungen nicht dargestellt«.

Auch bei Novartis in Nürnberg – das Unternehmen stellt ebenfalls Sartane her – blieb man nicht untätig. Matthias Meergans, Medical Marketing Manager, kritisierte, dass der Artikel nicht »auf Basis einer gewissenhaften Recherche« erstellt sei. Kochen und Niebling waren in der Tat kleinere Fehler in ihrem Beitrag unterlaufen, die aber nichts an ihrer Gesamtbewertung der Medikamente ändern.

Was dann passierte, ist – freundlich ausgedrückt – eine Abwägung von verlegerischen Interessen. Michael Kochen spricht von Zensur durch den Thieme-Verlag, der in einer Art von vorauseilendem Gehorsam dem Druck der Pharmaindustrie ausgewichen sei. Auch beim *Hausarzt* muss Unbehagen zu spüren gewesen sein. Denn plötzlich wurden dort Gutachter befragt, was sonst bei der Zeitschrift nicht üblich ist. Anspruchsvolle Journale lassen mehrere Experten die Qualität von Publikationen bewerten. Dies gilt jedoch nicht für Übersichtsarbeiten. *Der Hausarzt* verfügt über gar kein Gutachtersystem.

Die Verlage kamen in Verlegenheit, weil die Industrie offenbar die Muskeln spielen ließ. Die ZFA selbst enthält zwar keine Werbung, »doch Takeda zog drei Anzeigen in anderen Thieme-Zeitschriften im Wert von 9600 Euro zurück«, sagt zumindest Wilhelm Niebling. Die Takeda-Werbung bei Thieme umfasse 37 Anzeigen im Wert von 82 000 Euro im Jahr 2006, hatte Niebling in Erfahrung gebracht, nachdem er der Pharmafirma vorhielt, durch Entzug der Anzeigen Verlag und Hausärzte unter Druck zu setzen. Dass Thieme die Auflage einstampfe, sei für ihn undenkbar gewesen, sagt Niebling, »der Verlag muss massive Ängste haben«.

Matthias Meergans von Novartis sagte, er hätte »gern eine Klarstellung der Fehler durch die Autoren« gehabt. »Wir sind Gegner in der Pharmalandschaft, weil die beiden Herren hochpreisige Mittel nicht so günstig bewerten.« Dabei gebe es wissenschaftlich belegte Vorteile der Sartane. Der Verlag müsse seine Ressourcen überprüfen, so Meergans, doch »Anzeigen zu entziehen, wäre nicht unser Stil«. Christiane Funken von Takeda weist es ebenfalls von sich, Zeitschriften unter Druck zu setzen: »Wir machen Anzeigen-Pläne unabhängig von der kritischen Auseinandersetzung mit unseren Produkten – das sind wir gewohnt.«

»Publikationen, die den Umsatz gefährden, sind von der Pharmaindustrie unerwünscht«, sagt Allgemeinmediziner Ferdinand Gerlach. »Es ist nur die Spitze des Eisbergs, wenn Zeitschriften, die abhängig von Anzeigen sind, den Druck der Industrie spüren. Diese komplette Abhängigkeit ist ein Systemfehler.« Das Motto sei Anzeige gegen Artikel – in der Branche PR gegen Media genannt – sagt eine Ärztin, die bis vor kurzem für eine PR-Agentur tätig war und deshalb nicht genannt werden will: »Man bietet an, eine Anzeige zu schalten, wenn dieser oder jener pharmafreundliche Beitrag redaktionell berücksichtigt wird.«

Kochen und Niebling setzten in ihrem Beitrag um, was sie in der Einleitung zur Serie angekündigt hatten: »Rationale Pharmakotherapie umfasst die Reflexion der eigenen Verordnungen mit Nutzung eines überschaubaren Arzneimittelrepertoires, den kritischen Umgang mit Aussagen pharmazeutischer Unternehmen sowie die regelmäßige Lektüre unabhängiger Informationen. Bei der Anwendung dieser Grundsätze sollte man möglichst keine Präparate verordnen, deren Wirksamkeit nicht ausreichend nachgewiesen ist. Wann immer möglich, sollten erprobte, nebenwirkungsarme Medikamente zum Einsatz kommen.«

Diese Haltung steht im Widerspruch zu Usancen der Pharmaindustrie, die mit überzogenen Darstellungen Produkte anpreist und mitunter nachgeahmte Präparate als teure Neuerungen verkauft.

Diese Sätze sind aber auch eine Mahnung an ärztliche Kollegen, nicht auf Scheininnovationen hereinzufallen und sich nicht vom Heer der etwa 18000 Pharmareferenten beeinflussen zu lassen.

Auch in dem für die Augustausgabe 2006 geplanten Text über die Magenmittel hatten Kochen und Niebling geschrieben, dass »trotz entsprechender Werbeaussagen zweifelsfreie Nachweise für klinisch relevante Unterschiede zwischen den einzelnen Mitteln fehlen«. Unterschiede im Preis gibt es allerdings. Die Behandlung pro Tag und Patient kostet je nach Präparat zwischen 77 Cent und 2,11 Euro. Auf den ersten Blick wirkt das nicht besonders brisant. Die beiden Mediziner wollten die 42000 Hausärzte in Deutschland lediglich darüber aufklären, mit welchen Medikamenten sie ihre Patienten wirksam, sicher und preiswert behandeln können, ohne auf die Versprechungen der Pharmaindustrie oder mächtiger Lobbygruppen unter den Ärzten hereinzufallen.

Irgendwann Ende Juli oder Anfang August ist bei Thieme wohl die Entscheidung gefallen, diesen Text nicht zu drucken. Auf mehrfache Anfrage wollte sich kein Verlagsmitarbeiter zu dem Vorfall äußern. Der Vorgang wäre für die Leser kaum zu erkennen gewesen, wenn der Fehler im Inhaltsverzeichnis nicht passiert wäre.

Zwar habe auch der Hausarzt-Verlag Med Komm »unbedingt jemand gesucht, der unsere Artikel kritisiert«, sagt Kochen. Entgegen sonstiger Gepflogenheiten wurden Stellungnahmen eingeholt. Die bestellten Kritiker konnten aber keine gravierenden wissenschaftlichen Fehler entdecken, sondern stimmten dem Fazit von Kochen und Niebling zu. Ein Eiertanz für manche Gutachter, weil sie abhängig von den Verlagen sind.

Ursprünglich war geplant, die Reaktionen sowohl im *Hausarzt* (unter dem Titel »Ethik oder Monetik – Arzneitherapie zwischen Innovation und Wirtschaftlichkeit«) als auch in der *ZFA* abzudrucken. Kochen und Niebling begrüßten dies, denn die vermeintliche Kritik fiel glimpflich aus oder entlarvte sich selbst.

Erst wollten gleich zwei Zeitschriften die Artikelserie der beiden Allgemeinmediziner drucken. Schließlich wurde sie in keinem der beiden Blätter weitergeführt. Nach der *Zeitschrift für Allgemeinmedizin*, die den zweiten Teil der aus fünf Artikeln bestehenden Serie im August 2006 kurzfristig aus dem Heft nahm, hat im Oktober 2006 auch *Der Hausarzt* einen Rückzieher gemacht. »Das ist vermutlich derselbe Mechanismus bei beiden Zeitschriften«, sagt Wilhelm Niebling. »Sie wollen keinen Ärger mit der Pharmaindustrie, denn die Gefahr ist zu groß, dass Anzeigen entzogen werden.«

Die Mitteilung von Monika von Berg, Chefredakteurin vom *Hausarzt*, an Michael Kochen war lapidar. Der Hausärzteverband, der über zehn Seiten im *Hausarzt* verfügen kann, hatte dem Abdruck des zweiten und dritten Teils der Serie bereits zugestimmt. Monika von Berg sagte hingegen: »Die Serie war weder bestellt noch geplant noch der Abdruck bestätigt.« Das Vertrauen zu den Autoren sei geschädigt; inhaltliche Gründe dafür wollte sie aber nicht nennen. Ihre Fachzeitschrift werde sich »den kritischen Themen stellen«. Zwar sei das Geschäft schwieriger geworden, »aber wir sind nicht pharmaabhängig«.

»Es war ja zunächst überraschend, dass die Zeitschrift, die noch stärker als andere mit Werbung durchsetzt ist, die Serie fortführt«, sagt Wilhelm Niebling. Er wundert sich nach dem bisherigen Hickhack um die kritischen Artikel über nichts mehr. »Wir werden die Informationen schon an die Hausärzte bringen«, sagt er. »Das sehe ich mittlerweile sportlich.«

Auf Linie gebracht Leitlinien sind für Ärzte eine wichtige Orientierungshilfe. Fachgremien geben darin Therapieempfehlungen für die Praxis. Im Idealfall – und nach Selbstauskunft der Gremien – liegen den Behandlungsratschlägen die besten Belege aus Forschung und Fachliteratur zugrunde, wie es dem Prinzip der evidenzbasierten Medizin (EBM) entspricht. Doch wo EBM draufsteht, ist nicht immer EBM drin. Die wenigsten ärztlichen Empfehlungen werden unabhängig von der Pharmaindustrie erstellt. 35 Prozent der Leitlinienautoren erhalten Honorare von Pharmafirmen. 70 Prozent der untersuchten Gremien sind beeinflusst, berichteten Autoren einer Studie im angesehenen Fachblatt *Nature* im Oktober 2005.

Die Erhebung wurde von der Fachzeitschrift in Auftrag gegeben. Das Blatt ließ weltweit mehr als 200 Leitlinien untersuchen. Nur in 90 davon werden Details über Interessenkonflikte angegeben. Lediglich 31 sind frei von industrieller Beeinflussung. Für mehr als ein Drittel der Leitlinien zeichnen Autoren verantwortlich, die pharmagesponserte Vorträge halten (Branchenspott: »Mietmäuler«). Jedes zehnte Mitglied eines Leitliniengremiums besitzt Aktien der Firma, deren Produkte für die Therapieempfehlungen eine Rolle spielen.

Als extremes Beispiel führte *Nature* Leitlinien zur Therapie von Blutarmut bei HIV-Patienten an. Nicht nur der Hauptverantwortliche, auch alle anderen Mitglieder des Gremiums standen auf Honorarlisten der Firma Ortho Biotech, deren Medikament Epoetin Alfa auch prompt empfohlen wurde.

Einige Gremien entgegneten auf die Studie, dass es schwierig sei, genügend unabhängige Mitglieder zu gewinnen. Zudem würden Industriekontakte nicht automatisch eine Abhängigkeit bedeuten. »Ärzte können nicht unabhängig bleiben, wenn sie von Firmen bezahlt werden«, entgegnet Peter Götzsche vom – unabhängigen – Cochrane-Zentrum Kopenhagen. Wer auf Pharmakosten Kongresse besucht und Vorträge hält, werde dadurch nun einmal in seinen Therapieempfehlungen beeinflusst. Drummond Rennie, Mitherausgeber des *Journal of the American Medical Association*, findet deutlichere Worte: »Die Ergebnisse sind erschreckend«, sagte er, »Pharmafirmen sehen in Leitliniengremien den perfekten Ort, um Einfluss auszuüben. Diese Praxis stinkt.«

Hauptsache, die These ist scharf Forschungsartikel sind voller Fehler. Das ist nicht nur ein Problem für die Wissenschaft, sondern auch eines für die Patienten im Krankenhaus und in der Praxis, die nach den vermeintlich besten Forschungsergebnissen behandelt werden wollen.

Nicht einzelne Berechnungen oder Bewertungen seien demnach falsch, sondern die Hauptaussagen der Publikationen. Zu diesem verheerenden Ergebnis kam der Epidemiologe John Ioannidis von der Tufts University in Boston in der Fachzeitschrift *PLoS Medicine* im August 2005. Ioannidis begründet seine umfassende Kritik mit zahlreichen strukturellen Schwachpunkten des Publikationssystems. Viele Studien – besonders in der Medizin – seien einfach zu klein. Wer bei Untersuchungen mit weniger als 100 Teilnehmern die Überlegenheit einer Therapie beweisen wolle, müsse zwangsläufig häufig falsch liegen. Bei kleinen Studien bestehe zudem die Gefahr, dass die Unterschiede übertrieben und verfälscht würden. Zudem würden viele Wissenschaftler bei einer geringen Probandenzahl nicht die richtigen statistischen Tests anwenden. Um überhaupt einen signifikanten Unterschied feststellen zu können, würde so lange gerechnet, bis sich ein für die Publikation verwertbares Ergebnis finde. Bei Untersuchungen von starken Auswirkungen – etwa dem Krebsrisiko durch Rauchen – sei die Fehlergefahr nicht so groß. Bei nicht so eindeutigen Zusammenhängen wie dem Anteil genetischer Faktoren an der Krankheitsentstehung sei die Wahrscheinlichkeit für Fehler hingegen sehr groß.

Die Herausgeber der Fachzeitschrift räumten zwar ein, dass Wissenschaftsmagazine selbst häufig das Umfeld für falsche Artikel bereiten und zu dem Missstand beitragen. Denn zu häufig würden Artikel für die Publikation nur dann akzeptiert, wenn sie klare Aussagen lieferten. Werden Daten zurückhaltend erörtert oder bekennen sich Autoren gar dazu, ihrer Interpretation nicht sicher zu sein, sinke die Chance auf Veröffentlichung. Dabei entspreche dies den Umwegen der Forschung und der Erkenntnisfindung viel eher, so die Kommentatoren. Deshalb sei es notwendig, künftig auch vorläufige Ergebnisse, negative Studien sowie Zweifel an vermeintlich bewiesenen Erkenntnissen zu publizieren. Inwieweit die Kommentatoren Ioannidis Ansicht teilen, dass mehr als die Hälfte der Forschungsartikel falsch seien, lassen sie allerdings offen. Schließlich hat Ioannidis selbst das fehleranfällige Medium Fachartikel für seine Behauptungen gewählt.

Kleine Geschenke erhalten die Ärztefreundschaft Mittlerweile gehen viele Behörden gegen Bestechung in der Pharmabranche vor. So ermittelt die Münchner Justiz in mehr als 3000 Fällen, darunter gegen Ärzte von 850 Kliniken wegen Vorteilsnahme.

Ratiopharm (Umsatz 2005: 1,61 Milliarden Euro) war im Herbst 2005 in den Verdacht geraten, in großem Umfang Mediziner »zur missbräuchlichen Verschreibung von Arzneimitteln« gebracht zu haben, mangels Beweisen wurde das Verfahren aber Ende 2005 eingestellt. Die Generalstaatsanwaltschaft Stuttgart verlangte jedoch, dass der Fall wieder aufgenommen wird, weil sich ein Bürger beschwert hatte.

Bundesweit werden jährlich fünf Milliarden Euro mit Generika umgesetzt. Die Branche ist geprägt von Preiskampf und dem Wettbewerb um die Ärzte. Die Firmen Sandoz-Hexal, Ratiopharm und Stada dominieren den Markt. »Die Einflussnahme der Pharmaindustrie geht quer durch Hausärzteverbände und Fachgesellschaften, sie ist gegen die Interessen der Patienten«, sagte Bruno Müller-Oerlinghausen vom Vorstand der Arzneimittelkommission der deutschen Ärzteschaft. »Das ist ein Augias-Stall, den die Ärzteschaft längst hätte ausmisten sollen.« Die Pharmaindustrie habe sich zwar einen Verhaltenskodex gegeben, doch Eigenkontrolle finde nur beschränkt statt.

»Der Fehler liegt im System«, sagte Michael Kochen, Präsident der Gesellschaft für Allgemeinmedizin. »Praxen, die keine Pharmareferenten empfangen, sollten belohnt werden.« Im Januar 2007 wurde in Frankfurt die Initiative »No free lunch – mein Essen zahle ich selbst« gegründet. Es gibt auch Ärzte, die zeigen wollen, dass sie sich dem Einfluss der Industrie entziehen, keine Geschenke annehmen und ihre Tagungsreisen selbst bezahlen.

Der Arzt als Pharmareferent Sie heißen Meinungsbildner – oder Mietmäuler. Gemeint sind Chefärzte, die für ein üppiges Honorar der Pharmaindustrie gute Dienste leisten. Aus Sicht der Arzneimittelhersteller selbst handelt es sich bei den Medizinern, die sie bezahlen, um Handelsvertreter, die allerdings besser entlohnt werden als die offiziellen Pharmareferenten, von denen es allein in Deutschland etwa 18 000 gibt. Der australische Arzt Ray Moynihan von der Universität Newcastle hat im *British Medical Journal* im Juni 2008 gezeigt, mit welchen Praktiken Mediziner von den Arzneiherstellern angeworben werden. Bebildert war der Beitrag mit einer Arztpuppe, die an Marionettenfäden hängt.

»Die Meinungsbildner waren für uns Verkäufer«, sagt Kimberley Elliott, die 18 Jahre lang für Pharmamultis wie Westwood Squibb, Smith-Kline-Beecham und Novartis im Marketing gearbeitet hat und jetzt ausgestiegen ist. »Wir haben immer geschaut, ob sich unsere Investition ausgezahlt hat, indem wir die Menge der Verschreibungen vor und nach Auftritten registriert haben.«

Bei den Firmen, in denen Elliott tätig war, begannen die Arzthonorare für eine Abendveranstaltung bei etwa 1600 Euro. Manchmal wurden aber auch bis zu 3000 Euro für Redner gezahlt. Die Dias oder Powerpoint-Präsentationen stellt das Pharmaunternehmen zur Verfügung. Meist werden darauf Botschaften vermittelt, die von seriöser

Forschung nicht gedeckt werden oder wissenschaftliche Ergebnisse verzerren. »Diese Leute bekommen eine Menge Geld dafür, um das zu erzählen, was sie erzählen«, sagt Elliott. »Das heißt nicht, dass sie schlecht sind oder alles falsch ist, aber sie sind Pharmareferenten wie die anderen.«

Gemäß den Untersuchungen Moynihans können Ärzte als Beratungsgebühr bei Pharmafirmen bis zu 300 Euro Stundenlohn in Rechnung stellen. Manche Ärzte kommen so mit vergleichsweise wenig Zeitaufwand auf einen jährlichen Zusatzverdienst von mehr als 20 000 Euro. »Die Firmen bezahlen Chefärzte, um mit ihrer Hilfe Marketingstrategien zu erarbeiten – und um die Mediziner bei Tagungen und Konferenzen präsentieren und sprechen zu lassen«, sagt Richard Tiner vom Vorstand der Britischen Pharmazeutischen Industrie. Obwohl hohe Preise üblich sind, stecken nicht alle Ärzte das Geld in die eigene Tasche. »Manche lassen es ihrer Forschungsabteilung zugute kommen oder spenden das Geld für wohltätige Zwecke«, sagt Ray Moynihan.

Üblich ist es auch, dass Ärzte 100 bis 150 Euro für jeden Patienten bekommen, den sie für eine so genannte Anwendungsstudie gewinnen. Das sind – methodisch meist unzureichende – Studien der Pharmafirmen, die zeigen sollen, dass bereits zugelassene Arzneien in der Praxis so wirken, wie es sich die Hersteller erhofft hatten. »Es ist zu einfach, die Industrie als unethisch und korrupt darzustellen«, sagt hingegen Charlie Buckwell, Geschäftsführer von Complete Medical Group, einem Dienstleister für Pharmafirmen. »Tatsächlich brauchen Industrie und Medizin sich gegenseitig, um ihre Vorstellungen umsetzen zu können.«

In Deutschland sind hohe Industriegagen für Mediziner ebenfalls üblich. Fast 90 Prozent der ärztlichen Fortbildungen werden von Firmen unterstützt, die oft auch bestimmen, wer was vorträgt. Bisher regten sich nur wenige Ärzte darüber auf. Der Würzburger Mediziner Ulf Rapp, der auch eine Kommission zum Kampf gegen

Fälschung in der Forschung leitete, tauchte vor Jahren auf dem Wiesbadener Internistenkongress in der Kleidung eines Müllmanns auf. Er wollte zeigen, dass »auf dem Pharma-Strich« jemand nötig sei, der den Dreck wegmache.

Scheininnovationen und Adabeis Die Patienten wehren sich. Zum Beweis präsentierte der Deutsche Diabetiker Bund (DDB) Anfang Juli 2006 als »stolzes Zwischenergebnis« 180 000 Unterschriften. Die Aktion soll Druck aufbauen, damit Analog-Insuline für Diabetiker weiterhin von den Krankenkassen erstattet werden. Ein zusätzlicher Nutzen der teuren Medikamente gegenüber den herkömmlichen, billigeren Insulinen ist jedoch nicht wissenschaftlich belegt. Die Entscheidung über die weitere Erstattung traf der Gemeinsame Bundesausschuss (G-BA) im Juli 2006.

Zeitweise schrieben zehn Diabetiker täglich an Peter Sawicki, den Leiter des Instituts für Qualität und Wirtschaftlichkeit im Gesundheitswesen (IQWIG). Sawickis Institut hat die Analog-Insuline wissenschaftlich beurteilt und den fehlenden Zusatznutzen aufgedeckt. Bei der Beurteilung wurde ein besonderes Augenmerk auf die Lebensqualität der Patienten gerichtet, denn dem Analog-Insulin wird immer wieder der Vorteil nachgesagt, dass es ohne festen zeitlichen Abstand zu den Mahlzeiten gespritzt werden könne. »Das ist bei Humaninsulin aber ebenso wenig nötig«, sagt Sawicki. Die Hersteller hätten entsprechend gute Studien zu angeblichen Vorteilen von Analog-Insulinen nie nachgereicht.

Als das Gutachten im Februar 2006 veröffentlicht wurde, demonstrierten Diabetiker vor dem Gesundheitsministerium. Und Peter Sawicki bekam aggressive, verbitterte, traurige Briefe. Manche Patienten schrieben, man solle sie gleich umbringen, das wäre das billigste. »Dass Firmen schreien, war absehbar«, sagt Sawicki, der zuvor Chefarzt für Diabetologie war. »Aber die Briefe der Patienten, das hat mich schon getroffen.«

Die Patienten waren offenbar den PR-Kampagnen der Pharmaindustrie erlegen. Liest man die Broschüren der Hersteller, hat man den Eindruck, die Kunstinsuline seien eine Art Wundermittel. Die Zuckerkranken, so suggeriert die Werbung, könnten essen, was und wann sie wollten, weil sich mit den Analog-Insulinen der Blutzuckerspiegel in allen Lebenslagen optimal regulieren lasse.

Manche Patienten sind davon beeinflusst und wollen sich ihr vermeintliches Rundum-sorglos-Insulin nicht nehmen lassen. Es ist bekannt, dass Pharmafirmen auf Selbsthilfegruppen Einfluss zu nehmen versuchen, indem sie sie finanziell unterstützen und so Lobbyarbeit von der Basis für ihre Medikamente erhoffen. Sämtliche Pharmafirmen, die Analog-Insuline herstellen, sind Sponsoren des Deutschen Diabetiker Bundes, der ältesten und größten Selbsthilfegruppe für Zuckerkranke. Die Industrienähe hält den DDB-Vorsitzenden Manfred Wölfert jedoch nicht davon ab, die »rote Karte« zu fordern »gegen die Ausgrenzung von Patienten, wenn es um Weichenstellungen in der modernen medizinischen Therapie geht«.

Doch fehlt Zuckerkranken wirklich etwas, wenn ihnen keine Analog-Insuline mehr verschrieben werden? »Mich berührt es peinlich, wie die Pharmaindustrie versucht, Patienten zu beeinflussen«, sagt Till Spiro, Ärztevertreter im Gemeinsamen Bundesausschuss. »Von gewissenhaften Diabetikern weiß man, dass sie prima mit herkömmlichen Humaninsulinen eingestellt sind.« Leonhard Hansen, der auch die Ärzteseite im Ausschuss vertritt, sieht das ähnlich: »Patienten müssen bekommen, was sie brauchen – aber auch nur das. Scheininnovationen brauchen sie nicht.« Optimaler als Humaninsulin könne ein Wirkstoff nicht sein, findet Hansen – schließlich ist es exakt der Stoff, der Diabetikern fehlt. Und Spiro betont, dass die Entscheidungen des G-BA so exzellent wissenschaftlich vorbereitet würden, dass es dort fast nie Dissens zwischen Kassen- und Ärzteseite gebe.

Der evidenzbasierte 124-seitige IQWIG-Bericht kam zu einem klaren Ergebnis. »Es existieren keine überzeugenden Belege für eine Überlegenheit kurz wirksamer Insulinanaloga gegenüber Humaninsulin hinsichtlich patientenrelevanter Therapieziele bei der Behandlung des Typ 2 Diabetes mellitus«, heißt es dort etwas sperrig. »Hinsichtlich ihrer langfristigen, potenziellen, nützlichen und schädlichen Effekte sind kurz wirksame Insulinanaloga nicht ausreichend untersucht.« Für die Analyse kamen nur methodisch hochwertige Studien in Betracht; viele industrieabhängige Untersuchungen genügten diesem Kriterium nicht.

Normalerweise müsste es das Aus für ein Arzneimittel bedeuten, wenn es so beurteilt wird. Trotzdem schwelt der Streit weiter. Pharmafirmen und Ärzteverbände machen mobil, seit der G-BA im vergangenen Jahr das IQWIG beauftragt hatte zu prüfen, ob ein zusätzlicher Nutzen der Analog-Insuline den höheren Preis rechtfertigt. Die Behandlung eines Diabetikers mit herkömmlichen Insulinen kostet 600 Euro im Jahr, die Therapie mit Analog-Insulin 1000 Euro.

Weltweit setzt die Pharmaindustrie jährlich sieben Milliarden Euro mit Insulin um, drei Milliarden davon in Europa. Ungefähr die Hälfte des Umsatzes in Europa – also etwa 1,5 Milliarden Euro – gehen auf Analog-Insuline zurück, obwohl die Arzneigruppe erst seit 1996 auf dem Markt ist. In Großbritannien, Frankreich und Skandinavien machen Analoga 70 Prozent oder mehr unter den Insulinen aus. In Deutschland betrug der Marktanteil 2005 etwa 43,3 Prozent.

Diese Einnahmen der Pharmaindustrie sind durch das IQWIG-Gutachten und eine negative Entscheidung des G-BA massiv gefährdet. »Auch Ärzte reagieren merkwürdig auf unser Gutachten«, sagt Peter Sawicki. »Sie geben uns zwar Recht, aber sie schätzen uns nicht, weil durch uns ihre Kompetenz angezweifelt wird.« Schließlich werden Analog-Insuline seit Jahren verschrieben. Jeder Hausarzt kennt einen Diabetiker, der mit Humaninsulin gut zurechtgekommen ist. Nach einem Klinikaufenthalt, der nichts mit Diabetes zu tun hatte, ist er auf Analog-Insuline umgestellt. »Da braucht man als Hausarzt viel Rückgrat, um das wieder rückgängig zu machen«, sagt Leonhard Hansen.

Im Juli 2006 fiel dann die Entscheidung, dass Krankenkassen in Zukunft die Kosten für eine Diabetes-Behandlung mit Analog-Insulinen nicht mehr übernehmen werden, wenn die Medikamente teurer als herkömmliche Insuline sind. »Es war ein eindeutiger Beschluss ohne Wenn und Aber«, sagt Till Spiro, für die Ärzteseite Mitglied im G-BA. »Nach der wissenschaftlichen Datenlage ist dies die einzig richtige Entscheidung.«

Lediglich in ärztlicherseits zu begründenden Einzelfällen zahlen Krankenkassen auch weiterhin für Analog-Insuline, die 30 Prozent teurer sind als die herkömmlichen, aber genauso guten Humaninsuline. Im Sozialgesetz ist verankert, dass Kassen in medizinischen Ausnahmen Leistungen bezahlen, die sonst nicht erstattet werden. Dieser Passus wurde jedoch nicht in den aktuellen G-BA-Beschluss aufgenommen, »um keine Hintertür zu lassen, damit die Analog-Insuline auf diese Weise doch noch massenhaft verschrieben werden«, sagt Spiro.

Sawicki, Hansen und Spiro erleben seit Jahren, was Lobbyarbeit im Gesundheitswesen bedeutet: Patientenvereinigungen mit engen Industriekontakten, firmengesponserte Fachblätter, mit Arzneiherstellern verbandelte Ärzteorganisationen. Manchmal werden die Entscheider auch direkt angegangen. So bekam das G-BA-Mitglied Spiro im Juni 2006 Post von der ihm unbekannten »GO Medizinische Marktforschung« in Frankfurt. Spiro wurde umschmeichelt und um ein einstündiges Telefongespräch gebeten »Ich bitte Sie so eindringlich um dieses Interview, weil Sie in so vielen Bereichen des Gesundheitswesens tätig sind … Sie sind sozusagen prädestiniert für dieses Gespräch … Selbstverständlich würden wir Ihren Zeitaufwand angemessen vergüten«, hieß es unmissverständlich in dem Schreiben.

Anderswo erfolgt die versuchte Einflussnahme verdeckter. Nachdem das IQWIG-Gutachten veröffentlicht war, legte der Vorstand der Deutschen Diabetes Gesellschaft (DDG) Stellungnahmen dazu vor. Die Ärzte verfuhren nach dem Prinzip Eminenz statt Evidenz: »Aus Sicht vieler Diabetologen und auf Grund deren persönlicher Erfahrung« plädierte der DDG-Vorsitzende Wolfgang Kerner für die Analog-Insuline. In einen Brief an das Gesundheitsministerium protestierte Kerner gleichzeitig dagegen, dass der Vorstand des DDG für die Stellungnahme mögliche Industrieabhängigkeiten offen legen sollte und berief sich stattdessen auf die Einigkeit des Vorstands.

»Ich hoffe, dass wir mit unserem Beschluss endlich Boden unter die Füße bekommen gegen das Imperium der Pharmaindustrie«, sagt G-BA-Mitglied Hansen. »Etwa 40 Prozent des Gewinns der Firmen werden ins Marketing gesteckt, nicht in die Forschung – und dann schwärmen in Deutschland 18 000 Außendienstler aus, um Ärzte zu beeinflussen.«

Dreiste Fälscher Um in den renommiertesten medizinischen Fachzeitschriften publizieren zu können, hat der norwegische Onkologe und Strahlentherapeut Jon Sudbø offenbar nicht nur Patientendaten erfunden, sondern auch mit Abbildungen getrickst. Nachdem sich im Januar 2006 bereits *The Lancet* von Sudbøs Artikel vom Oktober 2005 distanziert hatte, meldete auch das *New England Journal of Medicine* Bedenken an. Der Arzt vom Radiumhospitalet in Oslo hat etliche Studien zur Diagnose und Therapie von Krebs und Krebsvorstufen der Mundschleimhaut publiziert. In einem Artikel, der im April 2001 im *New England Journal of Medicine* erschien, sind zwei Fotos von Gewebeproben der Mundschleimhaut zu sehen, die laut Bildunterschrift von zwei verschiedenen Patienten stammen. Eines soll eine mittlere Krebsvorstufe darstellen, das andere eine geringe.

In Wirklichkeit ist auf beiden Bildern dasselbe zu sehen – allerdings in unterschiedlicher Vergrößerung.

Wenn man von der Manipulation weiß, sind die Ähnlichkeiten zwar leicht zu erkennen. Fachgutachtern und der Redaktion waren sie aber anscheinend nicht aufgefallen, da Sudbø die besonders charakteristischen Zellwucherungen in der Gewebeprobe größtenteils mit einer Graphik überdeckt hatte. Von einer weiteren Studie vom April 2004, die sich auf dieselben Patienten bezieht, distanzierte sich die Fachzeitschrift ebenfalls.

Müde Schnüffler im Labor An der Universität F. traf ein anonymer Brief ein: Im Labor von Forscher X gehe es nicht mit rechten Dingen zu. Die Uni reagierte prompt. Ein akademischer Krisenstab suchte den Forscher auf, ließ sich die Laborbücher zeigen und stellte tagelang alles auf den Kopf. Ergebnis: Die Vorwürfe erwiesen sich als völlig unbegründet. Ein fehlgeschlagener Versuch der Rufschädigung, der nie publik wurde.

Doch eine solch kompromisslose Aufklärung ist leider die Ausnahme. Wie in der Regel mit dem Vorwurf der Forschungsfälschung umgegangen wird, illustriert der Fall Herrmann/Brach/Mertelsmann. Als 1997 der Krebsforscher Friedhelm Herrmann in 94 Fällen der Datenfälschung überführt wurde, traf dies die deutsche Wissenschaft wie ein Schock. Als bald darauf auch Herrmanns Chef, der einflussreiche Gentherapeut Roland Mertelsmann, ins Zwielicht geriet, war es endgültig vorbei mit dem frommen Glauben, solche Skandale seien nur in den USA möglich. Alsbald zogen die Forschungsorganisationen Konsequenzen, verabschiedeten Empfehlungen zur »Sicherung guter wissenschaftlicher Praxis«, richteten Ombudsgremien ein und verpflichteten die Hochschulen, schwarze Schafe zur Verantwortung zu ziehen. Doch wie ernst war es den Beteiligten damit? Hat die deutsche Wissenschaft aus vergangenen Skandalen gelernt? Diese Skandale betreffen schließlich nicht nur die Forschung, sondern fast immer ging es um neue Therapien für Krebskranke.

Dass es für jene, die Ungereimtheiten im Labor aufdecken, im Deutschen keine passende Bezeichnung gibt, spricht für sich. Der englische Begriff whistleblower, oft abwertend verwendet, meint einen Kollegen, der rechtzeitig warnt, der auf drohende Gefahren hinweist. Keine angenehme Rolle.

Die DFG, die jährlich zwei Milliarden Euro Steuergelder an Forscher verteilt und so etwas wie die Interessenvertretung der deutschen Wissenschaft ist, hat Erfahrung mit Fälschungsfällen. Seit 1997 der Fall Friedhelm Herrmann die Öffentlichkeit erschütterte, bemüht sich die DFG, das Vertrauen in die Redlichkeit deutscher Forscher wiederherzustellen. Forderungen nach einer unabhängigen Aufsichtsbehörde – nach dem Vorbild des amerikanischen Office of Research Integrity – hat die DFG dabei stets abgelehnt. Die Selbstreinigungskräfte der Wissenschaft seien stark genug, das wissenschaftliche Ethos zu schützen.

Natürlich gilt auch in der Wissenschaft die Unschuldsvermutung. Jedem Forscher kann ein Fehler unterlaufen. Doch von funktionierenden Selbstheilungskräften kann nur dann die Rede sein, wenn diese in der Lage sind, Licht ins Dunkel wissenschaftlicher Ungereimtheiten zu bringen.

Aufklärung ohne Konsequenz Kenner der Szene sind empört. »Die ganze Welt der Kliniker beruht auf Scheinheiligkeit«, sagt einer. »Das ist die Kultur der legalisierten Lüge«, schimpft ein anderer. »Da herrscht ein kolossaler Nebel«, sagt ein Dritter, »alles wird vertuscht und heruntergespielt.« Was die Wissenschaftler, die alle anonym bleiben wollen, so wütend macht, sind die Konsequenzen des größten deutschen Fälschungsskandals: Die gibt es nämlich weitgehend nicht.

2001 zeigte sich das am Beispiel des Freiburger Krebsmediziners und einstigen Gentherapie-Stars Roland Mertelsmann. Lange Zeit stand er unter dem Verdacht der Fälschung wissenschaftlicher Publikationen. Nach mehrjährigen Untersuchungen attestierte ihm im Februar 2001 eine Kommission unter Leitung des Strafrechtlers Albin Eser »schwere Versäumnisse«, »Leichtfertigkeit«, »grob fahrlässige Verletzung von Regeln guter wissenschaftlicher Praxis« und »fehlende Glaubwürdigkeit«. Die Deutsche Forschungsgemeinschaft (DFG) sperrte Mertelsmann daraufhin für insgesamt fünf Jahre als Antragsteller für Forschungsmittel.

Der Vorstand der Freiburger Universitätsklinik forderte seinen Chefarzt auf, »keine Funktion mehr in der patientenbezogenen klinischen Forschung« wahrzunehmen, und der Rektor der Universität empfahl gar dem Stuttgarter Wissenschaftsministerium, ein Disziplinarverfahren gegen Mertelsmann einzuleiten.

Doch Konsequenzen musste der Onkologe nicht befürchten. »Wir haben die Vorgänge geprüft. Dabei hat sich ergeben, dass kein disziplinarrechtlich relevanter Vorwurf erhoben werden kann«, teilte das Wissenschaftsministerium in Stuttgart im Dezember 2001 mit. Mertelsmann sei keine vorsätzliche Fälschung nachzuweisen. Für schwächere Strafen dagegen – ein Verweis oder Gehaltskürzungen – gilt eine Verjährungsfrist, die mittlerweile überschritten war. Roland Mertelsmann saß also so fest im Sattel wie eh und je: Er blieb nicht nur Ärztlicher Direktor seiner Abteilung für Hämatologie und Onkologie, sondern wurde 1998 – einstimmig – von seinen Chefarztkollegen sogar für vier Jahre zum Geschäftsführenden Direktor der Medizinischen Klinik bestimmt.

Dabei liefen schon 1997 Ermittlungen diverser Kommissionen und disziplinarrechtliche Prüfungen gegen Mitglieder seiner Abteilung. Zunächst war Mertelmanns ehemaliger Mitarbeiter Friedhelm

Herrmann in Verdacht geraten. Von 347 Publikationen Herrmanns wurden 94 als »konkret fälschungsverdächtig« oder »eindeutig fälschungsbehaftet« überführt. Der ehemals gefeierte Krebsmediziner musste seine Ämter niederlegen.

Kein Wunder, dass auch sein Ziehvater Mertelsmann in Verdacht geriet. Schließlich hatte sich Herrmann 1986 bei ihm habilitiert und später mit ihm in Freiburg den Grundstock für ihre Gentherapieforschung gelegt. Als »unglaublich kreativen und genialen Wissenschaftler« hatte Mertelsmann seinen Oberarzt damals gelobt. 131 Arbeiten veröffentlichten die beiden gemeinsam – 51 davon enthielten geschönte Daten, erfundene Tabellen oder frisierte Abbildungen. Beide streiten jegliche Fälschungsbeteiligung ab.

Doch bald gerieten auch Arbeiten in die Kritik, die der Chefarzt mit anderen veröffentlicht hatte. Die Untersuchung unter Leitung des Zellbiologen Ulf Rapp ergab: Von fünf zufällig ausgesuchten Publikationen Mertelsmanns war »keine völlig frei von Unregelmäßigkeiten«. In zwei der Studien aus den Jahren 1994 und 1995 wurden besonders »gravierende Regelwidrigkeiten« festgestellt – in Planung, Durchführung und Dokumentation der Studien. Eine direkte Mitwisserschaft Mertelsmanns konnte auch diese Kommission nicht nachweisen, hielt es aber »für nur schwer nachvollziehbar«, dass der Chefarzt von den Unregelmäßigkeiten nie etwas bemerkt haben wollte. Dass dabei »wild gewordene Forschungsdetektive« über das Ziel hinausgeschossen seien, wie Kritiker meinen, kann man kaum behaupten. Selbst die eher konservative Deutsche Gesellschaft für Hämatologie und Onkologie kritisierte »schwerwiegende Fehler« in Mertelsmanns Arbeiten, dadurch sei »dem Fach der Hämatologie und Onkologie erheblicher Schaden zugefügt worden«. Allerdings konnte niemand Mertelsmann eine direkte Beteiligung nachweisen.

Wie auch? Ein öffentliches Schuldeingeständnis hatte der Krebsmediziner nie abgeben. Der in Freiburg mit der Aufklärung betraute Albin Eser, inzwischen pensionierter Direktor des Max-Planck-Instituts für ausländisches und internationales Strafrecht, wurde dennoch deutlich, kritisierte »Betriebsblindheit« und »Verantwortungsmangel«. Der Jurist warf Mertelsmann vor, nicht aktiv zur Aufklärung der Vorwürfe beigetragen zu haben. »Herr Mertelsmann lässt sich immer alles erst nachweisen, bevor er etwas zugibt. Als Wissenschaftler hätte er anders handeln müssen«, sagte Eser seinerzeit.

Auch der baden-württembergische Wissenschaftsminister Peter Frankenberg hielt Mertelsmanns Versäumnisse für »durchaus problematisch«. Anfang Dezember 2001 bestellte er den Krebsmediziner nach Stuttgart zu einem »persönlichen Gespräch«. »Eine juristische Ahndung war aufgrund der Rechtslage nicht möglich«, hieß es kurz darauf aus dem Ministerium. Albin Eser hielt diesen Ausgang des Verfahrens für heikel: »Wir waren in der Kommission davon ausgegangen, dass dieses Fehlverhalten nicht nur juristische, sondern auch forschungsethische Seiten hat. Diese Verantwortlichkeiten wollten wir aufzeigen.« Doch bei den Betroffenen und bei denen, die Konsequenzen hätten ziehen können, »wurde der forschungsethische Aspekt aus dem Blickfeld verloren«, kritisiert er. In der Öffentlichkeit könne dadurch ein fataler Eindruck von Folgenlosigkeit entstehen.

So wurde der Fall Mertelsmann zu einem Lehrstück, wie Selbst- und Fremdkontrolle der Wissenschaft in Deutschland versagt haben. Von den viel gerühmten Selbstreinigungskräften der Forschung fehlt jede Spur. Hätte es Mertelsmann nicht gut angestanden, wenigstens auf den Direktorenposten der Klinik zu verzichten?

Der Vorstand des Freiburger Uniklinikums, Hermann Frommhold, spielte die Sache herunter: »Was die Eser-Kommission herausgefunden hat, bezieht sich nur auf die Wissenschaft. Mertelsmanns Position in der Klinik hat hingegen mit ärztlicher Tätigkeit zu tun. Da wirft ihm ja keiner was vor. Im Gegenteil: Hier hat sich Mertelsmann sogar sein vorbildliches Qualitätsmanagement zertifizieren lassen.« Stempel drauf und alles wieder gut? Bei Mertelsmanns Arbeiten, in denen »gravierende Unregelmäßigkeiten« festgestellt wurden, handelt es sich um Studien mit Krebspatienten. Die »schweren Versäumnisse« beziehen sich auf die Aufklärung der Patienten und die Dokumentation der Behandlungsversuche.

Für Aufklärer Ulf Rapp war es »eine Katastrophe«, dass die Affäre »derart ohne signifikante Konsequenzen verlaufen ist«. Man müsse sich überlegen, »ob da nicht etwas im juristischen Arsenal fehlt«. Rapp schlägt eine unabhängige nationale Kommission vor, die bei jedem Forscher unangekündigt Stichproben seiner Arbeit untersuchen und auch Sanktionen verhängen dürfe. Ein solches Office of Research Integrity hat in den Vereinigten Staaten allerdings wenig Erfolg gehabt. Und ob in Deutschland der Wille zur Einrichtung eines derartigen Gremiums vorhanden ist, ist mehr als fraglich.

Der Bericht der Eser-Kommission endete mit dem Satz: »Daraus die notwendigen Konsequenzen zu ziehen, ist die Aufgabe der dafür zuständigen Organe.« Sie blieben untätig. Wie sagte Roland Mertelsmann, als er noch nicht in Verdacht geraten war? »Betrug in der Wissenschaft hat es immer gegeben und wird es immer geben.«

Streit um die richtige Mischung Juli 2001, eine Medizinertagung nahe Ulm. Alexander Kugler, Urologe an der Universität Göttingen, lächelt, deutet mit dem Laserzeiger auf die wissenschaftlichen Dias. Kurz zuvor waren Vorwürfe veröffentlicht worden, die der Karriere des 36-Jährigen und seines Forscherkollegen Gernot Stuhler von der Universität Tübingen massiv hätten schaden können.

Im Zentrum der Kritik stand eine »Impfung gegen Krebs«. Im Jahr 2000 verkündeten die Forscher, eine Therapie gegen Nierenzellkrebs gefunden zu haben. Das Ombudsgremium der Georg-August-Universität Göttingen jedoch fand Ungereimtheiten. Eine Fotografie in der Habilitationsschrift Kuglers stammte offenbar vom Tübinger Kollegen. Und dieser hatte sie nicht aus dem eigenen Labor, sondern aus dem Internet. Ende Mai lag der Zwischenbericht des Gremiums vor. Plötzlich ging es um mehr. Nicht nur der »falsche Gebrauch eines Bildes« wurde bemängelt, sondern auch die wissenschaftliche Oberflächlichkeit und Sorglosigkeit, mit der die Wissenschaftler vorgegangen waren. Die vorläufige Empfehlung lautet jetzt: Die Habilitationsarbeit zurückziehen.

Viele Fragen waren zu klären: Betrieben die Kliniker – angeblich im Sinn der Patienten – dilettantische Forschung? Wie gut war ihr Kontakt zu den Grundlagenwissenschaftlern? Und hat die deutsche Forschung aus anderen Skandalen gelernt und eine funktionierende Selbstkontrolle installiert?

Schon lange munkelte die wissenschaftliche Gemeinde über methodische Ungenauigkeiten bei Kugler, Stuhler & Co. So schimpfte Ulrich Zimmermann, Würzburger Biophysiker und Experte für Zellfusionen, dass sogar seine Studenten die im März vergangenen Jahres erschienene Studie hätten »zerreißen« können. »Erstaunlich«, wunderte sich Kugler, »dass der sich ein Jahr mit dieser Kritik Zeit gelassen hat.« Verblüffend auch, dass das angesehene Fachblatt *Nature Medicine* die Arbeit überhaupt angenommen hatte.

Auch an anderer Stelle funktionierte die Selbstkontrolle der Wissenschaft nicht. Experten stritten, monatelang gingen Gutachter wissenschaftlichen Schlampereien nach, aber weder die Deutsche Forschungsgemeinschaft (DFG) noch die Öffentlichkeit wurden darüber informiert. Erst spät betonten die Universitäten Göttingen und Tübingen, die DFG, diverse Ombudsgremien und wissenschaftliche Experten ihr Bedürfnis nach Aufklärung – und suchten nach demjenigen, dem man den Schwarzen Peter zuschieben konnte.

In der Veröffentlichung in *Nature Medicine* vom März 2000 berichteten die Gruppen aus Göttingen und Tübingen von den Behandlungsergebnissen bei 17 Patienten. Vier Patienten waren nach der Therapie frei von Geschwüren. In der Fachsprache nennt man das Vollremissionen. Bei drei weiteren war der Tumor um mehr als die

Hälfte reduziert worden. Im Mai 2000 erhielten Kugler und Stuhler den mit 50 000 Mark dotierten Ernst-Wiethoff-Preis. Im Sommer jubelte Kugler, dass sich bei 40 Prozent der inzwischen mehr als 30 behandelten Patienten die Therapie als wirksam erwiesen habe.

Die Strategie, mit der Alexander Kugler und Gernot Stuhler den Krebs bekämpfen wollten, hielten Fachleute für vielversprechend. Patienten werden Krebszellen entnommen und mit Abwehrzellen eines gesunden Spenders verschmolzen. Das Impfgemisch soll das körpereigene Immunsystem zum Kampf gegen den Tumor anstacheln. Schließlich weist es zum einen Tumoreigenschaften des Patienten, zum anderen die fremden Merkmale des Spenders auf, gegen die sich das Abwehrsystem richten soll. Doch bereits in dieser Anfangsphase wurde intern Kritik am Vorgehen der Krebsmediziner laut. Stuhler sei von Fachkollegen davor gewarnt worden, die Internet-Abbildungen der Zellfusion zu benutzen, heißt es.

Für diese Fusion werden die Krebszellen mit Immunzellen von Spendern durch einen kurzen Elektroschock zum Verschmelzen gebracht. Von der Dauer des Impulses ist es abhängig, ob die Zellen dies überhaupt überleben. Und das Überleben ist – zumindest in der Theorie – für das Funktionieren der Technik essenziell. Doch wie vital das elektrisierte Zellgemisch noch war, haben die Wissenschaftler kaum getestet. »Das ist doch unglaublich rudimentär«, sagt ein Experte für Krebstherapie, der ungenannt bleiben will, »dann kann man gleich kalten Kaffee injizieren.«

Die Methode der Elektrofusion ist ein Import aus Tübingen, wo Lothar Kanz die Onkologie leitet und Stuhlers Chef ist. Offensichtlich muss es über das methodische Vorgehen früh Unstimmigkeiten zwischen den beteiligten Gruppen gegeben haben. In Göttingen waren einerseits Urologen wie Kugler, andererseits Internisten an der Therapie beteiligt. In der internen Stellungnahme des Göttinger Ombudsgremiums wird von »inhaltlichen und persönlichen Verwerfungen und Kontroversen« anlässlich »verschiedener methodischer

Änderungen« berichtet. Die seien allerdings »durch eine Schlichtung des Ombudsmannes am 23.11.2000 befriedet« worden.

Der Friede war von kurzer Dauer. Bereits am 12. Januar 2001 erhielt das Göttinger Ombudsgremium einen Brief, in dem die Frage gestellt wurde, ob in Zusammenhang mit der *Nature-Medicine*-Publikation nicht »wissenschaftliches Fehlverhalten feststellbar« sei. Dabei ging es nicht nur darum, ob die Zellen nach der Elektrofusion überlebt hatten, sondern auch um die Beurteilung des Behandlungserfolgs. Der Rückgang von Nierenzellkrebs ist nämlich nur von Röntgenexperten zu beurteilen. Auf dem *Nature-Medicine*-Paper finden sich zwar 15 Autoren – darunter ist aber kein Radiologe. Das Ombudsgremium musste feststellen, dass die Verlaufsbeurteilung bei mehreren Patienten nicht auf einer Ansicht der Bilder, sondern auf »schriftlichen Befunden von außerhalb« beruhte.

Im Mai 2001 muss dann verschiedenen Beteiligten der Kragen geplatzt sein. Der Würzburger Biotechnologe Ulrich Zimmermann schrieb an Manfred Droese, den medizinischen Dekan der Universität Göttingen, und bezeichnete das Vorgehen der niedersächsisch-schwäbischen Krebsärzte als »wissenschaftlichen Standards nicht entsprechend«, voll von »Fehlern und Fehlinterpretationen« und urteilte, dass »das Verfahren aus *Nature Medicine* nicht funktionieren kann«. Lag es an den alarmierenden Äußerungen Zimmermanns, dass das Göttinger Ombudsgremium am 23. Mai seinen Zwischenbericht verfasste?

Im Mai 2001 wandte sich ebenfalls einer der beteiligten Forscher an Peter Hans Hofschneider. Der Professor für Biochemie in Martinsried bei München war bereits die Vertrauensperson dessen, der 1997 mit seinen Erklärungen den Fälschungsskandal Brach/Hermann/Mertelsmann ins Rollen gebracht hatte. Auch diesmal kam ein anonym bleiben wollender Jungwissenschaftler zu Hofschneider mit den Worten: »Ich bin hier als Ausdruck der eigenen Ohnmacht.« Er berichtete von »nicht protokollgerechten Therapieverfahren in laufenden klinischen Studien«, falschen Produktbeschreibungen und »möglichen Nachteilen für Patienten«.

Zwar gäbe es eine Ombudskommission der Fakultät, doch die agiere seit über einem Jahr ohne erkennbares Ergebnis und beschäftige sich nur mit einer fragwürdigen Abbildung. Außerdem sei ihr Vorsitzender zugleich der Vorsitzende der Ethikkommission, die einst die klinische Studie bewilligte. Dass sich zusätzlich eine Firma »mit hohem finanziellen Aufwand« beteiligt habe, könne auch nicht nur positive Auswirkungen auf die Aufklärungsbemühungen haben.

Hofschneider, der inzwischen gestorben ist, hielt neben den anderen Vorwürfen auch die falsche Abbildung für zentral: »Ich kann das nicht als Lappalie betrachten«, sagte er zu dem Vorfall. Denn mit dem Bild sollte der Eindruck vermittelt werden, dass in dem »Göttinger Gebräu« lebende Zellen enthalten seien. In den Veröffentlichungen taucht es zwar nicht mehr auf, doch es wurde bei den Fachzeitschriften mit eingereicht und hatte daher wesentlichen Einfluss auf das Urteil der Gutachter.

Hofschneider war über die ihm geschilderten Vorfälle entsetzt, sah es aber als positiv an, dass sich »engagierte junge Wissenschaftler mir gegenüber offenbart haben«. Nach einer Besprechung mit anderen Fachleuten am 8. Juni schrieb er zusammen mit zwei anderen Wissenschaftlern einen Brief an die DFG, die bis dato nichts von den Vorfällen in Göttingen und Tübingen wusste.

Dort sei »sofort« mit den Untersuchungen begonnen worden, sagt Eva-Maria Streier, Sprecherin der DFG. Sofort, das war nachdem Hofschneiders Schreiben eingetroffen war. Am 21. Juni antwortete DFG-Präsident Ernst-Ludwig Winnacker persönlich und teilte neben seiner »Betroffenheit« mit, dass die Vorwürfe »von einer solchen Tragweite« seien, dass die DFG auf Aufklärung dränge.

Rolf-Hermann Ringert, Kuglers Chef, reagierte zerknirscht und wollte »schnellstmöglich aufklären«. Kugler wurde freigestellt, um die Daten zusammenzutragen, und eine externe Expertenkommission wurde eingeladen, diese zu überprüfen. Kugler war zutiefst getroffen, verteidigte auf der Tagung aber weiterhin seine Studie: »Zusammenfassend sind wir weiterhin der Meinung, dass die Tumorzellhydridisierung eine sichere Therapie ist, mit wenig Nebenwirkungen – insbesondere keinen toxischen.« Am Ende zählten die erfolgreich Therapierten. »Von den 17 Patienten hätte nach der Statistik heute keiner mehr am Leben sein dürfen«, sagt Kugler, aber vier seien weiterhin tumorfrei. Über 40 Monate hat ein Kranker sein Todesurteil überlebt – kaum mehr als ein halbes Jahr hatte man ihm gegeben. »Rufen Sie die Patienten an«, bat der Arzt Kugler inständig.

»Ich verdanke ihm mein Leben«, sagt Werner Kuhl, ein Rentner aus Braunschweig, der die Impfspritze seit 1998 neunmal erhielt und dem die Krebsspezialisten maximal sechs Monate Lebenszeit gaben. Entweder klappt das, habe er sich gesagt, oder es ist vorbei. Nebenwirkungen gab es bei ihm keine, jetzt ginge es ihm gut: »Ich wünsche dem Herrn Kugler viel Glück.« Wer heilt, hat Recht, sagen einige Praktiker. Die Grundlagenforscher aber fordern schlüssige Beweise. Sie wollen nicht nur wissen, dass, sondern warum eine Therapie hilft – alles andere gilt nicht.

Chefarzt, grob fahrlässig Manche Ärzte haben eine seltsame Berufsauffassung. Werden ihnen Fehler oder Versäumnisse vorgeworfen, reagieren sie wie die drei Affen – nichts sehen, nichts hören, nichts sagen. Ein prominentes Beispiel für dieses Verhalten hat Roland Mertelsmann in den vergangenen Jahren geliefert. Der einstige Shootingstar unter den Krebsforschern, der 1994 als einer der Ersten hierzulande eine Gentherapie wagte, wurde immer tiefer in den größten deutschen Wissenschaftsbetrug verwickelt. Aus dem 1997 bekannt gewordenen Skandal um das Forscher- und Fälscherpaar Friedhelm Herrmann und Marion Brach ist mittlerweile auch ein Fall Mertelsmann geworden. Eine im Juni 2000 vom Rektorat der Freiburger Universität eingesetzte Kommission unter Vorsitz des Strafrechtlers Albin Eser hat die Rolle und Verantwortung Mertelsmanns für die Manipulationen untersucht. Im März 2003 legte sie ihren Abschlussbericht vor – und der fiel für Mertelsmann nicht gut aus.

Von den 347 Publikationen Friedhelm Herrmanns, die die »Task-Force« der Deutschen Forschungsgemeinschaft (DFG) im Jahr 2000 begutachtete, waren insgesamt 94 als »konkret fälschungsverdächtig« oder »eindeutig fälschungsbehaftet« inkriminiert worden. Die gewundenen Formulierungen zeigen, wie schwer sich die Gutachter mit der Beurteilung taten. Auf immerhin 58 dieser Veröffentlichungen fand sich der Name Mertelsmann als Mitautor.

Damit ist der bekannt gewordene Anteil des Chefarztes an den dubiosen Publikationen seit 1997 nicht nur um mehr als das Doppelte gestiegen. Zusätzlich gerieten auch Arbeiten in die Kritik, die Mertelsmann ohne seinen ehemaligen Meisterschüler Herrmann veröffentlicht hatte. In zwei dieser Studien wurden besonders »gravierende Regelwidrigkeiten« festgestellt. Die eine erschien im September 1994 in der Zeitschrift *Blood*, die andere im August 1995 im *New England Journal of Medicine*. Bei den fragwürdigen Veröffentlichungen ging es um die Behandlung von Krebspatienten mit der – bis heute unter Experten umstrittenen – Hochdosis-Chemotherapie.

Die Eser-Kommission konnte zwar keine aktive Beteiligung Mertelsmanns oder anderer »derzeit an der Universität Freiburg tätigen Wissenschaftler« an den Fälschungen feststellen. Sie attestierte dem Krebsmediziner allerdings »fehlende Glaubwürdigkeit«, »schwere Versäumnisse«, »Leichtfertigkeit« und eine »grob fahrlässige Verletzung von Regeln guter wissenschaftlicher Praxis«. Planung, Durchführung und Dokumentation der Behandlungsversuche waren unvollständig und regelwidrig. Die Nachbeobachtung erfolgte über einen zu kurzen Zeitraum.

In einer Studie fehlten bei 12 von 15 behandelten Patienten die

Aufklärungsformulare. Manche Daten über Blutwerte fanden sich Jahre später bei Hausärzten und wurden erst auf Betreiben der Kommission im November 2000 zusammengetragen. Die vernichtende Einschätzung Mertelsmanns durch die sechsköpfige Kommission hat sich durch das Verhalten des Mediziners während der Untersuchungszeit noch verstärkt.

Während andere Koautoren, wie die mittlerweile an der Tübinger Uniklinik in leitender Position tätigen Mediziner Lothar Kanz und Wolfram Brugger, Bedauern zeigten und Fehler einräumten, habe Mertelsmann stets versucht, Verantwortung abzuschieben. Für Eser ist unbegreiflich, dass der Gentherapeut nach 1997 keine Ursachenforschung betrieben habe. Von Betriebsblindheit und Verantwortungsmangel spricht der Jurist, und man spürt seinen Unmut darüber, dass Mertelsmann so wenig Einsicht in seine Mitverantwortung erkennen lässt.

Im Umgang mit uneinsichtigen Chefärzten hat die Freiburger Universität Erfahrung. Als im Jahr 2000 Vorwürfe gegen den längst beurlaubten Unfallchirurgen Hans-Peter Friedl bekannt wurden, hatte die Universität den Fall noch »zur Prüfung« an das Stuttgarter Wissenschaftsministerium verwiesen. Diesmal empfahl Rektor Wolfgang Jäger dem Minister ausdrücklich, ein Disziplinarverfahren gegen Mertelsmann einzuleiten. Außerdem forderte der Klinikumsvorstand den Arzt auf, ab sofort »keine Funktion mehr in der patientenbezogenen klinischen Forschung« wahrzunehmen. Mertelsmann selbst ließ sich auf der in Freiburg einberufenen Pressekonferenz durch seine Anwältin vertreten.

Fast alle der etwa 60 Mitarbeiter in Mertelsmanns Abteilung beschäftigen sich mit patientenbezogener klinischer Forschung. Der Durchhaltewillen von Mertelsmann ist allerdings nicht zu unterschätzen. Seinen Leidensgenossen Hans-Peter Friedl hatte er im Sommer noch mit den Worten aufgemuntert: »Bei gutem Wetter segeln kann jeder.«

Doch zumindest zeigt der Umgang mit dem Fall Mertelsmann, dass die Universität Freiburg aus den vergangenen Fälschungsfällen gelernt hat. Von der Tübinger Universität kann man das nicht unbedingt behaupten. Tübingens Rektor Eberhard Schaich räumte zwar ein, dass die manipulierten Studien »statistisch-methodisch unperfekt« seien, vertrat aber die Meinung, dass die nach Tübingen gewechselten Brugger und Kanz keine absichtliche Täuschung begangen hätten. Es handele sich um Unregelmäßigkeiten, die man der fachinternen Diskussion überlassen müsse.

Beim Kommissionsvorsitzenden Albin Eser, der zugleich das Max-Planck-Institut für ausländisches und internationales Strafrecht leitet, stößt dieses Vorgehen bis heute auf Unverständnis. Immerhin stehe der Vorwurf von grob fahrlässigem wissenschaftlichen Fehlverhalten im Raum. »Da hätte die Universität Tübingen tätig werden müssen.« Doch mit den Freiburger Forschungsdetektiven kam keine Kooperation zustande. Rektor Schaich wolle nicht »den Forderungen von Herrn Eser nachgeben« und die Entscheidung über eine Verfahrenseröffnung selbst in der Hand behalten, war aus Tübingen zu erfahren.

Hinter der Auseinandersetzung steht auch der Versuch, die eigene Universität möglichst von Betrugsvorwürfen freizuhalten. Die Mehrzahl der untersuchten Fälschungsfälle sei eine »Freiburger Angelegenheit«, meinte Tübingens Rektor Schaich. »Und es ist nicht schön von den Freiburgern, wenn versucht wird, das zu einer Tübinger Angelegenheit zu machen.«

Auch Roland Mertelsmann empörte sich über das Vorgehen der Eser-Kommission. Per Fax teilte er mit, dass er sich »nicht rechtsstaatlich und nicht fair« behandelt fühle. Er habe nur einmal Gelegenheit gehabt, sich zu den Vorwürfen zu äußern. Außerdem sei ihm der Abschlussbericht der Kommission erst am Vorabend der Pressekonferenz zugestellt worden.

Der in Fälschungsverfahren leidgeprüfte Albin Eser wies Mertelsmanns Reaktion zurück. Schließlich sei der Arzt bei einer zweieinhalbstündigen Anhörung im Wesentlichen mit allen Befunden, die dem Abschlussbericht zugrunde lagen, konfrontiert worden. Zudem habe es ihm jederzeit offen gestanden, der Kommission Unterlagen oder Informationen zu lfern. Für Albin Eser zeigt Roland Mertelsmanns Reaktion vor allem eines: »Dass er auch jetzt rein formal argumentiert, ohne sich auf den inhaltlichen Vorwurf der Mitwisserschaft einzulassen, zeigt einmal mehr, dass er Verantwortung abschiebt.«

Verbrecherische Medizin

Die Perversion des Heilens »Die Atmung hielt bis 30 Minuten an. Bei 4 Minuten begann VP (die Versuchsperson) zu schwitzen und mit dem Kopf zu wackeln. Bei 5 Minuten traten Krämpfe auf, zwischen 6 und 10 Minuten wurde die Atmung schneller, VP bewusstlos, von 11 Minuten bis 30 Minuten verlangsamte sich die Atmung bis 3 Atemzüge pro Minute, um dann ganz aufzuhören. Zwischendurch trat stärkste Cyanose auf, außerdem Schaum vor dem Mund. In fünfminütigen Abständen wurde EKG in 3 Abteilungen geschrieben. Nach Aussetzungen der Atmung wurde ununterbrochen EKG bis zum völligen Aussetzen der Herzaktion geschrieben. Anschließend, etwa 1 Stunde nach Aufhören der Atmung, Beginn der Sektion.«

So beschreibt der Dachauer KZ-Arzt Sigmund Rascher, wie er einen »37-jährigen Juden in gutem Allgemeinzustand« bei einem seiner grausamen Experimente zu Tode quälte. Bei Raschers Unterdruckversuchen ging es vorgeblich um die Frage, was Piloten von Militärflugzeugen erleiden, wenn sie in großer Höhe die Maschine verlassen müssen. Zumeist wurde die Situation in Unterdruckkammern simuliert. 70 bis 80 der 200 auf diese Weise malträtierten Häftlinge starben sofort an den Folgen des Versuchs. Die anderen trugen bleibende Schäden davon.

Die Welt erfuhr erst durch die Nürnberger Ärzteprozesse 1946/47 vom Ausmaß der Versuche, die unter dem Deckmantel der Medizin im Dritten Reich stattgefunden hatten. Vor dem Ersten Amerikanischen Militärgerichtshof hatten sich 20 Ärzte und drei

Nichtmediziner für die Tötungen und Menschenversuche in Konzentrationslagern, Krankenhäusern und Heilanstalten zu verantworten. Die Auswahl der Angeklagten gibt nicht den Umfang und die Vielfalt der Verbrechen wieder. Manche Täter in Weiß hatten sich umgebracht, waren nicht aufzufinden, oder entsprechendes Beweismaterial war noch nicht verfügbar. Auch Rascher war nicht dabei – er wurde unter ungeklärten Umständen vor Kriegsende erschossen. Am 25. Oktober 1946 wurde die Anklageschrift verlesen. Hauptanklagepunkte: Kriegsverbrechen und Verbrechen gegen die Menschlichkeit. Der Prozess dauerte vom 9. Dezember 1946 bis zum 20. August 1947.

»Es gibt nichts Bedrohlicheres, als wenn Ärzte Mörder werden«, sagt Robert Jay Lifton, wenn er gefragt wird, warum die medizinischen Verbrechen noch verstörender wirken als andere Grausamkeiten während der NS-Zeit. »Es ist die Perversion des Heilens zum Töten.« Im Herbst 2006 sprach Lifton auf dem Kongress »Medizin und Gewissen« in Nürnberg. Das Buch »The Nazi Doctors« des Harvard-Psychiaters, das 1986 erschien, war die erste gründliche Studie über psychische Anpassungen und Deformationen bei Tätern wie Opfern. In Interviews erforschte Lifton, wie Ärzte ihre Teilnahme am Massenmord rationalisierten: »Nach dem Mord untersuchten sie die Organe. So hatten manche Mediziner das Gefühl, ihr Tun als Forschung legitimieren zu können.«

»Die Tätigkeit bei den Prozessen hat mich bis heute geprägt«, sagte Arno Hamburger zum Auftakt des Kongresses. Er ist Jahrgang 1923 und nahm als Dolmetscher am Ärzteprozess teil. Heute ist er Vorsitzender der Israelitischen Kultusgemeinde in Nürnberg. »Ich hatte mir vorher nie vorstellen können, dass es Ärzte gibt, die solche Versuche an Menschen durchführen. Ich hatte mir vorher nie vorstellen können, dass Menschen anderen Menschen so etwas antun können wie diese Unmenschen – und dass sie es dann auch noch dokumentieren und kühl abwägen, welche Menschen zu Tode zu quälen sind.«

Ähnlich brutal wie die Unterdruckversuche waren die Unterkühlungsexperimente. Die Opfer wurden bis zu drei Stunden – oder bis zu ihrem Tod – in Eiswasser getaucht, dort stranguliert oder anderweitig ihrer Sauerstoffzufuhr beraubt. Unterkühlungsversuche sollten klären, wie man abgestürzten Piloten nach Erfrierungen im Wasser helfen könnte. Im KZ Dachau mussten Häftlinge stundenlang in einem mit Eiswasser gefüllten Becken bleiben. Die Mediziner wollten jedoch in Auschwitz eine Versuchsreihe mit Freiluftunterkühlungen starten. Am 12. Februar 1943 schrieb Sigmund Rascher, der die Versuche leitete (und mit Ernst Holzlöhner durchführte), an Himmler: »Auschwitz ist für einen derartigen Reihenversuch in jeder Beziehung besser geeignet als Dachau, da es dort kälter ist und durch die Größe des Geländes im Lager selbst weniger Aufsehen erregt wird (die Versuchspersonen brüllen (!), wenn sie frieren).«

Manche Häftlinge mussten nackt bei Minusgraden im Freien ausharren. Bei den Überlebenden wurde anschließend untersucht, wie schnell sich ihr Körper wieder aufwärmte – manchmal mittels »animalischer Wärme«. Das war die zynische Beschreibung der Ärzte, wenn nackte Lagerinsassinnen sich an die fast Toten anschmiegen mussten.

Rascher drängte Heinrich Himmler, Reichsführer SS, am 17. Februar 1943, die Unterkühlungsexperimente zu beschleunigen, »damit die letzte Winterkälte noch genützt werden kann«. Auch bevor er untersuchen konnte, wie sich extreme Höhe auf den Organismus auswirkt, schrieb Rascher an Himmler. Während eines »ärztlichen Auswahlkurses, bei dem die Höhenflugforschung eine sehr große Rolle spielt – bedingt durch die etwas größere Gipfelhöhe der englischen Jagdflugzeuge –, wurde mit großem Bedauern erwähnt, dass leider noch keinerlei Versuche mit Menschenmaterial bei uns angestellt werden konnten, da die Versuche sehr gefährlich sind und sich freiwillig keiner dazu hergibt (…) Die Versuche, bei denen selbstverständlich die Versuchspersonen sterben können, sind absolut wichtig für die

Höhenflugforschung und lassen sich nicht, wie bisher versucht, an Affen durchführen, da der Affe vollständig andere Versuchsverhältnisse bietet.«

Ein medizinischer Mitarbeiter Himmlers antwortete Rascher schnell: »Ich kann Ihnen mitteilen, dass Häftlinge für die Höhenflugforschung selbstverständlich gern zur Verfügung gestellt werden. Ich möchte die Gelegenheit benutzen, um Ihnen auch noch zu der Geburt Ihres Sohnes meine herzlichen Wünsche zu übermitteln.«

Im Konzentrationslager Ravensbrück wurden Häftlinge verletzt, um das Medikament Sulfonamid zu testen. Anderen wurden eitrige Geschwüre zugefügt; manche mussten Kampfgase einatmen oder Meerwasser trinken. Im KZ Buchenwald wurden Impfungen gegen Fleckfieber und Hepatitis getestet. Etwa ein Drittel der Lagerhäftlinge, die an diesen Versuchen teilnehmen mussten, starben daran. In Auschwitz wurden Kindern Brandwunden am ganzen Körper zugefügt, andere Häftlinge bekamen in Hungerversuchen noch weniger zu essen als andere Lagerinsassen. Gynäkologen erprobten in Auschwitz die Sterilisierung, indem sie Frauen Formalin in die Gebärmutter spritzten. Josef Mengele, von Mai 1943 an verantwortlicher Arzt im Frauenlager von Auschwitz, unternahm neben etlichen anderen grausamen Menschenversuchen Infektionsexperimente mit Typhus an Zwillingen.

Für den Historiker Hans-Walter Schmuhl von der Universität Bielefeld ist »die gängige Interpretation falsch, dass die Mediziner in der ersten Hälfte des 20. Jahrhunderts zu naturwissenschaftlich waren, und aus diesem Grund Menschen zum Objekt ihrer Versuche machen konnten«. Diese Erklärung diene der Selbstentlastung des eigenen Berufsstandes; so würden sich die Ärzte zu Opfern der Umstände machen. Auch sei es zu einfach, die Taten der Mediziner als Spaltung ihrer Persönlichkeit zu deuten. »Nach der NS-Ideologie war Töten Bestandteil des Heilens. Die Ärzte glaubten, dass die Verwahrung der Unheilbaren die Heilung der Heilbaren verhinderte.«

Die Täter handelten nach dieser Lehre, so Schmuhl auf dem Nürnberger Kongress. »Die NS-Mediziner waren Idealisten und hatten eine gesellschaftliche Utopie. Es handelte sich um eine biopolitische Entwicklungsdiktatur mit dem Ziel der vollständigen Kontrolle über Leben, Leiden, Sterben, Zeugen und Gebären.«

Alice Ricciardi von Platen, geboren 1910, war neben Alexander Mitscherlich und Fred Mielke in der dreiköpfigen deutschen Ärztekommission, die den Prozess beobachtet hat. »Sie haben gesunde Menschen im Namen der Volksgesundheit umgebracht«, sagte Ricciardi von Platen, die im Sommer 2008 gestorben ist. »Als wir darüber berichten wollten, wurden wir als Verräter und Nestbeschmutzer beschimpft.« Das Buch »Medizin ohne Menschlichkeit« über den Ärzteprozess, das 1948 mit einer Auflage von 10 000 Exemplaren herauskam, wurde zum Großteil von Ärzten aufgekauft und versteckt oder vernichtet.

Der Vernichtungszug gegen geistig Behinderte und der Mord an Gesunden, der in Nürnberg verhandelt wurde, begann nicht erst mit dem Krieg. Bereits 1933 bis 1939 kam es immer wieder zur Tötung von Menschen, die aus Sicht der nationalsozialistischen Ideologie »menschenunwertes Leben« darstellten. Nachdem schon vorher in »Tötungsanstalten« Menschen vergast worden waren, wurde im April 1940 der Massenmord an Kranken beschlossen. Das inoffiziell als T4 bezeichnete Programm (nach dem Verwaltungssitz in der Berliner Tiergartenstraße 4) hatte die planmäßige Ermordung Kranker zum Ziel. Hitler selbst hatte den Befehl für das nationalsozialistische Euthanasieprogramm gegeben. In dem kurzen Schreiben, das er nachträglich auf den Tag des Kriegsbeginns, den 1. September 1939, zurückdatierte, gab er den Auftrag, »die Befugnisse namentlich zu bestimmender Ärzte so zu erweitern, dass nach menschlichem Ermessen unheilbar Kranken bei kritischster Beurteilung ihres Krankheitszustandes der Gnadentod gewährt werden kann«.

In den ersten Kriegsmonaten wurden Tausende Kranke im

besetzten Polen ermordet. Von Herbst 1939 an nahm die NS-Tötungsmaschinerie ihren Lauf. Nach Begutachtung und Transport in die vier Tötungsanstalten Grafeneck, Sonnenstein, Brandenburg an der Havel und Hartheim nahe Linz wurde systematisch gemordet. Später kamen das hessische Hadamar und Bernburg an der Saale als Tötungsanstalten hinzu. In etlichen »Kinderfachabteilungen« wurden Stationen eingerichtet, die einzig dem Zweck dienten, geistig behinderte oder andere schwerkranke Kinder mit einer Überdosis Medikamente zu töten.

Im August 1941 wurde die Aktion T4 von Hitler vordergründig beendet. Doch bis zu diesem Zeitpunkt waren bereits mindestens 70000 Menschen aus vermeintlich medizinischen Gründen umgebracht worden. Mindestens 20000 weitere Menschen fielen Mord und Menschenversuchen in den Konzentrationslagern zum Opfer. Laut anderen Schätzungen gab es fast 200000 Todesopfer im Namen der NS-Medizin.

Im KZ Neuengamme nahe Hamburg wurden bis in die letzten Kriegstage Experimente an Kindern durchgeführt. Im November 1944 wurden 20 jüdische Kinder aus Auschwitz nach Neuengamme gebracht und mit Tuberkulose infiziert. Um das Verbrechen zu verbergen, ließ die SS die Kinder und ihre Betreuer kurz vor Kriegsende ermorden.

»Die meisten Ärzte hatten vorher nicht getötet, erst in der Nazi-Zeit erfolgte ihre Sozialisation zum Bösen«, sagt Lifton. Von der Tochter eines NS-Arztes wurde er gefragt, ob er glaube, dass ein guter Mensch böse Dinge tun könne. »Ich denke schon«, antwortete Lifton, »aber dann ist er kein guter Mensch mehr.« Lifton vermutet, dass die meisten Mediziner auf ihre Profession vertrauten. »Doch Arzt sein ist nicht genug. Das ist ein vergebliches Hoffen auf einen ethischen Schutzmantel durch den Beruf«, sagt Lifton. »Der logische Schritt – Ärzte sind Heiler, wir sind Ärzte, also sind wir auch Heiler – stimmte nicht mehr.«

Ein Ergebnis des Prozesses ist der »Nürnberg-Kodex«. Er beschreibt die Kriterien für medizinische Versuche und fordert die aufgeklärte Einwilligung zu allen Studien und Tests. Der Oxford-Historiker Paul Weindling ist überzeugt, dass die Nürnberger Ärzteprozesse »Grundlage für eine neue Ethik« waren. Die Hospiz-Bewegung habe einen Aufschwung erlebt. »Nach dem Leben in einer ethischen Wüste gab es im Anschluss an Nürnberg eine neue Ethik in der Nachkriegszeit.« Häufig hatten diejenigen, die diese neue Ethik einforderten, unmittelbar nach dem Krieg Überlebende gepflegt. »Es gibt einen Zusammenhang zwischen einer rein naturwissenschaftlich betriebenen Medizin und der Gefahr von Menschenversuchen«, sagt Weindling im Gegensatz zu Schmuhl. Dank der Nürnberger Prozesse sei das bewusster geworden. »Statt einer rein naturwissenschaftlichen Medizin braucht es eine Medizin des Dialogs, eine Heilkunst des Ich und Du«, fordert Weindling.

Auch Horst-Eberhard Richter, den 1923 geborenen Mitbegründer der Kongressreihe, beschäftigt die Haltung der Ärzte bis heute. »Irgendwann hat man mehr Angst, sich selbst zu verraten als von Autoritäten bestraft zu werden«, sagt Richter. Damit Mediziner sich den ihnen Anvertrauten nicht wieder auf so grausame Weise entfremden, empfiehlt er eine Medizin, die einer Heilkunde des Ich und Du nahekommt: »Nähe ist Verantwortung, und Verantwortung ist Nähe.«

Syphilis für Schwarze Ein besonders skrupelloses und erschreckend kurz zurückliegendes Beispiel medizinischer »Forschung« stellt die Syphilisstudie von Tuskegee dar. Dabei handelt es sich um ein Langzeitexperiment der US-Regierung, das 1932 begonnen und erst 1972 beendet wurde. 399 Männer, die an Syphilis erkrankt waren und 201 gesunde Männer, die als Kontrollgruppe dienten, wurden über einen Zeitraum von 40 Jahren beobachtet, um den »natürlichen«

Krankheitsverlauf der Syphillis zu studieren. Neben der Diagnose wurde den Kranken auch jede Therapie vorenthalten – sogar dann noch, als von 1947 an das Antibiotikum Penicillin zur nebenwirkungsarmen Standardbehandlung wurde. Das perfide Experiment wurde Jahrzehnte lang mit Bundesmitteln gefördert und staatlich gedeckt.

Diese Studie hätte niemals begonnen werden dürfen und sicherlich Anfang der 40er-Jahre abgebrochen werden müssen. Denn zu dieser Zeit waren bereits wirksame Behandlungsmöglichkeiten für einige der Spätsymptome der Syphilis erhältlich. Die Probanden waren arme, schwarze Baumwollpflanzer und -Erntehelfer aus dem US-Bundesstaat Alabama. Die Männer wurden von Ärzten des United States Public Health Service systematisch belogen und getäuscht. Man erzählte ihnen, dass sie gegen »bad blood« (»schlechtes Blut«) behandelt würden. Es gab jedoch keine Therapie für sie, im Gegenteil. Den Kranken wurde gezielt die Behandlung der Syphilis und ihrer Komplikationen verwehrt. Außerdem wurden Maßnahmen ergriffen, damit sich die Probanden nicht anderswo medizinische Hilfe holen konnten. Als Gegenleistung für ihre Teilnahme an der Studie erhielten die Männer freie Verpflegung, 100 Dollar und die Zusicherung, dass im Todesfall die Kosten für ihre Bestattung übernommen würden. Vermutlich starben mehr als 100 Personen in der Folge dieses gigantischen Menschenversuchs.

Die Tuskegee-Studie gilt als der längste geplante Menschenversuch in der Geschichte und als ein Symbol für Rassismus in der Medizin. Erschreckend war nicht nur die Studie selbst, sondern auch das Schweigen der Fachwelt. Denn immerhin sind zwischen 1932 und 1972 zahlreiche Fachartikel über das Experiment erschienen, aus denen man leicht auf den unmenschlichen »Versuchsaufbau« hätte schließen können. Erst als ein untergeordneter Mitarbeiter der Studie den wahren Charakter dieses grausamen Versuchs publik machte, wurde das Menschenexperiment in den Südstaaten der USA beendet.

Das Tuskegee-Experiment wirkt jedoch bis heute nach. Forscher in den USA bemängeln immer noch, dass sich unterdurchschnittlich wenige schwarze Amerikaner für freiwillige Studien zur Verfügung stellen. Und als verschiedene US-Firmen in den 1990er Jahren in einigen afrikanischen Ländern ein Medikament einsetzen wollten, das die Übertragung des HI-Virus von schwangeren Müttern auf ihre Kinder verhindern sollte, wurden ihnen schon bald öffentlich Menschenversuche im Stil von Tuskegee unterstellt.

1997 entschuldigte sich Präsident Bill Clinton zwar im Namen der US-Regierung für das abscheuliche Verbrechen bei den überlebenden Teilnehmern der Studie und ihren Angehörigen. Doch ein Komitee in den USA kämpft bis heute um die vollständige Wiedergutmachung an den Versuchspersonen und ihren Familien. Auch wenn bereits einige Ausgleichszahlungen geflossen sind, sind die rechtlichen Fragen der Entschädigung immer noch nicht endgültig geklärt.

Das Misstrauen sitzt tief. Werden Freiwillige für Medikamentenstudien oder andere medizinische Versuche benötigt, finden sich in den USA regelmäßig deutlich weniger Schwarze als Weiße dazu bereit. So glauben 58 Prozent der Farbigen, aber nur 25 Prozent der Weißen, dass Ärzte Medikamente an Patienten ausprobieren, ohne dass die Kranken etwas davon wissen. 25 Prozent der Schwarzen trauen ihrem Arzt sogar zu, dass er sie zu einer Studie überreden könnte, auch wenn diese ihrer Gesundheit schaden würde. Ein solch hinterlistiges Verhalten unterstellen nur 15 Prozent der Weißen den Medizinern, wie eine Studie im Fachblatt *Medicine* im Frühjahr 2008 zeigte.

»So lange sich Menschen an Tuskegee erinnern, werden Schwarze nicht die modernsten Behandlungsmöglichkeiten erhalten – nicht mal für Erkrankungen, die unter Farbigen häufiger sind«, sagt Neil Powe von der Johns-Hopkins-Universität in Baltimore. »Das ist eine bittere Ironie der Geschichte, denn ohne die Beteiligung Schwarzer in klinischen Studien können wir auch keine Therapien testen, um Schwarze besser behandeln zu können.« Unter Farbigen sind einige Erkrankungen häufiger oder schwerwiegender als in anderen Volksgruppen. Dies trifft für Diabetes, Schlaganfall, manche Nieren- und Lungenleiden zu. Ein weiterer Grund für das Misstrauen könnte der geringe Anteil schwarzer Ärzte in den USA sein. Während zwölf Prozent der Bevölkerung farbig sind, sind es nur vier Prozent der Ärzte.

Krebszellen vom Arzt Im Jahre 1963 wurde von Forschern des Sloan-Kettering-Forschungsinstituts in New York eine Studie am Jewish Chronic Disease Hospital durchgeführt. Chester Southam und Emmanuel Mandel wollten angeblich die Reaktionen des Körpers auf fremdes Gewebe untersuchen. Dazu experimentierten sie an Probanden, deren Immunsystem geschwächt war. Sie spritzten – mit finanzieller Förderung offizieller Bundesbehörden wie des U. S. Public Health Service und der amerikanischen Krebsgesellschaft – älteren, behinderten Patienten des Krankenhauses eine Mischung aus lebenden Krebszellen unter die Haut.

Die meisten Patienten konnten aufgrund geistiger Umnachtung den Versuchen nicht zustimmen. Denjenigen, die noch bei Sinnen waren, wurde mitgeteilt, es handele sich bei den Injektionen um einen »harmlosen Hauttest«. Ähnliche Versuche waren schon bei gesunden jüngeren Probanden unternommen worden – ohne erkennbare Auswirkungen auf deren Gesundheit.

Als der Aufsichtsrat des Krankenhauses von den Vorfällen erfuhr, erwirkte er ein Gerichtsverfahren gegen die zuständigen Ärzte. Zwei Verantwortliche wurden zu einer einjährigen Bewährungsstrafe verurteilt. Die medizinischen Kollegen schien das allerdings ziemlich wenig zu beeindrucken. Denn trotz dieser Sanktionen wurde einer der beiden Verurteilten – Chester Southam – drei Jahre später zum

Präsidenten der angesehenen amerikanischen Krebsgesellschaft gewählt.

Hepatitis für geistig Behinderte Saul Krugman, Mediziner an der New York University, leitete in den Jahren 1956 bis 1972 ein Studienteam an der Willowbrook-Schule für geistig Behinderte. Die Untersuchung seiner Arbeitsgruppe war keineswegs geheim und wurde auch nicht versteckt gehalten. Offenbar störte sich auch niemand daran. Krugman hatte festgestellt, dass viele der mental zurückgebliebenen Kinder mit Hepatitis infiziert waren. Er beschloss daher gemeinsam mit seinen Kollegen, einigen der Kinder eine Lösung mit Hepatitiserregern zu injizieren. Die Forscher rechtfertigten sich damit, dass sich die Kinder sowieso über kurz oder lang angesteckt hätten. Außerdem sei ihr Vorgehen ein wirksamer Weg, eine Schutzimpfung zu entwickeln, wenn der Krankheitsverlauf von den ersten Stadien der Erkrankung an beobachtet werden könnte.

Krugman handelte nicht etwa eigenmächtig. Er besprach sein Vorgehen mit mehreren Kollegen und holte sogar die Zustimmung einer Armeebehörde ein. Die Fakultät der New York University School of Medicine stimmte Krugmans Antrag ebenfalls zu. Eine Prüfbehörde für Versuche an Menschen gab es 1955 noch nicht, doch nachdem später ein entsprechendes Komitee gegründet worden war, signalisierte auch das sein Einverständnis.

Krugman rechtfertigte sich, indem er angab, dass die Eltern der Kinder nicht zur Teilnahme gezwungen worden wären und sogar ein Einwilligungsformular unterzeichnet hätten. Dieses Formular war jedoch äußerst irreführend, denn darin hieß es, dass die Kinder einen Impfstoff gegen Hepatitis erhielten. Später stellte sich dann heraus, dass durchaus Druck auf die Eltern ausgeübt wurde. Ihnen wurde in Aussicht gestellt, dass ihre Kinder früher in die Schule kommen und eine besondere Förderung erhielten, wenn sie denn an der Hepatitis-Studie teilnehmen würden.

Die Argumentation der Ärzte erwies sich als brüchig. Anstatt den Krankheitsverlauf bei Kindern zu beobachten, die sich auf anderem Wege infiziert hatten, planten sie die systematische Ansteckung ihrer Schutzbefohlenen mit den Erregern.

Gefährliche Impfung Auch nach der Entdeckung der Tuberkel-Bazillen durch Robert Koch 1882 gab es für lange Zeit keinen wirksamen Schutz vor der gefürchteten und häufig tödlichen Schwindsucht. Etliche Therapieversuche schlugen fehl und die Forscher arbeiteten über Jahre ebenso erfolglos wie fieberhaft daran, endlich einen geeigneten Impfstoff gegen die Krankheit zu finden.

Die beiden französischen Bakteriologen Albert Calmette (1863–1933) und Camille Guérin (1872–1961) waren schließlich die Ersten, die eine Impfung entwickelten, die auch reif für die Anwendung war. Bereits 1906 hatten sie mit der Züchtung abgeschwächter Tuberkel-Bazillen begonnen. In etlichen Tierversuchen probierten sie die neuen Impfstoffe in unterschiedlichen Dosierungen aus, aber erst 1921 wurden sie erstmalig versuchsweise bei einem Menschen angewendet. Das Prinzip des bis heute als »Bacille Calmette Guérin« (BCG) bezeichneten und verwendeten Impfstoffs besteht darin, in ihrer Virulenz (das heißt in ihrer Gefährlichkeit) abgeschwächte und damit für den Menschen unschädliche Tuberkulose-Erreger als Vorbeugung zu impfen.

Der erste mit BCG behandelte Mensch war ein Neugeborenes, dessen Mutter kurz nach der Geburt an den Komplikationen der Tuberkulose gestorben war. Der Säugling bekam den Impfstoff eingeträufelt und blieb gesund. 1924 und 1925 wurde der Impfstoff dann kostenlos an viele Ärzte und Pfleger verteilt. Der Erfolg war durchschlagend, die Infektionsrate der Geimpften blieb minimal. Endlich schien es so, dass die gefürchtete Tuberkulose für immer wirksam eingedämmt werden konnte.

In Frankreich bekamen zahlreiche Kinder das Serum, während Deutschland eher zurückhaltend mit dem neuen Impfstoff umging. Das Reichsgesundheitsamt warnte sogar vor der Impfung, wobei auch politische Gründe – der Impfstoff war schließlich vom »Erbfeind« Frankreich» entwickelt worden – eine Rolle spielten.

Im Jahr 1930 musste die Tuberkulose-Impfung einen herben Rückschlag hinnehmen. Die Lübecker Ärzte Ernst Altstaedt und Georg Deycke, der Direktor des örtlichen Allgemeinen Krankenhauses, hatten beschlossen, die Impfung flächendeckend einzuführen. Es kam jedoch zu einem tragischen Zwischenfall. Mehr als 250 Schulkinder schluckten den BCG-Impfstoff. Ein Viertel von ihnen starb bald darauf, viele andere entwickelten eine Tuberkulose.

Schon vor dem Impfstart am 26. Februar 1930 waren drei Säuglinge geimpft worden. In den nächsten Monaten wurden etliche Neugeborene geimpft, ohne dass sie vorher gründlich untersucht worden waren. Eine medizinische Betreuung im Anschluss an die Impfung fand nicht statt, sodass es die Eltern waren, die die ersten Symptome bei ihren Kindern bemerkten. Die Kinder wurden krank, fühlten sich matt und schwach. Zwei Monate nach der ersten Impfung waren drei Kinder gestorben.

Die Bevölkerung sollte jedoch nicht beunruhigt werden, deshalb wurde die Impfung zum Schein fortgesetzt. Deycke vernichtete die Reste der im Krankenhaus vorhandenen Impfseren. Insgesamt starben an den Impfversuchen 77 Kinder in Lübeck.

Die Impfung geriet zunehmend in die Kritik, Calmette und Guérin sahen sich massiven Vorwürfen ausgesetzt. Im Oktober 1931 begann der Prozess. Im Laufe der Untersuchungen stellte sich heraus, dass der ungefährliche BCG-Impfstoff mit dem virulenten, nicht abgeschwächten Erregerstamm »Kiel« vermischt worden war. Da beide Stämme im selben Labor gezüchtet worden waren, war es zu der unglücklichen Vertauschung gekommen. Damit war eindeutig bewiesen, dass die BCG-Impfung nicht zu den tragischen Todesfällen geführt hatte. Als Reaktion wurde 1931 von einer Kommission unter Vorsitz des Münchner Pädiaters Müller ein Rundschreiben des Reichsministeriums des Innern erlassen, nach dem Versuche an Kindern rechtlich untersagt waren.

Doch obwohl der Lübecker Impfzwischenfall unzweifelhaft auf menschliches Versagen zurückzuführen war und der Institutsdirektor eine Gefängnisstrafe erhielt, gerieten auch die BCG-Impfung und das Werk von Calmette und Guérin für mehrere Jahre in Misskredit. Erst nach dem Zweiten Weltkrieg wurde die Impfung in der DDR gesetzlich vorgeschrieben. In Deutschland gilt sie bis heute als eine empfohlene Impfung.

Polierter Reis für psychisch Kranke Menschenversuche wurden in der Geschichte der Medizin meist an Wehrlosen vorgenommen. Mal waren es Kinder oder verwirrte Alte, mal Kriegsgefangene, Gefängnisinsassen oder Patienten in den geschlossenen Abteilungen der Psychiatrie, an denen neue Therapien oder andere Behandlungsformen ausprobiert wurden.

Einen längerfristigen Versuch mit den Insassen eines Psychiatrischen Krankenhauses hat der in Kuala Lumpur stationierte Distriktarzt William Fletcher vor fast hundert Jahren unternommen. Anfang des 20. Jahrhunderts war nämlich die Vermutung aufgekommen, dass die Krankheit Beriberi auf die zunehmende Verbreitung von weißem Reis zurückzuführen sei – seit Aufkommen der neuen Schäl- und Poliermaschinen das Hauptnahrungsmittel in weiten Teilen Asiens, das den »alten« braunen Reis zu verdrängen drohte. Der weiße Reis galt als modern, der braune als das Nahrungsmittel der Armen.

Fletcher wollte beweisen, dass der weiße Reis nicht die Ursache für Beriberi ist. In den Jahren 1904 und 1905 litten in Südostasien zahlreiche Menschen an der in schweren Fällen tödlich verlaufenden Erkrankung. Fletcher startete seine Untersuchung im Dezember 1905. Alle Insassen der Klinik bekamen das gleiche Essen. Mit einer Ausnahme: Die Psychiatriepatienten mussten sich in einer Reihe aufstellen und wurden durchgezählt – jene mit ungeraden Zahlen bekamen geschälten weißen Reis; diejenigen mit geraden Nummern den seit Jahrhunderten üblichen ungeschälten braunen Reis.

Fletcher musste nach einiger Zeit eingestehen, dass seine ursprüngliche Vermutung falsch war. Denn er hatte damit gerechnet, dass in beiden Versuchsgruppen gleich viele (oder gleich wenige) Patienten an Beriberi erkrankten. Die Zahlen vermittelten ein anderes Bild: Von den 120 Insassen, die weißen Reis bekamen, erkrankten 34 an Beriberi und 18 starben an der Erkrankung. Unter den 123 Patienten, die den braunen Reis aßen, gab es hingegen keinen einzigen Toten und nur zwei Beriberifälle, die allerdings schon aufgetreten waren, bevor die Patienten in das Krankenhaus kamen.

Beriberi ist eine Erkrankung, die auf einem Mangel an Vitamin B1 beruht. Typische Beschwerden sind Appetitlosigkeit und Müdigkeit, eine Störung der Nervenfunktion mit Lähmungen und Sensibilitätsstörungen, Herz-Kreislauf-Beschwerden, die bis zur tödlichen Herzschwäche führen können. In Asien kam es nach Einführung der Reisschälmaschinen um die Jahrhundertwende zu einem Vitamin-B1-Mangel. Denn die Maschinen entfernten mit der äußeren Schale des Reiskorns auch die Vitamin-B1-reiche Schicht.

Ein Vitamin-B1-Mangel in Europa ist selten, da die Menschen durch den Verzehr von Schweinefleisch vor diesem Vitaminmangel geschützt sind. Wer kein Fleisch isst, nimmt über Vollkornprodukte und Sojabohnen ebenfalls ausreichend Vitamin-B1 auf. Doch weder das eine noch das andere stand den Psychiatriepatienten in Kuala Lumpur seinerzeit zur Verfügung.

Fletcher wollte allerdings das offensichtliche Ergebnis seiner Untersuchung nicht wahrhaben und schloss deshalb noch einen Überkreuzversuch an. Einigen der Heiminsassen, die zuvor braunen Reis gegessen hatten, gab er nun weißen – und umgekehrt. Doch auch hier wiederholten sich die Ergebnisse des ersten Experiments. Von den Patienten, die jetzt weißen Reis bekamen, erkrankten einige an Beriberi. Und einer von ihnen starb.

Lustseuche vom Arzt Die als Lustseuche oder »Franzosenkrankheit« bezeichnete Syphilis war bis weit in das 20. Jahrhundert hinein eine äußerst gefürchtete Erkrankung. Etliche Prominente wie Beethoven, Baudelaire, Nietzsche oder Gauguin sollen daran gelitten haben, und mancher von ihnen ging im Spätstadium an Demenz zu Grunde. Um 1900 waren ein Drittel aller Insassen in psychiatrischen Anstalten Syphiliskranke im Spätstadium. Die Behandlung erfolgte meist mit Quecksilberpräparaten. Sie half selten und war mit massiven Nebenwirkungen verbunden. Eine deutlich wirksamere Therapie wurde erst mit der Einführung des Salvarsans im Jahr 1910 gefunden.

Obwohl die Syphilis eine Volksplage war, erregte das Vorgehen des deutschen Bakteriologen Albert Neisser (1855–1916) allgemeine Empörung. Neisser war Arzt und erforschte, ob sich durch Impfungen mit dem Serum von Syphiliskranken ein Schutz für bisher nicht erkrankte Personen erreichen ließ. Zunächst impfte er dazu drei Kinder und eine junge Frau und spritzte ihnen das Serum in das Unterhautfettgewebe. Alle vier blieben ohne Beschwerden. Vier weitere Patientinnen, die der Prostitution nachgingen, erhielten das Serum intravenös und erkrankten bald darauf. Neisser wurde vorgeworfen, dass er die Syphilis durch die Impfungen hervorgerufen habe. Neisser verteidigte sich – er sagte, dass er von einer »natürlichen« Infektion der Prostituierten ausgegangen sei.

Die Presse nahm den Zwischenfall auf und beschuldigte Neisser, unschuldige Menschen einer schweren Infektion ausgesetzt zu haben. Da Neisser Jude war, reagierte die für antisemitische Vorurteile empfängliche Öffentlichkeit besonders vehement. Ihm wurden Versuche an Menschen vorgeworfen, die »wir sogar bei Vivisektionen bei Thieren mißbilligen würden«.

Neisser musste in einem Disziplinarverfahren zu seinen Experimenten am Menschen Stellung nehmen, kam aber mit einem Verweis und einer Geldstrafe davon. Neisser selbst rechtfertigte sich folgendermaßen: »Wäre es mir um eine formale Deckung zu thun gewesen, so hätte ich mir die Einwilligung gewiss beschafft, denn es ist nichts leichter, als sachunverständige Personen durch freundliche Überredung zu jeder gewünschten Einwilligung zu bringen, wenn es sich um harmlose Dinge handelt, wie eine Einspritzung.«

Wenige Jahre später, im Dezember 1900, wurde als mittelbare Konsequenz aus Neissers Vorgehen eine Anweisung vom zuständigen Ministerium erlassen, wonach medizinische Versuche an Minderjährigen fortan verboten waren und eine Einwilligung der Patienten gefordert wurde.

Der Irrtum des Nobelpreisträgers Robert Koch (1843–1910) war einer der bekanntesten Wissenschaftler seiner Zeit. Seine Forschungen können gar nicht hoch genug bewertet werden, auf dem Gebiet der Bakteriologie läuteten sie eine neue Ära der Medizin ein. Der in Clausthal im Harz geborene Mediziner entdeckte die Erreger des Milzbrands und wies außerdem die Keime nach, die in Eiterherden, bei Blutvergiftung und Wundrose vorkommen. Zu Weltruhm gelangte Koch jedoch, als er im März 1882 den Tuberkel-Bazillus entdeckte und bald darauf auch ein Nachweisverfahren für den Keim entwickelte. In den 1880er Jahren war noch jeder zweite Todesfall unter den 15- bis 40-Jährigen auf die Tuberkulose zurückzuführen, keine Krankheit war so gefürchtet wie die grassierende Schwindsucht. 1883 entdeckt Koch während einer Expedition in Indien außerdem noch den Erreger der Cholera.

Kein Wunder, dass in der zweiten Hälfte des 19. Jahrhunderts eigentlich nur Robert Koch zugetraut wurde, eine wirksame Behandlung gegen die Tuberkulose zu entwickeln. Koch war der gefeierte Held der medizinischen Forschung. Wenige Jahre nach seiner Entdeckung der Tuberkel schien es soweit zu sein. Koch berichtete in einem Vortrag zur Eröffnung des 10. Medizinischen Kongresses am 4. Oktober 1890 in Berlin über das »Tuberkulin«, einen neuen Heilstoff gegen die Tuberkulose. Unter großem Beifall teilte er seinen Kollegen mit, dass er endlich einen Impfstoff gegen das furchtbare Leiden gefunden hatte.

Koch behandelte 1890/91 hunderte von Patienten mit der neuartigen Substanz. Doch der so hoffnungsvoll angekündigte Therapieversuch entpuppte sich als kompletter Fehlschlag. Fast allen Kranken ging es nach der Behandlung wesentlich schlechter, einige starben sogar an der vermeintlichen Therapie. Koch war überzeugt, ein Geheimmittel gegen Tuberkulose gefunden zu haben. Einem 30-Jährigen, der nur gering an Tuberkulose litt, wurde drei Wochen lang Tuberkulin in ansteigender Dosis injiziert. Doch nur zwei Wochen nach der Behandlung starb er. Er war einer von 1700 mit Tuberkulin behandelten Kranken, von denen 55 die fragwürdige Therapie nicht überlebten.

Anstatt den Misserfolg zuzugeben, unterlag Koch einer erheblichen Selbsttäuschung. Die Fieberreaktionen der Patienten wertete er als Therapieerfolg. Als Rudolf Virchow ihn kritisierte und feststellte, dass die Tuberkulose trotz der Tuberkulininjektionen fortschritt, tauchte Koch für mehrere Wochen ab. Die Behandlung wurde in der Zwischenzeit eingestellt. Auf dem Wiesbadener Internistenkongress im April 1891 kam es dann zu heftigen Diskussionen über die Tuberkulin-Therapie, und die Gefahr wurde einer größeren Öffentlichkeit bekannt. Auch wurde ruchbar, dass Koch auf die Vermarktung seiner Therapie spekulierte und nicht nur medizinische Interessen im Sinn hatte. Selbstkritik Kochs oder der Ärzte, die sein Verfahren nachahmten, blieb jedoch aus. »Als der Skandal vorbei war, wollte niemand mehr daran erinnert werden«, so der Medizinhistoriker Christoph Gradmann aus Heidelberg.

Deshalb blieb die Erörterung der Tuberkulinaffäre weitgehend Sache der Ärzte und Forscher. Eine »kritische Öffentlichkeit«, die Mitbestimmung oder Schadensersatz forderte, existierte nicht. Auch sprachen die Mediziner nicht von Risiken, die mit der Therapie einhergingen, sondern von Gefahren. Der Unterschied ist von Bedeutung: Risiken konnten (und können) kalkuliert werden. Allgemeine Gefahren hingegen galten (und gelten) als unberechenbar, ja schicksalhaft, für die deshalb niemand verantwortlich gemacht werden kann. Koch wollte seinen Irrtum jedoch nicht einsehen und noch weniger zugeben. Als er während eines Kongresses im Frühjahr 1891 auf seine Misserfolge angesprochen und öffentlich zur Rede gestellt wurde, reiste er umgehend für unbestimmte Zeit nach Ägypten ab.

Als Koch nach mehr als acht Wochen nach Deutschland zurückkehrte, war die Affäre weitgehend vergessen und der berühmte Mediziner hatte kein juristisches Nachspiel zu befürchten. Im Gegenteil: Kochs unbestrittene Verdienste um die Medizin wurden als so wichtig und ehrenhaft angesehen, dass er 1905 mit dem Nobelpreis für Medizin ausgezeichnet wurde, ohne dass die Tuberkulin-Affäre weiter Beachtung fand.

Schafsblut für Schafsköpfe Im Jahre 1628 entdeckte der britische Arzt William Harvey (1578–1657) den menschlichen Blutkreislauf. Er beschrieb außerdem den Lungenkreislauf sowie die Venenklappen und Herzklappen. Mit mathematischen Berechnungen und Versuchen an Mensch und Tier widerlegte er als Erster die Theorie des antiken Arztes Galen, wonach im Körper täglich große Blutmengen produziert und wieder vernichtet würden – nach Galens Auffassung war übrigens die Leber die Produktionsstätte für das Blut. Indem Harvey das geschätzte Volumen der linken Herzkammer mit der Zahl der täglichen Herzschläge multiplizierte, wies er jedoch nach, dass so viel Blut unmöglich von der Leber jeden Tag aufs Neue produziert werden konnte.

Harveys Erkenntnisse hatten etliche weitere Versuche zur Folge. Manchmal handelte es sich dabei um ungewöhnliche Bluttransfusionen. Um den Blutkreislauf genauer zu untersuchen, hatte der Engländer Richard Lower 1665 bereits mehrmals erfolgreich Blut von Tier zu Tier übertragen. 1667 wagte sich Lower dann allerdings an den Menschen und übertrug einem seiner Studenten in Oxford gleich zweimal Schafblut.

Wegen erheblicher Zwischenfälle, die verniedlichend als »Schaf-Melancholie« bezeichnet wurden, wurde das Verfahren jedoch schnell wieder eingestellt. Auch in Frankreich wurde die Übertragung von Tierblut auf den menschlichen Organismus betrieben. Da jedoch viele Versuchspersonen mit einer massiven Unverträglichkeit reagierten und sogar zu Tode kamen, wurde dieses rüde Verfahren auch dort verboten.

Diese Zwischenfälle schienen 200 Jahre später jedoch wieder weitgehend vergessen zu sein. Der Greifswalder Mediziner Leonard Landois erstellte 1875 eine Statistik über die seit 1666 durchgeführten Bluttransfusionen. Auch im 19. Jahrhundert wurden – besonders zur Heilung von Tuberkulosekranken – immer wieder Übertragungen von Tier auf Mensch vorgenommen. Von den 129 Transfusionen vom

Tier auf den Menschen waren 62 tödlich ausgegangen, vor allem die mit Lammblut. Der Chirurg Richard von Volkmann aus Halle fasste die Therapieaussichten zusammen: »Zur Übertragung von Schafblut gehören drei Schafe: Eines, dem man das Blut entnimmt, ein zweites, das es sich übertragen lässt und dazu ein drittes, das die Übertragung ausführt.«

Offene Wunden für die Forschung In der ersten Hälfte des 19. Jahrhunderts erforschte der Chirurg William Beaumont (1785–1853) in Michigan, USA, die Verdauung des Menschen. Solche Beobachtungen waren bisher nur bei der Sektion von Toten gemacht worden. Beaumont hingegen hatte einen lebenden Untersuchungsgegenstand. Er beobachtete mehrere Jahre lang den Soldaten Alexis St. Martin, der eine Schusswunde im Bereich des Oberbauchs erlitten hatte.

Beaumont pflegte den kranken St. Martin zunächst. Er ließ die Bauchwunde des Mannes bis auf eine kleine Öffnung verheilen, durch die er immer wieder in den Verdauungstrakt seines Patienten hineinspähte. Beaumont gab seiner Versuchsperson verschiedene Dinge zu essen und beobachtete anschließend die Wirkungen der Magensäfte und die Darmfunktion. Der unglückliche Alexis, den die Experimente langweilten, versuchte mehrfach zu fliehen, was ihm aber stets misslang. Beaumont gelang es schließlich sogar, im Jahre 1832 durch die Magenfistel seines Patienten die Magensäure im Magensaft als Salzsäure zu identifizieren.

Noch robuster als Beaumont war in Sachen Verdauungsforschung 600 Jahre zuvor der Stauffenkaiser Friedrich II. (1192–1250) gewesen. Er hatte morgens zwei seiner Soldaten die gleiche Mahlzeit zu sich nehmen lassen. Den einen schickte er anschließend den ganzen Tag über auf die Jagd, um sich zu verausgaben. Der andere musste sich direkt nach dem Essen auf seinem Lager ausruhen und durfte den ganzen Tag über nichts tun. Am Abend ließ Friedrich seine beiden Gefolgsleute töten und ihnen den Bauch aufschneiden. Er wollte feststellen, bei wem die Verdauung und die Nahrungspassage schneller vorangeschritten war. Es zeigte sich, dass die Nahrung bei dem schlafenden Soldaten weiter verdaut worden war als bei dem aktiven Gefolgsmann – ein erster tödlicher Beweis dafür, dass die Verdauung in Ruhe schneller funktioniert als im Zustand der Aktivität.

Das letzte Opfer der Delinquenten Die Sektion lebender Menschen war in fast allen historischen Epochen verboten. Dennoch diskutierten Mediziner und Juristen immer wieder, ob Hingerichtete – zur Strafverschärfung – anschließend seziert werden sollten, oder ob nicht sogar die Vollstreckung der Todesstrafe in Form einer Vivisektion des Verurteilten erfolgen könnte. Ein Mediziner in der Renaissance erläuterte das praktische Vorgehen anschaulich bei einer Frau: »So könnte zum Beyspiel ein Weibsbild, welches den Strang verwirkt hatte, zum Kaiserschnitte verurtheilt werden.«

Befürwortet wurde die Vivisektion auch von dem französischen Arzt Joseph Ignace Guillotin, der 1789 eine neue, angeblich »humanitärere« Methode der Hinrichtung vorgeschlagen hatte. Die nach ihm benannte Guillotine (»Das Fallbeil fällt wie der Blitz, der Kopf fliegt, das Blut spritzt, der Mensch lebt nicht mehr!«), wurde erstmalig am 24. April 1792 öffentlich angewendet.

Auch Pierre-Louis Moreau de Maupertuis (1698–1759), von Friedrich II. nach Berlin berufen und in den Jahren 1746 bis 1756 Präsident der Preußischen Akademie der Wissenschaften in Berlin, schlug vor, die Erprobung neuartiger Operationsmethoden bei zum Tode Verurteilten vorzunehmen. Das sei sinnvoller als die üblichen Methoden der Hinrichtung. Außerdem könne man bei den Delinquenten nicht nur Operationen vornehmen, sondern auch mit Giften und Gegengiften experimentieren. Die zum Tode Verurteilten seien jedenfalls bei Ärzten besser aufgehoben als bei Henkern, überdies zöge die Wissenschaft und damit auch die Allgemeinheit noch einen Nutzen daraus.

Nachwort

Die meisten Menschen verlassen das Krankenhaus geheilt oder zumindest gesünder und zufriedener als zum Zeitpunkt ihrer Einweisung. Dennoch existieren jede Menge Gefahren in den Ambulanzen und auf den Stationen der Kliniken. Meist ist es eine unglückliche Wendung, wenn ein Patient zu Schaden kommt. Niemand kann im Krankenhaus eine vollständige Heilung garantieren, und selbst bei scheinbar harmlosen Eingriffen kann es zu Komplikationen kommen. Nach Einschätzung von Experten könnten allerdings etwa die Hälfte aller Zwischenfälle im Krankenhaus vermieden werden. Dazu zählen sowohl die in Kliniken erworbenen »nosokomialen« Infektionen als auch die Verwechslungen bei Operationen und die versehentlich falschen Medikamente. Jeder Zwischenfall ist aber einer zu viel.

Obwohl jede Komplikation und jede unerwünschte Nebenwirkung immer im Zusammenhang mit der individuellen Patientengeschichte gesehen werden muss, gibt es bestimmte Muster, die sich wiederholen, wenn Menschen im Krankenhaus unnötig leiden. Die Strukturen, die Fehlern zugrunde liegen, ähneln sich oft auf erstaunliche Weise. Verbrecherische, bösartige Ärzte gibt es sehr selten. Eher stimmt das Verhältnis zwischen Arzt und Patienten nicht, und innerhalb einer Abteilung lassen sich chronische Kommunikationsdefizite ausmachen. Eine Atmosphäre, in der Angst statt Kollegialität und Einschüchterung statt Ermutigung vorherrschen, begünstigt Fehler und Zwischenfälle.

Wer sich nicht traut, Fehler oder beinahe passierte Fehler einzugestehen, begünstigt weitere Fehler in seiner Abteilung. Erfahrungen aus dem Luftverkehr und aus Kliniken, in denen offen über Fehler geredet wird, zeigen, dass sich Katastrophen verhindern lassen, wenn alle Mitarbeiter in dem Bewusstsein handeln, dass ihnen Fehler unterlaufen und sie aus Fehlern wie aus Beinahe-Fehlern etwas lernen können.

Eine »Fehler-Kultur« ist in der Medizin noch ungenügend ausgeprägt. Die Zeit der Halbgötter in Weiß, die selbstgefällig ihre Mitarbeiter schikanieren und für die der Patientenwille nicht an erster Stelle steht, sollte eigentlich vorbei sein. Dennoch gibt es Ärzte, die kategorisch behaupten, dass es bei Eingriffen, die sie vornehmen, nicht zu Blutungen oder Vereiterungen kommt. Damit suggerieren sie, dass sie gleichsam unfehlbar sind. Solche Mediziner schaden der Medizin. Für Chefärzte, die es mit der Hygiene nicht so genau nehmen, weil sie meinen, dass sie allein aufgrund ihrer Position schon sterile Hände haben, gilt das Gleiche. Den Schaden tragen nicht nur die Patienten. Diese Ärzte geben auch ein schlechtes Vorbild für die nachwachsende Generation von Ärzten und Pflegekräften. Manchmal sind aber auch unhinterfragte Alltagsroutine und fehlende Achtsamkeit die Ursachen für Fehler, die für Patienten gefährlich werden können.

Eine mindestens genauso große Gefahr für Patienten geht jedoch von den Sparzwängen der Krankenhausbetreiber aus. Dies beginnt bei Einsparungen des Personals. Werden Stellen gestrichen, müssen weniger Pflegekräfte und Ärzte mehr arbeiten. Dieser Effekt verstärkt sich, da die Zahl der Patienten seit Jahren kontinuierlich ansteigt und ihre Verweildauer im Krankenhaus seit Jahren abnimmt. Wird der Arbeitsalltag zunehmend hektischer und mit immer mehr Aufgaben überlastet, kommt es eher zu Fehlern, Verwechslungen und Komplikationen. Überbordende Bürokratie und ausgeweitete Dokumentationspflichten führen zudem dazu, dass Mitarbeiter im Krankenhaus immer weniger Zeit für ihre eigentliche Arbeit haben – die Betreuung der Patienten.

Patienten haben nur wenig Einfluss auf die Abläufe in einem Krankenhaus. Meist können sie nicht erkennen, welche Strukturen im Hintergrund für sie negative Auswirkungen haben. Die einzige Chance besteht darin, die Diskussion über mögliche Fehlerquellen aufrecht zu erhalten und das Ihre zu tun für ein gutes Arzt-Patienten-Verhältnis. Den Ärzten mit permanentem Misstrauen zu begegnen, ist sicherlich der falsche Weg. Besser einmal zu viel nachfragen, wenn eine verordnete Medikation seltsam erscheint oder der chirurgische Eingriff eigentlich für einen anderen Termin vorgesehen war.

Noch weniger Einfluss haben Patienten auf die Entwicklung und Zulassung von Medikamenten. Zahlreiche Arzneimittelskandale zeigen, dass manchmal sogar mit krimineller Energie versucht wurde, Studienergebnisse zu schönen oder so verzerrt darzustellen, dass der absehbare Schaden durch die neuen Arzneien verschleiert wurde. Gegen diese Machenschaften haben einzelne Patienten keine Chance. Hier hilft nur der kontinuierliche Versuch der Aufklärung.

Quellenverzeichnis

Patienten in Gefahr

Aktionsbündnis Patientensicherheit. Aus Fehlern lernen. Profis aus Medizin und Pflege berichten. Bonn 2008

Domínguez Fernández E, Kolios G, Schlosser K, Wissner W, Rothmund M. Introduction of a critical incident reporting system in a surgical university clinic. What can be achieved in a short term? Deutsche Medizinische Wochenschrift. Bd. 133, S. 1229, 2008

Grandt D, Friebel H, Müller-Oerlinghausen B. Arzneitherapie(un)sicherheit: Notwendige Schritte zur Verbesserung der Patientensicherheit bei medikamentöser Therapie. Deutsches Ärzteblatt. Bd. 102, S. A-509, 2005

Greene JA. Pharmaceutical marketing research and the prescribing physician. Ann Intern Med. Bd. 146, S. 742, 2007

Halvorsen PA, Selmer R, Kristiansen IS. Different ways to describe the benefits of risk-reducing treatments: a randomized trial. Ann Intern Med. Bd. 146, S. 848, 2007

Koch K, Gehrmann U, Sawicki PT. Primärärztliche Versorgung in Deutschland im internationalen Vergleich: Ergebnisse einer strukturvalidierten Ärztebefragung. Deutsches Ärzteblatt. Bd. 104, S. A-2584, 2007

Kohn LT, Corrigan JM, Donaldson MS. To Err is Human. Building a Safer Health System. Washington 2000

Lyons M. Do classical origins of medical terms endanger patients? Lancet. Bd. 371, S. 1321, 2008

Scheppokat KD, Neu J. Medizinische Daten und Qualitätsmanagement. Deutsches Ärzteblatt. Bd. 104, S. A-3172, 2007

Die falschen Kranken

Boyd CM, Darer J, Boult C, Fried LP, Boult L, Wu AW. Clinical practice guidelines and quality of care for older patients with multiple comorbid diseases: implications for pay for performance. JAMA. Bd. 294, S. 716, 2005

Daniels SR, Greer FR, Committee on Nutrition. Lipid screening and cardiovascular health in childhood. Pediatrics. Bd. 122, S. 198, 2008

MacKenzie EJ, Rivara FP, Jurkovich GJ, Nathens AB, Frey KP, Egleston BL, Salkever DS, Scharfstein DO. A national evaluation of the effect of trauma-center care on mortality. N Engl J Med. Bd. 354, S. 366, 2006

Moscucci M, Share D, Smith D, O'Donnell MJ, Riba A, McNamara R, Lalonde T, Defranco AC, Patel K, Kline Rogers E, D'Haem C, Karve M, Eagle KA. Relationship between operator volume and adverse outcome in contemporary percutaneous coronary intervention practice: an analysis of a quality-controlled multicenter percutaneous coronary intervention clinical database. J Am Coll Cardiol. Bd. 46, S. 625, 2005

Regitz-Zagrosek V, Lehmkuhl E, Mahmoodzadeh S. Gender aspects of the role of the metabolic syndrome as a risk factor for cardiovascular disease. Gend Med. Bd. 4, S. 162, 2007

Seyberth HW. Arzneimittel in der Pädiatrie: Ein Paradigmenwechsel bahnt sich an. Deutsches Ärzteblatt. Bd. 105, S. A-1497, 2008

Die Operation als Risiko

Bartens W. Das Ärztehasserbuch. Ein Insider packt aus. München 2007

Berner ES, Graber ML. Overconfidence as a cause of diagnostic error in medicine. Am J Med. Bd. 121, S. 2, 2008

Blendon RJ, DesRoches CM, Brodie M, Benson JM, Rosen AB, Schneider E, Altman DE, Zapert K, Herrmann MJ, Steffenson AE. Views of practicing physicians and the public on medical errors. N Engl J Med. Bd. 347, S. 1933, 2002

Lowry F. Does doctors' own fear of dying hinder palliative care? CMAJ. Bd. 157, S. 301, 1997

Merten M. Ärztliche Behandlungsfehler: Ungewollte Verunsicherung. Deutsches Ärzteblatt. Bd. 102. S. A-1021, 2005

Seiden SC, Barach P. Wrong-side/wrong-site, wrong-procedure, and wrong-patient adverse events: Are they preventable? Arch Surg. Bd. 141, S. 931, 2006

Weiser TG, Regenbogen SE, Thompson KD, Haynes AB, Lipsitz SR, Berry WR, Gawande AA. An estimation of the global volume of surgery: a modelling strategy based on available data. Lancet. Bd. 372, S. 139, 2008

Krank im Krankenhaus

Allianz: Krank im Krankenhaus. Resistente Erreger als Gefahr für Mensch und Gesundheitssysteme. München/Berlin 2007

Diep BA, Chambers HF, Graber CJ, Szumowski JD, Miller LG, Han LL, Chen JH, Lin F, Lin J, Phan TH, Carleton HA, McDougal LK, Tenover FC, Cohen DE, Mayer KH, Sensabaugh GF, Perdreau-Remington F. Emergence of multidrug-resistant, community-associated, methicillin-resistant Staphylococcus aureus clone USA300 in men who have sex with men. Ann Intern Med. Bd. 148, S. 249, 2008

Goossens H, Ferech M, Vander Stichele R, Elseviers M; ESAC Project Group. Outpatient antibiotic use in Europe and association with resistance: a cross-national database study. Lancet. Bd. 365, S. 579, 2005

Malhotra-Kumar S, Lammens C, Coenen S, Van Herck K, Goossens H. Effect of azithromycin and clarithromycin therapy on pharyngeal carriage of macrolide-resistant streptococci in healthy volunteers: a randomised, double-blind, placebo-controlled study. Lancet. Bd. 369, S. 482, 2007

Wright V. Maidstone and Tunbridge Wells: the sequel. J Perioper Pract. Bd. 10, S. 1, 2008

Unfreiwillige Versuchskaninchen

Beral V, Million Women Study Collaborators. Breast cancer and hormone-replacement therapy in the Million Women Study. Lancet. Bd. 362, S. 419, 2003

Couzin J, Kaiser J. Gene therapy. As Gelsinger case ends, gene therapy suffers another blow. Science. Bd. 307, S. 1028, 2005

Farmer JA. Learning from the cerivastatin experience. Lancet. Bd. 358, S. 1383, 2001

Gelsinger P, Shamoo AE. Eight years after Jesse's death, are human research subjects any safer? Hastings Cent Rep. Bd. 38, S. 25, 2008

Moore TJ. Deadly Medicine: Why Tens of Thousands of Heart Patients Died in America's Worst Drug Disaster. New York 1995

Nelson HD, Humphrey LL, Nygren P, Teutsch SM, Allan JD. Postmenopausal hormone replacement therapy: scientific review. JAMA. Bd. 288, S. 872, 2002

Psaty BM, Furberg CD, Ray WA, Weiss NS. Potential for conflict of interest in the evaluation of suspected adverse drug reactions:

use of cerivastatin and risk of rhabdomyolysis. JAMA. Bd. 292, S. 2622, 2004

Schraven B, Kalinke U. CD28 superagonists: what makes the difference in humans? Immunity. Bd. 28, S. 591, 2008

Senn S. Lessons from TGN1412 and TARGET: implications for observational studies and meta-analysis. Pharm Stat. 2008 (bisher nur online)

St Clair EW. The calm after the cytokine storm: lessons from the TGN1412 trial. J Clin Invest. Bd. 118, S. 1344, 2008

Rossouw JE, Anderson GL, Prentice RL, LaCroix AZ, Kooperberg C, Stefanick ML, Jackson RD, Beresford SA, Howard BV, Johnson KC, Kotchen JM, Ockene J; Writing Group for the Women's Health Initiative Investigators. Risks and benefits of estrogen plus progestin in healthy post-menopausal women. JAMA. Bd. 288, S. 321, 2002

Das Medikament als Risiko

Avorn J. Dangerous deception - hiding the evidence of adverse drug effects. N Engl J Med. Bd. 355, S. 2169, 2006

Avorn J, Shrank WH. Adverse Drug Reactions in Elderly People: A substantial cause of preventable illness. BMJ. Bd. 336, S. 956, 2008

Bartens W. Lexikon der Medizin-Irrtümer. Frankfurt 2004

Jüni P, Nartey L, Reichenbach S, Sterchi R, Dieppe PA, Egger M. Risk of cardiovascular events and rofecoxib: cumulative meta-analysis. Lancet. Bd. 364, S. 2021, 2004

Mangano DT, Tudor IC, Dietzel C; Multicenter Study of Perioperative Ischemia Research Group; Ischemia Research and Education Foundation. The risk associated with aprotinin in cardiac surgery. N Engl J Med. Bd. 354, S. 353, 2006

Mangano DT, Rieves RD, Weiss KD. Judging the safety of aprotinin. N Engl J Med. Bd. 355, S. 2261, 2006

Marshall SF, Bernstein L, Anton-Culver H, Deapen D, Horn-Ross PL, Mohrenweiser H, Peel D, Pinder R, Purdie DM, Reynolds P, Stram D, West D, Wright WE, Ziogas A, Ross RK. Nonsteroidal anti-inflammatory drug use and breast cancer risk by stage and hormone receptor status. J Natl Cancer Inst. Bd. 97, S. 805, 2005

Roberts I, Yates D, Sandercock P, Farrell B, Wasserberg J, Lomas G, Cottingham R, Svoboda P, Brayley N, Mazairac G, Laloë V, Muñoz-Sánchez A, Arango M, Hartzenberg B, Khamis H, Yutthakasemsunt S, Komolafe E, Olldashi F, Yadav Y, Murillo-Cabezas F, Shakur H, Edwards P; CRASH trial collaborators. Effect of intravenous corticosteroids on death within 14 days in 10.008 adults with clinically significant head injury (MRC CRASH trial): randomised placebo-controlled trial. Lancet. Bd. 364, S. 1321, 2004

Medizin ohne Grenzen

Ersatzkassen und ihre Verbände. Ungleiche Partner – Patientenselbsthilfe und Wirtschaftsunternehmen im Gesundheitssektor. Siegburg 2008

Ioannidis JP. Why most published research findings are false. PLoS Med. Bd. 2, S. e124, 2005

Kochen MM, Niebling W. Standardmedikation ACE-Hemmer: Wann sind AT-1-Antagonisten (»Sartane«) indiziert? Informationen zur rationalen Arzneitherapie in der hausärztlichen Praxis. Z Allg Med. Bd. 82, S. 288, 2006

Kwaan MR, Studdert DM, Zinner MJ, Gawande AA. Incidence, patterns, and prevention of wrong-site surgery. Arch Surg. Bd. 141, S. 353, 2006

Moynihan R. Key opinion leaders: independent experts or drug representatives in disguise? BMJ. Bd. 336, S. 1402, 2008

Moynihan R, Doran E, Henry D. Disease mongering is now part of the global health debate. PLoS Med. Bd. 5, S. e106, 2008

Sawicki PT. Quality of health care in Germany. A six-country comparison. Med Klin. Bd. 100, S. 755, 2005

Spiro T. Luc(ifer)entis. Deutsches Ärzteblatt. Bd. 104, S. A-2033, 2007

Vlahakes GJ. The value of phase 4 clinical testing. N Engl J Med. Bd. 354, S. 413, 2006